栄養素の許容上限摂取量の決め方

サプリメント・食品添加物のリスクと
許容量モデルに関するWHO/FAOの報告書

(独)国立健康・栄養研究所 監修

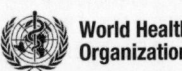

A Model for Establishing Upper Levels of Intake for Nutrients and Related Substances

Report of a Joint FAO/WHO Technical Workshop on
Nutrient Risk Assessment
WHO Headquarters, Geneva, Switzerland
2-6 May 2005

WHO Library Cataloguing-in-Publication Data:
Joint FAO/WHO Technical Workshop on Food Nutrient Risk Assessment (2005 : Geneva, Switzerland)
A model for establishing upper levels of intake for nutrients and related substances : report of a Joint FAO/WHO Technical Workshop on Food Nutrient Risk Assessment, WHO Headquarters, Geneva, Switzerland, 2-6 May 2005.
1.Nutrition. 2.Vitamins. 3.Risk assessment. I.World Health Organization. II.Food and Agriculture Organization of the United Nations. III.Title.
ISBN 92 4 159418 7 (NLM classification: QU 145)
ISBN 978 92 4 159418 9
Available on the Internet http://www.who.int/ipcs/methods/en/
© World Health Organization 2006
All rights reserved. Publications of the World Health Organization can be obtained from WHO Press, World Health Organization, 20 Avenue Appia, 1211 Geneva 27, Switzerland (tel.: +41 22 791 3264; fax: +41 22 791 4857; e-mail: bookorders@who.int). Requests for permission to reproduce or translate WHO publications – whether for sale or for noncommercial distribution – should be addressed to WHO Press, at the above address (fax: +41 22 791 4806; e-mail: permissions@who.int).
The designations employed and the presentation of the material in this publication do not imply the expression of any opinion whatsoever on the part of the World Health Organization concerning the legal status of any country, territory, city or area or of its authorities, or concerning the delimitation of its frontiers or boundaries. Dotted lines on maps represent approximate border lines for which there may not yet be full agreement.
The mention of specific companies or of certain manufacturersÅf products does not imply that they are endorsed or recommended by the World Health Organization in preference to others of a similar nature that are not mentioned. Errors and omissions excepted, the names of proprietary products are distinguished by initial capital letters.
All reasonable precautions have been taken by the World Health Organization to verify the information contained in this publication. However, the published material is being distributed without warranty of any kind, either expressed or implied. The responsibility for the interpretation and use of the material lies with the reader. In no event shall the World Health Organization be liable for damages arising from its use.
Printed in Switzerland.

世界保健機関は、この出版物に記載されている情報を確認するために妥当なすべての予防措置を取っています。しかしながら、この出版物は、明示的にも暗示的にも、いかなる種類の保証を伴わず提供されるものであります。内容の解釈および使用に対する責任は、読者に存在します。世界保健機関は、その使用によって発生した損害に対し、一切の責任を負いません。

はじめに

　薬品の安全性の面は動物実験などによりNOAELやLOAELを求め、種差や個体差を考慮した不確定係数をかけて上限摂取量をきめるということがなされる。しかし食品の栄養素やサプリメント中の機能性物質に関しては上限摂取量決定に同様の方法が用いられない場合も出てくる。なぜなら不確定係数をかけると、有効性をだすのに必要な摂取量を下回ってしまう場合がしばしばあるからである。

　WHOとFAOはこの難しい課題にとりくみ、2005年5月にジュネーブで専門家によるワークショップを開いた。「栄養物質のリスクと許容上限摂取量モデルに関するワークショップ」であり、その内容が2006年3月に報告書として刊行された。

　この完訳版は米国のFDAからWHOにアドバイザーとして招聘され、この会議を準備したChristine Taylor博士が国立健康・栄養研究所に来所した折に、世界の人々が同じ情報を共有し、同じ基盤で話しを進められるように各国語で翻訳したい、と希望を述べられたことが発端となった。すでに数カ国語の翻訳版がでているが、日本ではこの分野にまだ共通の認識がないので、早急に翻訳版を出すことがまとまった。

　リスク評価は従来化学物質や毒性物質、薬物などに対して行なわれてきたが、食品の栄養物質あるいはサプリメント中のフィトケミカル等に対しておこなう際には、おのずから異なったアプローチが必要となる。本書はこの問題にとりくむ人々にとって一筋の光明となるものと思う。

　短期間で刊行にこぎつけたのは産調出版の吉田初音さんらの努力によるもので感謝したい。また、関連した図書として『ハーブ&サプリメント：Natural Standardによる有効性評価』も完訳した。双書をあわせてご検討いただければ、食品・栄養関連でエビデンスによる評価と対策がどのようなものかお分かりいただけると思う。

渡邊　昌
(独)国立健康・栄養研究所　理事長

目 次

はじめに	iii
頭字語および略語	xi
重要用語	xii
謝辞	xiv
前書き	xv
概要	xvi

第1章　序文 ……………………………………………………… 1
1　ワークショップの開催理由 …………………………………… 2
2　ワークショップの構成 ………………………………………… 5
　2.1　準備 ……………………………………………………… 5
　2.2　科学専門家の選定 ……………………………………… 5
　2.3　ワークショップの開催 ………………………………… 6
3　ワークショップへの義務 ……………………………………… 6

第2章　背景 ……………………………………………………… 8
1　古典的な非栄養素リスク評価 ………………………………… 8
2　栄養素リスク評価に関する国家／地域報告書 ……………… 13
　2.1　3つの国家／地域報告書における委任事項(問題表明) … 14
　2.2　栄養素によるハザードの特定と解析 ………………… 15
　2.3　栄養素の曝露／摂取評価 ……………………………… 16
　2.4　栄養素リスクの解析 …………………………………… 16
3　栄養素リスク評価の結果の適用 ……………………………… 17
　3.1　行動を取る必要性に関する栄養素リスクマネージメントの決定 … 18
　3.2　介入または規制の選択肢に関する栄養リスクマネージメントの決定 … 20
　3.3　その他の適用 …………………………………………… 22
　3.4　問題定式化の役割 ……………………………………… 22
4　まとめ …………………………………………………………… 23

第3章　栄養素リスク評価に関する考慮事項 …… 24
1 国際的なアプローチ …… 24
    1.1 世界的な適用 …… 24
    1.2 不十分な栄養摂取および「有病」集団 …… 26
2 用語 …… 26
    2.1 健康への有害な影響 …… 27
    2.2 ハザード …… 27
    2.3 習慣的な摂取 …… 29
    2.4 許容上限摂取量 …… 30
    2.5 その他の用語 …… 31
3 栄養物質（栄養素とサプリメント）の恒常性維持機構 …… 32
4 健康への悪影響および影響のバイオマーカー …… 34
    4.1 健康への有害な影響 …… 34
    4.2 影響のバイオマーカー …… 36
5 まとめ …… 40

第4章　栄養素によるハザードの特定と解析 …… 42
1 ハザードの特定と解析のためのデータ調査と評価：反復プロセス …… 43
    1.1 アプローチの特質 …… 43
    1.2 根拠に基づく系統的レビュー …… 44
    1.3 データ調査および評価アプローチのまとめ …… 47
2 第1段階：摂取に伴なう健康への有害な影響の認定 …… 48
    2.1 摂取と健康への悪影響とを結びつけるためのデータの結合 …… 48
    2.2 データの特定および選択 …… 52
    2.3 データに対する最初のレビュー …… 54
    2.4 結果の要約と提示 …… 59
3 第2段階：健康への重大な悪影響の選択 …… 61
4 第3段階：上限摂取量の定量 …… 64
    4.1 摂取-反応の評価 …… 65
    4.2 NOAEL, LOAEL, BIの決定 …… 67
    4.3 不確実性の取扱いおよび上限摂取量の設定 …… 69
    4.4 データのない年齢／性別／ライフステージ別亜集団に対する許容上限摂取量の調整 …… 74
    4.5 まとめ：許容上限摂取量の設定 …… 76

- 5 第4段階：ハザードの解析および感受性の高いサブグループの特定 …………76
- 6 まとめ ……………………………………………………………………………77

第5章　食物摂取評価 …………………………………………………78
- 1 概要：定義、原則および協調 ………………………………………………78
  - 1.1 定義 …………………………………………………………………78
  - 1.2 食物摂取評価の目的と重要原則 ……………………………………79
  - 1.3 食物摂取評価の方法の協調 …………………………………………80
- 2 第1段階：食物摂取評価様式の特定 ………………………………………83
  - 2.1 対象とする摂取量の特定 ……………………………………………83
  - 2.2 対象とする期間の決定 ………………………………………………84
- 3 第2段階：食品成分データの利用 …………………………………………85
  - 3.1 データ源 ……………………………………………………………85
  - 3.2 成分データの修正と調整 ……………………………………………87
- 4 第3段階：消費データの利用 ………………………………………………89
  - 4.1 個人のデータ ………………………………………………………90
  - 4.2 有用性データと出荷／販売データの統合 …………………………91
  - 4.3 すべての摂取源からの摂取を推定するための消費データの結合 …94
  - 4.4 さらなる消費データを得るための方策 ……………………………98
- 5 第4段階：摂取量推定の方法 ………………………………………………100
  - 5.1 個人データを用いた摂取量推定 ……………………………………100
  - 5.2 その他の様式のデータを用いた摂取量推定 ………………………103
- 6 第5段階：評価に伴なう不確実性 …………………………………………107
  - 6.1 成分データ …………………………………………………………108
  - 6.2 消費データ …………………………………………………………109
  - 6.3 分析方法と修正 ……………………………………………………109
- 7 第6段階：食物摂取量評価の報告 …………………………………………110
- 8 まとめ ………………………………………………………………………111

第6章　栄養素リスクの解析 …………………………………………112
- 1 概要 …………………………………………………………………………112
- 2 栄養素リスク評価の例 ……………………………………………………113
- 3 栄養素リスク解析の要素 …………………………………………………115
  - 3.1 主要な要素 …………………………………………………………115
  - 3.2 評価者と管理者との情報交換への考察 ……………………………117

| | 4 まとめ | 119 |

第7章　栄養素リスク評価のモデル　120
1　包括的モデル　120
2　モデルに伴なう重要な問題および活動　121
3　データに基づくモデルの意味　124
4　まとめ　127

第8章　栄養物質の範囲に対するモデルの適応性　129
1　一般的適応性および「試験栄養素」　129
2　特別な適用　131
 2.1　健康への悪影響が特定されていない栄養物質：観察された最高摂取量　132
 2.2　リスクを生じない摂取量が未知の固有な主要栄養物質　133
 2.3　リスクを伴う摂取量と「健康ベネフィット」との間の明白な重複　133
3　まとめ　135

第9章　栄養摂取が不十分な（亜）集団に対するモデルの適応性　136
1　概要　136
2　恒常性に対する考察　137
3　栄養摂取が不十分な（亜）集団に対する上限摂取量の確立　139
4　感染症の影響　140
5　まとめ　141

第10章　研究／データギャップの特定、必要とされる議論および次の段階　142
1　栄養素ハザードの特定と解析　142
 1.1　栄養物質の一般的な代謝　142
 1.2　健康への悪影響の特質（影響のバイオマーカーを含む）　143
 1.3　データの評価および不確実性　145
2　食物摂取評価　146
3　リスク解析　147
4　モデルの適応性　148
5　次の段階　148

第11章　参考文献 ……………………………………………………149

付属文書 …………………………………………………………………156
付属文書一覧
　付属文書1　ワークショップ参加者一覧 ……………………………156
　付属文書2　ディスカッションペーパー1：栄養ハザード関連情報の特定に対する
　　　　　　　エビデンスに基づくアプローチ ……………………158
　付属文書3　ディスカッションペーパー2：不確実性および補正 ………188
　付属文書4　ディスカッションペーパー3：
　　　　　　　集団における通常の栄養曝露分布の推定 ……………234
　付属文書5　ディスカッションペーパー4：
　　　　　　　栄養リスク特性解析：重要な考慮事項 ………………265
　付属文書6　ビタミンAに関するハザード関連情報の特定／ハザードによる健康
　　　　　　　被害解析の重要な要素
　　　　　　　（3つの国／地方当局による報告書の要約） ………286
　付属文書7　上限摂取量設定において健康への悪影響を考慮するアプローチ
　　　　　　　の比較（3つの国／地方当局による報告書の要約） …292
　付属文書8　ビタミンAおよび骨密度に関するデータの科学的検討の比較
　　　　　　　（3つの国／地方当局による報告書の要約） ………299
　付属文書9　国／地方当局の栄養摂取評価の比較
　　　　　　　（3つの国／地方当局による報告書の要約） ………312
　付属文書10　特定のリスク特性解析情報の比較
　　　　　　　（3つの国／地方当局による報告書の要約） ………335

表の一覧
　表3-1　栄養物質に対する恒常性維持機構の例 ……………………32
　表4-1　要約表のモデル：健康への悪影響の候補に関連する栄養物質摂取量
　　　　　（研究様式および参考文献別） ……………………………60
　表4-2　要約表のモデル：影響Xに対する根拠の特質 ………………62
　表4-3　複合不確実係数導出に用いられるデータの体系づけのための
　　　　　様式の見本 …………………………………………………73
　表4-4　成人の許容上限摂取量（UL）からスケーリングによって小児のULを
　　　　　得る際に用いられる3つの比率の比較（小児の体重別） ……75
　表5-1　異なる様式の消費データの有効性および限界 ………………92

表5-2	19～30歳女性のための亜鉛の習慣的栄養摂取分布の推定パーセンタイル（栄養補助食品からの異なる用量の亜鉛摂取を想定したもの）	96
表5-3	19～30歳女性のためのビタミンB_{12}の習慣的栄養摂取分布の推定パーセンタイル（栄養補助食品からの異なる用量のB_{12}摂取を想定したもの）	97
表5-4	19～30歳女性のためのビタミンCの習慣的栄養摂取分布の推定パーセンタイル（栄養補助食品からの異なる用量のビタミンC摂取を想定したもの）	97
表5-5	異なる様式の食事消費データ（摂取量の推定のアプローチおよび推定値の信頼性の質のまとめ）	101
表6-1	リスク管理者が下した重要な決定を通知するためのリスク解析の要素	117
表7-1	問題定式化のための重要な質問および活動	122
表7-2	栄養素ハザードの特定と解析のための重要な問題および活動	122
表7-3	食物摂取評価のための重要な問題および活動	124
表7-4	栄養素リスク解析のための重要な問題および活動	125

図の一覧

図ES-1	栄養素リスク評価のモデル	xix
図2-1	リスク分析における相互関係	9
図2-2	リスク評価の各段階	10
図3-1	世界的および集団的な関連によって分類されたリスク評価の段階	25
図3-2	リスクの関係を示す二重曲線：「不足」のリスクを負う（亜）集団および次に摂取量が低用量から高用量に移る際の「健康への悪影響」の比率	33
図3-3	健康への悪影響の特定：重症度の順序を増大させる「影響」の流れ	35
図4-1	健康への悪影響を栄養物質に結びつける包括的モデル	49
図4-2	栄養物質と健康への悪影響との関連確立のためのデータの統合	49
図4-3	許容上限摂取量の定量化におけるそれぞれの段階	65
図4-4	健康への悪影響に対する摂取-反応曲線の下部：NOAEL, LOAEL, BI	68
図7-1	栄養素リスク評価のモデル	121

コラムの一覧

- コラム2-1　3つの国家／地域報告書における委任事項……………17
- コラム2-2　行動を取る必要性に関して栄養素リスク管理者が用いる情報（情報源別）………………19
- コラム2-3　食品供給における栄養物質の量の低減に関して栄養素リスク管理者が用いる情報(情報源別)……………21
- コラム2-4　製品ラベルに関して栄養素リスク管理者が用いる情報（情報源別）………………21
- コラム2-5　教育に関して栄養素リスク管理者が用いる情報(情報源別)……21
- コラム4-1　実践のための推奨事項：質の高い観察研究を特定するために有用な特性……………56
- コラム4-2　実践のための推奨事項：研究の質に対する単一の総合的格付けを明確にするための有用な分類………56
- コラム4-3　実践のための推奨事項：ハザード特定に影響を与える可能性のある不確実性の原因の特定…………59
- コラム4-4　各研究の総説に対して重要な情報………59
- コラム4-5　実践のための推奨事項：摂取-反応関係の評価に対する重要な考察………66
- コラム4-6　栄養物質のための上限摂取量算定に伴なう不確実性の特質…71
- コラム4-7　実践のための推奨事項：複合不確実係数導出ための段階………73
- コラム5-1　実践のための推奨事項：食物摂取評価のための6原則…………79
- コラム5-2　食物摂取評価に対する6段階の調和したアプローチ……………82
- コラム5-3　妥当な成分データの特質………87
- コラム5-4　望ましい消費データの特質………90
- コラム5-5　実践のための推奨事項：栄養物質摂取推定のための消費データ結合における許容可能な手法………98
- コラム5-6　実践のための推奨事項：世帯別データの個人別データへの分割………104
- コラム5-7　実践のための推奨事項：摂取分布の上側のパーセンタイルを推定するために国家または地域で利用可能なデータの使用……105
- コラム5-8　実践のための推奨事項：食物摂取量評価の報告………110
- コラム6-1　実践のための推奨事項：栄養素リスク解析に含める重要な科学的要素………115
- コラム8-1　栄養素リスク評価モデルの適応性に制限がある状況……………131

頭字語および略語

BI	ベンチマーク摂取量
BIL	ベンチマーク摂取量の信頼下限値
BMD	ベンチマーク用量
CV	変動係数
EBSR	根拠に基づく系統的検討
EFSA	欧州食品安全機関(欧州連合)
EU	欧州連合
EVM	ビタミンおよびミネラルに関する専門家グループ(英国)
FAO	国連食糧農業機関
FFQ	食物摂取頻度質問票
GEMS	地球環境モニタリングシステム
IOM	医学研究所、国立科学アカデミーサイエンス(アメリカ合衆国およびカナダ)
IPCS	国際化学物質安全性計画(世界保健機関)
ISU	アイオワ州立大学(個人による日々の栄養素摂取分散を補正するためのISUの方法)
LOAEL	最小毒性量
NOAEL	無毒性量
NR	国家または地域、NR報告書など
SCF	食品科学委員会(元)(欧州委員会(欧州連合))
SD	標準偏差
UF	不確実係数
UK	英国
UL	許容上限摂取量
US	米国
WHO	世界保健機関

重要用語

　次の用語は、この報告書の中で頻繁に用いられる用語である。リスク評価に用いる大部分の既存の用語は、栄養素リスク評価にも使用可能であると予想されたが、いくつかの用語には修正が必要であるることが認められた。
　太字で強調されている用語は、特にワークショップ参加者によって討議された用語である。

- ●**健康への悪影響**：生体、臓器、(亜)集団における形態、生理機能、成長、発育、生殖、寿命の変化により、機能的能力の欠如、付加的ストレスに対する代償能力の欠如、または他の影響に対する感受性の増大をもたらすもの[IPCS、2004a「悪影響」と同じ]。
- ●**本グループ**：FAO/WHO栄養素合同リスク評価ワークショップ：「栄養素と関連物質の許容上限摂取量確立のためのモデル」の参加者。
- ●**習慣的摂取**：栄養物質の平均的一日摂取量の長期にわたる摂取[ワークショップ参加者による定義]。
- ●**ハザード**：摂取量によって健康への悪影響をもたらす栄養素または関連物質に固有の性質[IPCS、2004a「ハザード」を修正]。
- ●**ライフステージ**：一般に妊娠または授乳について言及する。
- ●**栄養素および関連物質**(短縮して栄養物質と表記)：この報告書のために特に定義されたものではないが、食品に固有な構成成分のうち、生物学的に必須であるか、または健康に良い影響を及ぼすことが実証されているとみなされている物質。食品添加物、食品汚染物質、農薬、微生物の病原体、または食物に起因するその他のハザードなどの物質は含まない。国家または地域の規制当局によって栄養物質の定義は異なるが、これらの物質によるリスクを評価するための科学的根拠は、すべての国にとって原則として等しく適切でなくてはならない。
- ●**リスク**：ある物質に曝露することにより、特定の環境下において生体、臓器または(亜)集団に対して悪影響をもたらす可能性[IPCS、2004a：「リスク」]。

- (亜)集団：国家または地域の住人の集合および(または)そのサブグループ。ある文章がその集団全体またはそのサブグループに適用できる場合に用いられる(例、上記の「健康への悪影響」の定義の中で用いられる場合)。
- 亜集団：ある集団における特定のサブグループ――その例には、特定の年齢層の小児、妊婦がある。
- 許容上限摂取量(UL)：栄養素または関連物質のすべての摂取源からの、ヒトの健康に対して恐らく悪影響を及ぼさないとないと判断される習慣的な摂取量の最大値［ワークショップ参加者による定義］。
- 本ワークショップ：FAO/WHO合同栄養素リスク評価ワークショップ：栄養素および関連物質の許容上限摂取量確立のためのモデル。

謝　辞

この科学的ワークショップは以下の団体の財政援助を受けております。

- ●オーストラリア、オーストラリア・ニュージーランド食品基準局、オーストラリア農林水産省(キャンベラ)。
- ●カナダ、カナダ保健省(オタワ)
- ●欧州委員会(ブリュッセル)
- ●韓国食品医薬品局(ソウル)
- ●アメリカ合衆国、米国国立衛生研究所：米国立環境健康科学研究所(リサーチトライアングルパーク)および米国栄養補助食品室(ベセスダ)

前書き

　本ワークショップ「栄養素および関連物質の許容上限摂取量確立のためのモデル」の報告書は、摂取の上限に関係することから、栄養素リスク評価に関する国際的な問題を取り扱う上での重要な一歩である。栄養強化食品、栄養補助食品、およびいわゆる「機能性食品」の消費が拡大していることから、人々の健康を守り、食品のための科学に基づく国際規格を設定する栄養素リスク評価に対する調和のとれたアプローチを作成した。

　栄養物質に対して、ハザードの特定、ハザードの解析、食事摂取の評価およびリスクの解析を行うため、本ワークショップには、科学的なアプローチについて熟考する多彩な専門家グループが参加した。その成功の大部分は、適切な科学的学問分野、特に栄養士と毒物学者間での「合意」をもたらしたいとするワークショップ参加者の意欲によるものである。参加者は各自の視点および科学的手法について情報を交換し、理解するための道筋を見い出した。本モデルは栄養物質と密接な関係のある特別な考慮事項を概観することができ、同時に食品中のすべての物質に共通する現在のリスク評価方法に基づいている。

　従来の非栄養素に対するリスク評価だけでなく、国家または地域による既存の栄養素リスク評価モデルによってもたらされる有用な貢献よりもさらに、参加者は他の情報源から得られる情報によって利益を得た。ワークショップの召集活動に先立って、関係者一同は、栄養素リスク評価のための国際的アプローチの開発に関係する主要な問題に関して意見を述べるよう依頼された。受け取った情報は、ワークショップの一部として閲覧が可能であった。さらに、最終報告書が完成した時、本ワークショップがその責務を遂行したかどうかに関して意見を求めた。その結果、責務の遂行に関する異論はなく、報告書は科学的に確かな根拠があるとみなされた。

　FAOおよびWHOは、この分野での進歩に関し、ワークショップ参加者による大きな貢献を評価する。

　さらに、その報告書の最終章に記載されているように、現在の知識におけるギャップおよび将来の研究の必要性は、次の段階への重大な道筋を示すものである。

ジュネーブ、スイス
2006年3月

概　要

　この報告書の主題は、2005年5月2～6日にスイスのジュネーブで開催された科学技術ワークショップによって開発された、栄養素リスク評価のための国際的アプローチまたは「モデル」である。特に本モデルは、栄養物質の許容上限摂取量の確立およびそうしたリスクの決定に関連する重要な考慮すべき事柄を明確に示すものである。本ワークショップは、国連食糧農業機関（FAO）および世界保健機関（WHO）が共同で開催した。

　強化食品、栄養補助食品、特別に調整された食品、およびいわゆる「機能性食品」の利用拡大に伴い、世界中で栄養物質の摂取が増大している。同様に、リスクを生じる恐れがある摂取量の決定に国際的な関心が高まってきた。本報告書が示す栄養素リスク評価のモデルは、栄養物質のための科学に基づいた国際的な許容上限摂取量を決定する作業の出発点となる。

　本モデルは全世界を対象としている。安全な食料供給を保証するために食事全般における栄養物質の量を考慮しなければならない国家または地域に対しても、有用となり得る。さらにこのモデルは、栄養素リスク評価を行なうための努力と貿易促進とを調和させる手助けとなるであろう。

　この技術ワークショップの目的は、栄養素および関連物質の大量摂取によって生じるリスクの決定という問題に取り組むことであった。本ワークショップは、栄養物質が不足する食事によって生じるリスクには言及しなかった。

　FAOおよびWHOが本ワークショップ開催のために行った活動は、栄養失調状態を原因とするリスクに対する懸念を低減したり、またはそれに代わることを意図してはいないことを追記する。

■段階の設定

　本ワークショップ参加者（本グループ）は、討議を通じ、非栄養素によるリスクを評価するための既存のアプローチが栄養素リスク評価のためのモデル開発にどの程度適切であるかについて調査した。古典的（すなわち非栄養素の）評価は、次の4つの全般的な作業または段階から成る：①ハザードの特定、②ハザードの解析、③曝露の評価および④リスクの解析。「問題の設定」は、これらの

段階に先だって行われるもので、リスクの評価者およびリスク管理者を含めた関係者の間での意見交換を含む。そのため、評価に対する背景および予測をもたらすものである。全体として、古典的なリスク評価における多くの側面が栄養素リスク評価にも適切であることが明らかになった。

しかしながら、非栄養素とは異なり、栄養物質は生物学的に必須、または特定量の摂取が健康に良い影響を与えることが立証されているものであることから、栄養物質に対しては、古典的な非栄養素リスク評価のアプローチに修正が必要とされる。

この考察は、許容上限摂取量の評価に使用されるデータに伴う不確実性の補正に用いられる手法に影響を及ぼすと共に、必須栄養物質に特異的な恒常性維持機構も考慮に入れる必要がある。

権威ある3つの公的機関が発表した栄養素リスク評価に関する報告書は、本グループが国際的な栄養素リスク評価モデル開発の決定を行う際に役立った。この報告書のいくつかの付属文書には、この報告書間での有用な比較の例が含まれており、栄養素リスク評価アプローチが集まる多くの分野および相違点を示している。さらに、栄養素リスク評価の目標は、確実な科学的情報を得ようとする栄養素リスク管理者の要求を満たすことである。本グループは、こうした要求の特質について考慮し、リスクの解析はリスク評価者の下した結論をリスク管理者に効果的に情報伝達するために果たす重要な役割を強調した。

その討議の時に、本グループは、古典的リスク評価モデルで描写されるようなハザードの特定とハザードの解析を明確に分離する過程は、栄養素リスク評価では意味がない。何故なら栄養分野では、この2つが密接に結びつき相互に行き来するようなものだからである。さらに、栄養素リスク評価モデル作成の準備を整える際に、ハザードの特定と解析は世界的に関連する段階であることを指摘した。すなわち、これらの2つの段階の結果は、すべての(亜)集団に適用可能なデータに由来しているのである。

関心のある(亜)集団に特異的なデータが食事摂取評価に用いられ、続いてリスク解析に用いられることから、これら2段階の評価過程は《集団特異的》である。すなわちそれらは、異なる食品供給で、異なる食事パターンである他の(亜)集団に対して一般化はできない。しかし、食事摂取評価およびある程度のリスク解析に用いられる方法は、原則としては同じとなりうる。このように、食事摂取評価およびリスク解析に対する本グループの関心は、評価過程の調和を促進するための方法を指定することであった。

本グループは、栄養素リスク評価のために4つの重要語句を次のように定義した。

- ***健康への悪影響***は、生体、臓器、(亜)集団における形態、生理機能、成長、発育、生殖、寿命の変化であり、その結果、機能的能力の欠如、付加的ストレスの代償能力の欠如、または他の影響に対する感受性の増大をもたらすものである。
- ***ハザード***は、摂取の量によって健康への悪影響をもたらす栄養素または関連物質に固有な性質である。
- ***習慣的摂取***は栄養物質の平均的一日摂取量の長期にわたる摂取である。
- ***許容上限摂取量***(UL)は、栄養素または関連物質のすべての摂取源からのヒトの健康に恐らく悪影響を引き起こさないと判断される習慣的摂取の最大量である。

ワークショップ参加者は、栄養物質の食物摂取に言及する用語として、「曝露」ではなく「摂取」が好ましいとした。

栄養物質のリスクのための二重曲線の関係は、モデルが焦点とする物質の性質をあらわす証明として強調された。この点で、本グループは、栄養物質の独特な作用に、摂取上限と下限の両方があり、身体内における栄養物質の量を許容域内に維持するために恒常性維持機構が作動すると考える。年齢／性／ライフステージ別の亜集団における恒常性維持機構の差により、本グループは、年齢、性、ライフステージ別に特定したUL値を制定するよう強調した。(例、妊娠中)。

さらに、本グループは、栄養物質に伴う健康への悪影響およびバイオマーカーへの影響について取り組んだ。健康への悪影響の代理となる指標として、原因に伴う有効なバイオマーカーの使用が増大することは、栄養素リスク評価の目的として望ましいということが強調された。

健康への悪影響の原因・過程において観察される一連の影響——初期の非特異的な生化学上の変化から顕著な臨床的結果まで——を特定した後に、本グループは、バイオマーカーが因果関係を含めた他の適切な基準に適合すると仮定すれば、恒常性の範囲外の生化学的変化は、栄養物質に伴なう健康への悪影響のための適切な代理指標になり得ると結論付けた。

■モデル

◎説明

ワークショップにおける討議に基づき、本グループは、図ES-1で概略的に図示した栄養素リスク評価のためのモデルを作成した。

このモデルでは、ハザードの特定と解析とを結びつけ、両方向矢印を使用して過程の持つ反復的な側面を強調している。食事摂取評価から得られた情報は、リスク解析を実行するために、ハザードの特定と解析からの情報を組み合わせる。全体の過程に先行して、問題定式化を行う。

各段階の主要な活動を図の右側に示す。

栄養素ハザードの特定／解析

図ES-1の中で矢印で結ばれている六角形は、ハザードの特定と解析を示す。

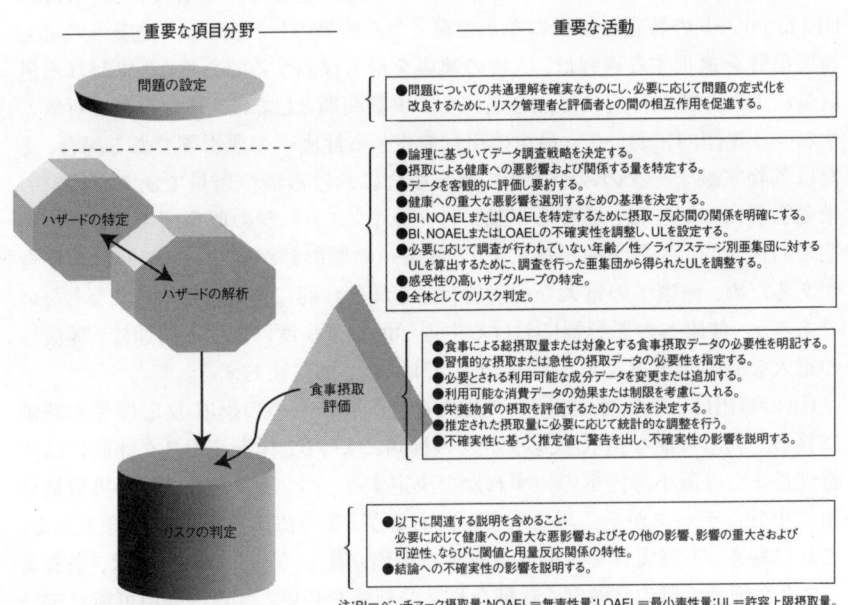

図ES-1　栄養素リスク評価のモデル（図7-1と同一）

ハザードの特定と解析に適切なデータの評価は、反復して行う。このためには、評価参加者間の意見交換と改善への活動を必要とした。この過程は、栄養物質による健康への悪影響の同定から始まり、ヒト、動物およびin-vitroのデータを利用する。

　研究の質の格付けおよびデータ要約と格付けのための表の作成は、透明性を持たすために非常に有用かつ適切である。この目的のために、根拠に基づく系統的再検討のいくつかの側面で、文書化とそれによる透明性を助長する有用な技術を提供するとみなされた。こうした技術には、データの探索、概要表の作成および各研究の格付けのための演繹的な定義が含まれる。しかしながら、現在実行されている根拠に基づく系統的評価の別の側面として、特に、それが取り組もうとしている種類の問題では、一般には栄養素リスク評価に適さないとみなされている。

　評価過程で極めて重要な点は、健康への重大な悪影響を選択することである。
　これは、ULが根拠となる影響、またはさらに特異的に、さまざまな年齢／性／ライフステージの亜集団に対する一式のULが基となる影響である。特に、ULはハザードの特定と解析のなかで鍵となる結果の1つである。健康への重大な悪影響を選択する過程は、人々の健康を最も保護するであろうと思われる摂取量による影響の特定に焦点を当てた。実際問題としては、通常これは対象とする(亜)集団内において、最少の用量で生じる健康への悪影響である場合、または動物実験データのみが入手できる場合における最少用量である。特定の栄養物質については、異なる年齢／性／ライフステージの亜集団では、各亜集団での代謝的、生理学的相違により、健康への悪影響が異なって現われる場合があるため、健康への重大な悪影響は、それぞれ別に選定しなくてはならないであろう。健康への悪影響における生理学的な重症度に関する問題は、健康への重大な悪影響を選定する要因としてではなく、別に検討する。

　ULの導出は、その後、健康への重大な悪影響のための摂取-反応関係の評価に移る。利用可能な摂取-反応データの種類によって、栄養素リスク評価には無毒性量または最小毒性量のいずれかを決定する。ベンチマーク(基準)摂取量算出に十分なデータがある場合もまれにあるが、この値には推定値が好まれる。これに続き、不確実性を説明する重要な段階が生じる。この段階には、栄養素リスク評価者の側の注意深く詳細な科学的判断を必要とする。利用可能なデータが存在する場合、不確実性に対する定量的な調整を、摂取-反応評価で得た値に適用する場合がある。しかしながら、一般には不確実性のための調整は不

確実係数を利用しなければならない。多数の不確実係数を別個に適用するのではなく一つの複合不確実係数を設定するのが望ましい。いずれの場合でも、これらの不確実性について考慮すべき事柄は、生物学的に必須な要素に関する推奨摂取量または健康への実証された影響による摂取の量を照合しなければならない。

不確実性について考慮した後、残る値は特定の亜集団に対するULである。1つ以上の年齢／性／ライフステージ別亜集団にULを設定するためのデータが不十分な場合（多くの場合にそうであるが）、リスク評価者は、別の亜集団用に確立されたULを補正することによりそのギャップを埋める。群間の生理学的差異に基づき、この補正を行うのが望ましい。しかしながら、このような情報がない場合には、代替手段として［体重］$^{0.75}$とするスケーリングを使用する。この様式のスケーリングは、エネルギー必要量に基づいてULを補正することになる。

食事摂取評価

図ES-1の三角形は、食事摂取評価の段階をあらわす。食事摂取評価のための有用で世界的に適用可能な方法論を提供するために、この報告書では最初に既存の成分データの更新、拡張、または補正する手法について検討する。これらの技術の適用は、データの質および関連性について改善し、食事摂取評価へのアプローチを調和させる際に役に立つ。

個人から得られた摂取データは、摂取量の分布の推定に使用できることから、利用可能な場合は、最も有用な様式のデータとなる。しかしながら、本グループでは、こうしたデータは世界中のほとんどの地域で稀であると認識している。そのために、本報告書は集合データが使用可能なアプローチについて概説した。

摂取分布の算定は、検討対象とする（亜）集団の分布曲線を推定し、改良するために特別の統計的方法を用いることにより、限られた集合データを用いて行うこともできる。摂取量を推定するためには、出所の異なるデータを結合させるための方法に特別な考慮がなされた。

栄養素リスクの解析

図ES-1の円柱は、リスクの解析を表わす。

栄養素リスク評価におけるこの最終段階では、リスクとその大きさの全般的な特性を説明するため、ハザードの解析結果を食事摂取評価と組み合わせる。栄養素リスクの解析は、リスク管理者に対して重要な「受け渡し事項」として説

明する。そのため、リスク管理者のニーズを満たし、かつ意志決定の過程を容易にさせることを目指すべきである。問題の定式化に関する再検討は、栄養素リスク評価に先行するべきであるが、栄養素リスクの解析がどのようにしてリスク管理者の特定のニーズを満たすことができるかを決定する際に非常に有用となり得る。

◎モデルの包括的側面

栄養素リスク評価の過程が、利用可能なデータ（一般的には、限定されたものであり、栄養物質摂取のリスク決定を目的として綿密に計画された試験の結果を含まない）を基にしているため、本グループでは、このモデルとその使用について、以下の包括的側面を示した。

1. 科学的判断は栄養素リスク評価の鍵となる側面であるが、意思決定過程の透明度を高めるため、判断の根拠は完全に文書化するべきである。
2. 利用可能なデータが限定されるという現実から、本モデルは、データの不確実性について慎重に考慮するようデザインされている。その結果、ULの利用者はそれ以上の修正を工夫する必要はないと思われる。
3. 一般に栄養素リスク管理者は、データが限定される場合でもULを必要とするため、可能な限りULを確立するための努力をすべきである。当然、栄養素リスク評価者は、ULの値に関する不確実性の程度を明確にするが、それにより栄養素リスク管理者は、意思決定の際にこの要因を考慮に入れることが可能となる。
4. 健康への悪影響の証拠の欠如は、健康への悪影響がないとする証拠にはあたらない。このことは、リスクの研究以外の目的でデザインされた研究のみに基づいて、栄養物質に伴うリスクまたは無リスクについて結論を下すことは不適当であることを意味する。

◎モデルの適応性

本グループは、本モデルがさまざまな栄養物質、すなわち食品の固有の構成成分、生物学的に必須または健康に影響をおよぼすことが実証されている物質に一般的に適用可能であると定めた。生体に不可欠な物質は、合理的に十分

に特定されており、確立されている推奨摂取量と関連がある。健康に好ましい影響をおよぼす非栄養素物質は、新たに関心を集めている分野である。これらの物質の役割および代謝機能を明確にするには、健康への好ましい影響をおよぼす摂取量を決定すると同様に、多くの研究が必要である。

本グループは、モデルの適応性が限定される可能性があるという状況を特定した。本モデルは、リスクが生じる可能性のある摂取を連続点まで摂取を連続的に増大させることによって同定したものに基づく。そのため、健康への悪影響が明らかでない栄養物質に対しては、本モデルの価値は制限される。このような場合には、本グループは、観察された最も高い摂取量をULとして使用することを戦略として推奨した。さらに、リスクが生じない摂取量が明らかにされていないと特定された物質では、本モデルの使用に関して特別な調査が必要である。これに関係する難題は、リスクを伴う摂取量と推奨摂取量が重複すると思われる栄養物質によっても生じる。いくつかの有用な戦略が検討されたが、本グループは、これらの問題に取り組むためにさらに研究が必要であることを認めた。

本モデルは、栄養摂取が不十分または代謝状態に変化が生じる感染症に罹患している世界中の(亜)集団に適用可能であると考えられる。こうした特別な代謝状態にある人を考慮に入れると、そのような(亜)集団には別のULが必要であろうと思われた。しかしながら、これらの代謝状態の特性に関するデータは不足していることから、現在ではこれらの種類のULを作成するためには本モデルの利用は限定される。さらに多くのデータが利用可能になれば、本モデルはこれらの(亜)集団における栄養素リスク評価の必要性に取り組むために適用可能となる。

■将来における必要性

本モデルの作成の過程と栄養素リスクに関するデータの特性に対する認識は、本グループにさまざまなデータギャップおよび将来的に的を絞った討議の必要性を要求するものである。本グループは、将来の作業のために、このようなギャップを示す表を編集する必要がある。この表は包括的ではないが、栄養物質の多量摂取に伴なうリスクの推定値を改善するために関係する寄与事項を含めるように、本グループが吟味したものである。

【第1章】序 文

　この報告書の主題は、栄養素リスク評価作成のための科学に基づいた国際的アプローチの開発である。これは世界保健機関(WHO)および国連食糧農業機関(FAO)によって召集された科学専門家によるワークショップの一環として開発された。特に、栄養素および関連物質の許容上限摂取量の確立に関係することから、専門家は栄養素リスク評価に取り組んだ。本報告書では、関心のある物質——栄養素および関連物質——は、一般に「栄養物質」または時には「栄養素」(「栄養素リスク評価」など)と呼んでいる。同様の物質を、他の人々は「栄養的および生理的影響をおよぼす栄養素およびその他の物質」または「人々の健康への関連性のある栄養素または物質」と呼ぶかも知れない。本報告書では、それを、食物固有の構成成分で、生物学的に必須または健康に好ましい影響をおよぼすことが立証されているものとみなしている。その中には食品汚染物質、農薬、病原微生物またはその他の食物由来のハザードとなる食品添加物および物質は含まれない。しかしながら、特定の物質を栄養物質として線引きするための努力は行わなかった。

　今回栄養素リスク評価に取り組まざるを得なくなった関心事は、栄養物質は生物学的に必須でない物質または健康に好ましい影響をおよぼさない物質とは著しく異なるということである。非栄養素のための古典的なリスク評価で想定しているものは、(i) 望ましくないまたは不可欠な生理的役割を持たない物質に対して曝露が生じる、(ii) 特定の物質に対する恒常性維持機構は存在しないまたは解毒経路が化学物質特異的ではないと思われる、(iii) 摂取量が減少すればリスクは生じない、ということである。これらの相違を考慮に入れたモデルが、このワークショップの焦点であった。

　本報告書の第1章では、重要性、栄養素リスク評価の利用法、この項目に対する関心の高まり、調和したアプローチを開発するために行なわれたワークショップの解説およびワークショップに対する依頼について触れている。第2章では、

背景についての情報について述べ、第3章では、栄養素リスク評価に関する用語およびその他の特別に考慮すべき事柄を述べる。第4から6章では、ワークショップ参加者が開発した栄養素リスク評価の過程の各段階を読者に紹介し、第7章では、専門家が開発した栄養素リスク評価のためのモデルを示す。第8章では、モデルの栄養物質の範囲に対する適応性について検討し、第9章では、栄養摂取が不十分な特定の集団について検討する。また、第10章ではデータギャップと将来の必要性を述べた。

参加科学者には、統計や食品科学のような関係する分野からと同様に、栄養と毒性学の専門家も含まれた。本報告書が対象とする読者には、仕事上で国際的に適用可能な許容上限摂取量確立の業務を行う者が含まれる。開発されたモデルは、そのような仕事と関係する重要な考慮事柄に取り組んでいる。しかしながら、下記に述べるように、本報告書はその他の人にとっても有用であると思われ、時間とともに、栄養素リスク評価を実施するための協調努力および貿易の促進の手助けとなるだろう。

1　ワークショップの開催理由

栄養素および関連物質のための許容上限摂取量設定を行う栄養素リスク評価を使用することに対する関心が国際的に増大している。栄養物質の中には、摂取が特定の量を過えた場合、健康への悪影響を生じる可能性があるものもある。

同様に、栄養強化食品の消費拡大、栄養補助食品、特別に調整された食品、およびいわゆる「機能性食品」の過度の摂取に対する懸念が広がっている。

栄養素リスク評価は、こうした懸念に関連するものである。また、栄養物質が(亜)集団に対して健康への悪影響を引き起こす可能性を同定し解析するための科学的アプローチを提供するものである。そのため、栄養素リスク評価は、人々の健康を守り、食品、栄養補助食品およびその他の関連商品のための科学に基づいた国際標準設定の実行と密接な関係がある。食品添加物、汚染物質およびその他の非栄養物質のためのリスク評価モデルは、十分に確立されているが(第2章2参照)、栄養素リスク評価の過程は依然として発展中である。この開発には非栄養素のための既存のアプローチが利用できるが、本モデルを、修正なしに栄養物質に直接適用することはできない。さらに、その一方でいくつかの国家／地域組織が栄養素リスク評価を実施しているが、国際的に適用可能な

モデルは作成されていない。

　栄養素リスク評価の国際的なモデルに取り組む一般的な必要性があるだけでなく、他の興味からもこの仕事は待ち望まれている。こうした興味は、国際食品規格委員会およびWHO国際化学物質安全性計画（IPCS）に関する活動に由来する。

　まず、『科学的勧告に関するCODEX（コーデックス）からのFAOおよびWHOへの要請[1]』と名づけられた草案文書では、ビタミンとミネラルの許容上限摂取量に関する科学的勧告を提供するようFAO/WHOに要請している。

　さらに、第24回コーデックス栄養・特殊用途食品部会では、栄養素摂取における高値の「限界」を確立するためのリスクに基づくアプローチ、およびビタミンとミネラルの高用量摂取と安全性に関する一般原則を概説する意図に向けてのFAOの進歩について明記している。科学的勧告を求めるFAO/WHOの要請の本質は、各栄養物質に特定な一連の許容上限摂取量であることから、この作業は栄養素リスク評価のための国際的に適用可能な科学に基づいたモデルを最初に制定することなしには行えない。

　次に、このようなモデルの開発は、リスク評価方法に関する国際協調への関心に応える必要がある。WHO/IPCSその他の機関は、(i)リスク評価の質を高め、(ii)異なる曝露源からのリスクを評価する場合には、さらに確かな整合性を示し、(iii)リスク評価過程の透明度を高め、(iv)リスクコミュニケーションを促進するために、リスク評価手法における調和が重要であることを認めている。

　『化学物質の安全性に関する政府間フォーラム　優先的に取り組むべき行動』（IFCS、1994年）が第1回フォーラムで採択されたのに応じて、IPCSは、化学物質への被曝によるリスクに対する評価アプローチを協調させるプロジェクトに着手した。IPCSプロジェクトの目標は、理解の進展を通したリスク評価アプローチにおける世界的な協調であり、特定の問題に焦点を当て、基本原理への合意を求めて努力することである。良好な協調努力の結果は、方策の効果的な使用および評価の整合性をもたらす。加えて、国際的な栄養素リスク評価モデルは、自国で分析を行なうための方策を欠く加盟国にとって有用となりうる。

　これらの関心に応じて、FAO/WHOは2005年5月に技術ワークショップを開催した。本報告書はワークショップの討議を反映するものであり、公式には栄養素リスク評価：栄養素と関連物質の許容上限摂取量確立のためのモデルに関するFAO/WHO合同技術ワークショップ（今後はワークショップと呼称）と呼ばれる。本ワークショップの運営については、第1章2で述べる。本ワークショップは、栄

養物質の許容上限摂取量の確立を目的とするものではない。

　その代わりとして、本ワークショップは、既存のリスク評価アプローチの情況下で、その目的のための国際的なモデルの本質を特定し、特定した栄養素リスク評価過程の解明を提供することであった。

　その討議は、意思決定、栄養物質にとって特に重要な要因の特定および国際的レベルにおけるデータと研究とのギャップの確認に対する重要な考察に焦点を当てた。

　本ワークショップ参加者（本報告書では通常は本グループと呼称）には、広範な栄養物質にわたって適用可能なモデルの開発が求められた。栄養素リスク評価で利用可能なデータの多くは、ビタミンとミネラルに関係するものである。しかしながら、ビタミンやミネラル以外にも、リスク評価が必要であることが特定された栄養物質がある。ある種の食物繊維、アミノ酸、脂肪酸、抗酸化食品はすべて栄養素リスク評価のための対象とすることが示唆されている。ビタミンとミネラルのためのリスク評価と関係する法則は、他の栄養物質のリスク評価に対して適応性を有するべきである。

　本ワークショップの報告書は、栄養物質の許容上限摂取量設定における科学的勧告においてFAOおよびWHOを支援し、他のさまざまな現場に適用できると思われる。本報告書は、許容上限摂取量を特定し、リスクを判定する過程について記述することにより、栄養素リスク評価者全体を支援できるであろう。同様に、本報告書は、栄養素リスク管理者および健康のための意思決定に栄養素リスク評価からの科学的根拠のある情報を必要とし、それに関係する責任または関心のある人々にとって有益となるであろう。栄養素リスク評価実施において、国家／地域のリスク評価者を指導する上で有用な一連の法則および基準を提供することにより、国際的な協調を促進することができる。さらに、このような指導原則の効用により、特定の栄養物質のリスクについて出した結論に関して意見の相違が生じた場合でも、検討するための科学的根拠を提供するであろう。

　この仕事を引きうけることとしたFAOとWHOの決定は、栄養欠陥状態に起因するリスクに対する懸念を低減させたりすり替えるものではない。

2 ワークショップの構成

2.1 準備

　FAOとWHOが栄養素リスク評価に関する仕事を開始することは、2004年9月に機関のウェブサイトを通して発表された。この告知では、背景文書を作成し、主要な問題についての人々の意見を求める計画について明記した。FAO/WHOは、主要な問題および栄養素リスク評価に関連する科学的な検証について概説した背景文書を2004年11月に発表した。この文書では、一連の疑問に対する意見を求めた。この文書は、有用性について告知するため、機関のウェブサイト、関係するメーリングリスト、利用可能なニュースレターに掲載された。関係者および一般の人々には、意見を電子的に提出するよう求めた。受理したコメントは、関係者が提案を見ることが可能なように、ウェブサイトに掲載された。さらに、情報の募集を行った。

　こうした準備活動は、2005年1月に終了した。

　背景文書および受け取った意見は、ウェブサイトhttp://www.who.int/ipcs/en/で閲覧が可能である。

2.2 科学専門家の選定

　ワークショップに参加する有資格者を、自己推薦を含めて推薦する依頼がなされた。専門家に必要な資格の概要は、FAOおよびWHOのウェブサイト、関連するメーリングリスト、ニュースレターの中で専門家募集として掲載された。この資格には、栄養学、毒性学、食品による曝露、統計学、食品技術、生化学、薬物学の分野および他の密接に関係する学問分野での国家的または国際的レベルでの仕事経験と同様に、教育経験も含まれた。ワークショップ参加者の選定は、FAO/WHOが共同して行なった。その過程には、専門知識の適切な学際的バランス、公平な地理的代表、および男女の合理的なバランスを考慮に入れた。すべての専門家は、関心分野について申告した。専門家募集に応じて申込みを行った人は、2005年2月に選別または非選別についての通知を受けた。専門家募集についてはウェブサイト閲覧可能である：http://www.who.int/ipcs/en/

　合計18人の科学専門家を、2005年5月2〜6日にスイスのジュネーブにあるWHO本部で予定されているワークショップ参加者として選定した。参加者の名前と所属は、付属文書1に掲載している。

2.3 ワークショップの開催

選定された専門家には、ワークショップへの参加に合意した時点で、背景報告書、FAO/WHOが受理した利害関係者からの意見その他の情報、ワークショップに対するFAO/WHOの特別な依頼が渡された。参加者による電話会議が2回開催され、それによって4種のディスカッションペーパーの必要性が明らかとなった。4人のワークショップ参加者に、ディスカッションペーパーの作成が依頼された。これらの文書は、この報告書の付属文書2.5に掲載されている。ディスカッションペーパーは、ワークショップの会合の4週間前に完成し、配布された。ワークショップに先立ち、ワークショップで討議する主要な問題点および主題を特定するために、さらに2回の電話会議が開催された。

ディスカッションペーパーの作成と並行して、FAO/WHOは、ワークショップ参加者のための内容に関する文書を作成した。この文書には、関連する背景情報および一般的責務に密接な関係のある特定の問題が含まれる（下記1章3参照）。内容に関する文書はウェブサイトhttp://www.who.int/ipcs/en/に掲載されている。ワークショップ開催の4週間前に、内容に関する文書は、ウェブサイトに掲載され、ワークショップ議題草案と共に一般に公開された。

5日間の会議中には、小委員会での討議だけでなく本会議も開催された。参加者は協力してワークショップ報告書を作成した。

3　ワークショップの義務

ワークショップの義務は以下に示すとおりである。

- ワークショップ参加者は、許容上限摂取量を確立し、かつ栄養素リスク評価を行なうために科学的に有効な国際的なモデルを明確化する。この過程の一部として、参加者は、
- 開始時点では、国家および地域レベルでの作成された栄養素リスク評価のための既成の国家的モデルについて検討する（注：自由に利用可能なその他のモデルまたは枠組みも考慮に入れられる場合がある）。
- この活動に対して統一されたアプローチを国際的に提供するためのハザードの特定およびハザードの解析に必須の要因または特性を作成する。
- 関係資料が地域によって異なるため、地域によって性質が異なる曝露

評価およびリスク解析の過程(結果ではなく)を和合させるための一般原則を特定する。
- いくつかの代表的な栄養素または物質、特にビタミンA、鉄およびビタミンCまたは抗酸化物質を用いた試験により、モデル(およびその原理の適用を検査する。
- 栄養摂取が十分な集団に関連するモデルに関して最初の情況下で作業を行い、次いで栄養摂取が不十分な集団にモデルを適用する際に必要とされる特別な配慮を明確にする(FAO/WHO, 2005)。

1) Codex Alimentarius Commission, Codex Requests to FAO and WHO on Scientific Advice (draft) (2004)、未発表;ALINORM 04/27/4 (http://www.codexalimentarius.net参照、2005年5月1日アクセスを確認)。
2) FAO report to the 24th session of Codex Committee on Nutrition and Foods for Special Dietary Uses CX/NFSDU 02/9、未発表;ALINORM 3/26A at para 119参照 (http://www.codex-alimentarius.net, 2005年5月1日アクセスを確認)。

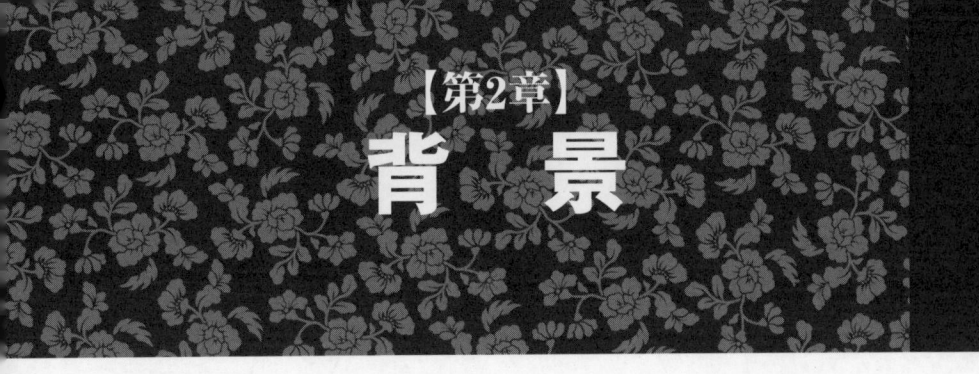

【第2章】
背　景

　本章では、最初に食物中の非栄養物質——添加物、汚染物質および農薬を含む物質——のためのリスク評価に対する古典的アプローチについて述べる。この情報は、栄養素リスク評価のモデルを引き出すための基本となるが、栄養物質は独特の性質を有することから、古典的アプローチに対する修正が必要であると予測される。次に、本章では、3つの国家／地域当局が発表している栄養素リスク評価報告書に脚光を当てる。これらの報告書は、既存のアプローチとしてワークショップに紹介された。その後、栄養素リスク評価の背景を提供するために、本章は栄養素リスク評価の適用および評価に焦点を合わせる際の問題の定式化の役割に取り組む。

1　古典的な非栄養素リスク評価

　リスク評価はリスク分析の要素であり、公式には次のように定義される。

> リスク評価：*標的とするある生体、臓器または(亜)集団に対するリスクを計算または推定しようとする過程であり、付随する不確実性の特定を含む。特定の物質への曝露の後に、特定の標的システムだけでなく懸念する物質が持つ生来の特徴を考慮に入れるものである。*(IPCS, 2004a)

　リスク分析は次のように定義される。

> *ハザードに生体、臓器または(亜)集団が曝露される可能性がある状況を制御する過程。*(IPCS, 2004a)

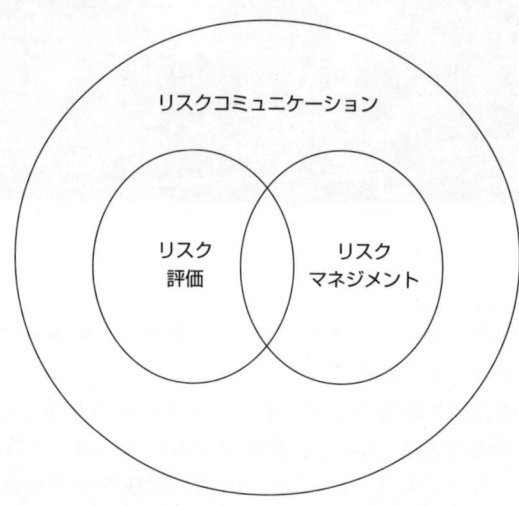

図2-1　リスク分析における相互関係

　リスク分析の模式図では、リスク評価、リスクマネージメントおよびリスクコミュニケーション間の相互関係を明らかにするために、重なる円を通常用いる（図2-1を参照）。
　リスク評価は、リスク管理者が必要とする科学に基づいた情報を提供し、リスク管理者はリスクを管理する活動に関する決定を下す際に、他のデータと共にその情報を用いる。評価の独立性およびそれによる科学的な客観性を保つために、リスク分析のための全般的モデルでは、リスク評価活動をリスク管理活動から分離することを強調する。
　この状況において、リスク評価の役割は、人々の健康に関する決定の基礎をなし、その決定を隠し事なく正当化させるものである――しかし、決定を特定するものではない。リスク管理者は、評価の機会決定および問題の定式化において、リスク評価者としばしば対話するべきであるが（IPCS, 2004b）、リスク評価は科学的最新知見を提示するが、リスク管理者に課された決定を適切に扱うための結論または推奨事項は提供しないと保証することが依然として重要である。
　食品安全性および非栄養素の分野では、多くの機関がリスク分析およびそれに続くリスク評価のためのモデルを明らかにした。人々の健康に対する最初のリスク分析の枠組みの1つは、食品の化学物質による癌のリスクを評価するため

に、米国科学アカデミーによって作成された(NRC, 1983)。国際的には、FAOとWHOは、食品安全性リスク分析の開発の役割を果たした。非栄養素リスク評価に伴なう重要な法則の多くは、用量-反応関係をモデルにしたのモデル化に関する最近の報告書草案の中で強調されている(IPCS, 2004b)。さらに、コーデックス委員会の手続きマニュアルには、「コーデックス委員会の枠組みの中で適用されるリスク分析の作業原則」が含まれる(Codex Alimentarius Commission, 2004, pp 42-48)。

　最も基本的なことは、リスク評価はリスクを推定するものである。リスク評価では、物質への曝露と、曝露した集団に健康への悪影響が生じる可能性との関係について扱う。食品の安全性に関して、曝露は物質の摂取を指す。リスク評価の結論では、客観的データの検討とそれに続く科学的判断に基づき、明確に文書化された4段階の確立された過程を通して決定を下す。データの不確実性とばらつきは、リスク評価の一部として明確にして強調される。不確実性は、利用可能なデータの制限、不十分なデータにより導かれた推論の妥当性に関する疑問、またはその他の要因に起因する場合がある。

　図2-2に4段階の古典的リスク評価を示す。これらの段階の前に、扱う問題の設定があると仮定されている。

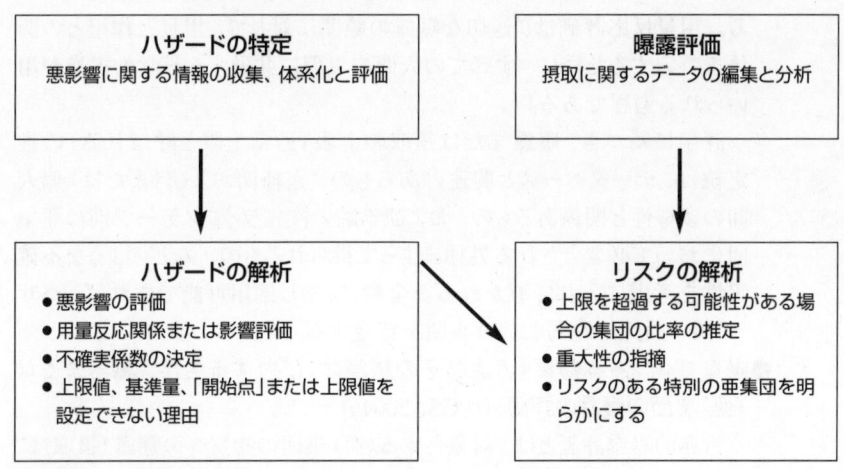

図2-2　リスク評価の各段階

古典的リスク評価の各段階を以下に簡潔に述べる。

● ハザードの特定：*ある物質が、生体、臓器または（亜）集団（IPCS、2004a）に引き起こすための固有の能力がある悪影響の種類および特質の特定。*（IPCS, 2004a）

　古典的なハザードの特定には、与えられた物質に伴なう悪影響に関係するすべての情報の収集、体系化および検討を含む。この段階では、物質がヒトに1種類以上の毒性をもたらす能力に関する概要を提供する。評価の基となる健康への重大な悪影響の選定は、ハザード解析の第一歩として一般に行なわれているが、時としてハザードの特定にはこの活動を含む場合がある。

● ハザードの解析：*悪影響をおよぼす可能性のある物質または状況の固有の性質に対する定性的、および可能であれば定量的な説明。この場合に、可能であれば用量反応評価およびその付随する不確実性[1]を含める。*（IPCS、2004a）

　古典的なハザードの解析は、物質に伴なう健康への悪影響の性質について詳細な評価に焦点を当てるか、または健康への重大な悪影響の評価に限定される場合がある。大半は用量反応評価を含める。実際、グループの中にはハザードの解析を「用量反応の評価」と呼ぶものもある。用量反応評価は、適切な曝露の範囲に対して、用量と作用との関係を特定するために、すべての人間の生理に共通する科学的根拠が用いられる過程である。

　評価に基づき、曝露または摂取の上限（通常上限と呼ばれる）の推定値は、データベースと関連のあるもの、人種間および（または）個人間の多様性と関係あるもの、および年齢／性／ライフステージ別の亜集団において必要とされる外挿によって得られるもの、などのような不確実性を考慮に入れて導かれる。全般に、もし適用可能であれば、ハザードを判定し、脆弱な（亜）集団を特定する。

● 曝露評価：*ある物質（およびその誘導体）に対する生体、臓器または（亜）集団の曝露の評価。*（IPCS、2004a）

　古典的曝露評価とは、対象とする（亜）集団の物質への曝露（摂取）に関するデータを収集し、分析する過程である。一般的に、その分析には、「通常量」または生涯の間に摂取される物質の量に関する結論を下

すことができるための、統計上の調整係数およびその他のデータ調整の適用が含まれる。
- ●リスクの解析：*定義された曝露条件下における特定の生体、臓器、または(亜)集団に対するある物質の既知および生じる可能性のある悪影響に関する定性的、および可能性であれば定量的な決定であり、付随する不確実性も含まれる。*(IPCS、2004a)

　古典的リスク解析は、過程の最終段階であり、リスクを解析して説明するための評価前の段階で得られた関連情報をまとめたものである。時として、リスク判定は「意思決定のための勧告」と呼ばれる。この仕事は、対象となる一般の人々および脆弱な亜集団(小児など)のための摂取または曝露評価とともに、ハザードの解析とその結果による許容上限摂取量を統合することに焦点を当てる。リスク解析には、摂取が上限を超過している可能性がある集団の比率の特定、摂取が上限を超過している度合、ハザードの影響度に関する情報が含まれる。通常は、悪影響の重大性および影響の可逆性の可能性について議論する。リスク解析には、リスクが全般の人々の健康におよぼす重要性に関する指示が含まれる。その問題を管理するために有用と思われるその他のすべての科学情報も含まれる。

　手短に言えば、ハザードの解析は、次に続くハザード特定に統合される。その結果から、ハザードを全般的に解析すると共に、上限を設定する。曝露評価も行ない、それにより(亜)集団の物質に対する全般的な曝露に関する情報を編集して分析する。得られた情報を上限と比較し、リスク解析を実施するために他のハザードの解析の情報と組み合わせる。リスクの解析では、上限を超過すると思われる(亜)集団の比率を特定し、悪影響の重大さと性質、不確実性の説明およびリスクを負う特別の亜集団の特定を含む重要な考察を強調する。

　非栄養素のリスク評価では、許容上限摂取量は、身体容量または他の適切な方式を基準として表現される。この場合は、悪影響が及ばないと予測される量またはそれ以下、あるいは反対に悪影響をおよぼす可能性がある量を示す。非栄養素リスク評価は、多くの場合にボディマスを基準として上限を表すため、こうした上限は通常別の年齢／性別の亜集団用としては示されない。しかし、許容上限摂取量はあるライフステージ(妊娠中など)を特定する場合がある。厳密に言えば、リスク評価者は、食品基準またはその関連する活動の適用面において、耐容または安全量とする上限を特定しない。これは、一般にリスク管理者

の領域内にある定義付けの作業である。しかしながら、実際問題としてリスク評価者は、*耐容上限、耐容一日摂取量、安全上限値および安全摂取範囲上限*を含め、さまざまな用語(すべてが同意語という訳ではない)を用いてきた。

2 栄養素リスク評価に関する国家／地域報告書

　ワークショップの時点では、異なる組織によって作成された栄養素リスク評価の結果は、用いられた手法によって異なると認識されていた——このことは、国際的なアプローチの制定作業が必要であることを示していた。いくつかの国家当局および関係組織、私的団体、産業団体によって行なわれた栄養素リスク評価活動は、啓発的であり、多くの面において草分けとなるものであった。既存の報告書に対する検討は、栄養素リスク評価のための国際的なモデルの作成にとって明らかに有益である。

　この仕事の開始にあたり、本グループは特に3つの国家／地域(N/R)当局のために作成された報告書(以降はNR報告書と呼称)を再検討した(EC/SCF, 2000a, 2000b, 2002；EFSA, 2004；EVM, 2003；IOM, 1997, 1998a, 1998b, 2000, 2001)。

- ●*EFSA-SCF*：欧州食品安全機関(EU)および(前)食品科学委員会(欧州委員会)
- ●*EVM*：食品基準庁ビタミンおよびミネラルに関する専門家グループ(英国)
- ●*IOM*：米国アカデミー医学研究所(アメリカ合衆国およびカナダ)

　これらのNR報告書の比較は、すべて結果が定量的であり、比較的包括的な視野に立っていることから、本ワークショップにとって有意義となる。EFSA-SCFおよびIOMはいずれも、異なる栄養物質を扱う一連の報告書を作成した。EVMは、多くの栄養素を包括する一報の報告書を発表した。その報告書には、各栄養素別に包括的な総説が付けられていた。

　すべての報告書を基にした比較要約表は、本グループが再検討を行う上で助けとなった。要約表の一例として、ビタミンAに対するリスク評価アプローチを表したものを、付属文書6に示す。さらに、系統的な栄養素リスク評価を詳しく

比較したものを、ディスカッションペーパー2「不確実性および補正」に付録として掲載している（本報告書の付属文書3参照）。

この再検討に基づいて、本グループでは以下の総合的判断を下した。

- 透明性および文書化は、栄養素リスク評価のすべての段階に望ましい。NR報告書は、科学的判断の特質について理解するのに不十分な文書である例も認められた。可能な限り、科学的判断を下すための原則またはガイドラインを確立するべきである。
- 食事摂取評価の不確実性がかなり高くなる可能性があるが、それらは他の種類の不確実性よりも考慮すべき事項は少なかった。栄養素リスク評価を行うために小さめな（または大きな）補正率を使用することにより生じる問題を考えれば、食事摂取評価の不確実性はさらに大きな意味を持つため、栄養素リスク評価の結果に組み込むのがよいであろう。
- 非栄養物質と比較して、栄養物質には独特な側面があることから、栄養物質の許容上限摂取量決定のための統合されたアプローチを提供するためには、栄養上の専門知識と毒物学上の専門知識を一つにする価値があることを強調している。

さらに、本グループではこの再検討に基づき、栄養素リスク評価モデルに関連する特別な観察を行った。これらの判断は、次のサブセクションに記載してある。

2.1　3つの国家／地域報告書における委任事項（問題表明）

各NR報告書で明らかにされた委任事項を、下記コラム2-1に明示する。それぞれの報告書では、栄養素リスク管理者または人々の健康問題に関わる審議に責任を負う者が、栄養素リスク評価者から受けた「問題表明」または一般的問題を反映している。各委任事項は多くの点で類似する。いずれもにおいても、栄養物質、主としてビタミンおよびミネラルの摂取による悪影響のリスクに関して、摂取量を再検討する必要がある。また、3つすべてが悪影響のリスクが少ない、またはないと思われる上限摂取量の設定または推奨について言及している。

EFSA-SCFに関しては、要望事項は強化食品および栄養補助食品の安全性を保証する安全係数を設定するための基礎を提供することであった。EVMでは、

関心はビタミンおよびミネラルの栄養補助食品（適切であれば強化食品も）の安全性を保証するための対照を設定するための原則を確立することにあった。IOMに対する委任事項では、モデルの開発および栄養物質のための上限摂取量確立のみを指定した。

2.2 栄養素によるハザードの特定と解析

　NR報告書の作成に用いられた栄養素リスク評価のアプローチを比較するために、本グループはビタミンAについて行なわれた研究を選択した。

　健康への悪影響に対する各報告書の比較要約表は、上限摂取量について考慮したもの〔付属文書7「上限摂取量設定において健康への悪影響を考慮するアプローチの比較（3つの国／地方当局による報告書の要約）」〕およびビタミンAと骨密度のデータに関する科学的総説であるもの〔付属文書8「ビタミンAおよび骨密度に関するデータの科学的検討の比較（3つの国／地方当局による報告書の要約）」〕として作成した。NR報告書（EC/SCF, 2002；EVM, 2003；IOM, 2001）は、ビタミンAに関しては基本的には同一の参考文献を用いている。しかし、報告書の発表時期が多少異なるため、IOM総説（IOM, 2001）の作成時には、いくつかの参考文献については参照できなかった。しかしながら、特定されたハザードおよび特定のハザードに与えられた重要度は、利用可能なデータの差を原因にできないほどNR報告書によって大きく異なった。

　それぞれの結論における相違は、新たなデータの情報に由来するよりも大きいことから、恐らく比較的限定されたデータにおける不確実な信頼性によると思われる。同様に、限定されたデータにおける信頼性は、かなりの科学的判断を必要とする。データが限られる場合に、同じ組み合わせのデータを用いても、リスク評価者によっては異なる結論に達する可能性がある。NR報告書の結論が不明瞭または記載が不十分の場合——これは多くの場合に認められることであるが——本グループは、相違の理由を決定することはできなかった。

　さらに本グループでは、毒物学的観点と栄養的観点では、アプローチに関して相違があると認識した。いくつかの例では、用いたアプローチの趣旨が完全に毒物学的と思われ、問題について栄養学的側面に関する討議がほとんどまたはまったくなされていなかった。また、考察はほとんど完全に栄養学的アプローチにより行われ、毒性学に関する原則の適用は最小限となっていると思われるものもあった。この相違は栄養素によるものよりも、NR報告書の国家／地域的情報源と関連があった。このことは、双方の分野において豊富な知識を持つ

参加者を擁する作業グループ／専門家委員会を設置することは困難と思われることを示唆する。さらに、栄養素リスク評価は最近表面化してきた問題であることから、これらの2つの学問分野による共同研究の歴史は限定されるであろう。

2.3　栄養素の曝露／摂取評価

NR報告書の一部として、曝露／摂取評価の比較が行われた。

得られた知見を、付属文書9の〔「国／地方当局の栄養摂取評価の比較（3つの国／地方当局による報告書の要約）」〕に示している。予想の通り、それぞれのアプローチは若干異なった。各報告書とも、摂取分布の上部「裾部」（最高値）の推定値を許容上限摂取量と比較していた。

いずれの例でも、出所の異なるデータは、食品、栄養補助食品、および適用できる場合は水についても、摂取の全体像を示すために組み合わせて使用していた。国家／地域当局で、リスク評価を目的として明確に開発された単一のデータベースを利用したものはなかった。評価の相違は、対象とする集団に対して利用可能なデータの種類の相違に起因した。これらの相違から、評価には異なる戦略が必要となった。さらに、国家／地域当局によって異なる統計手法が用いられていた。

EFSA-SCFは、一般に世帯、男性および女性のための摂取データを報告した。EVMは、食品、栄養補助食品および水の消費に基づいて単一の集団での摂取について報告した。両者とも、この結果を総合して最大摂取量を報告した。

IOMは、年齢／性／ライフステージ別亜集団による総摂取量を報告しているが、時には摂取が食品と栄養補助食品とに分類されていた。IOMでは、摂取の全分布を示したが、その一方で他の報告書よりも情報量が少なかった（摂取の平均および97.5パーセンタイル値のみ示すなど）。

2.4　栄養素リスクの解析

本グループは、さらにリスク解析の提示方法に関してNR報告書を調査した。その提示方法は、目次と形式の双方において異なっていた。委託事項が多少異なっていたため（次コラム2-1参照）、提示方法にいくらかの相違が予期された。それにもかかわらず、いくつかの相違は、リスク解析に先行する段階において、リスク評価のために取られたアプローチの相違に起因していた。

第6章にさらに詳細に述べるように、NR報告書はリスク解析の際に示す情報に対する包括的な説明において異なっている。EFSA-SCFおよびIOM報告書では、

コラム2-1　3つの国家／地域報告書における委託事項[a]		
EFSA-SCF[a]	**EVM[b]**	**IOM[c]**
●健康への悪影響のリスクがないと思われるビタミンおよびミネラルの一日摂取量の上限を再検討する。 ●それぞれのビタミンおよびミネラルに対し、これらの栄養素を含む強化食品および栄養補助食品の安全性を保証するために必要な安全係数を確立するための基準を提供する。	●食物関連法規の下で販売されるビタミンおよびミネラルの栄養補助食品の安全性を保証するための規制の基となる原則を確立する。 ●悪影響に伴なう各ビタミンおよびミネラルの量を再検討する。 ●適切であれば、栄養補助食品からのビタミンおよびミネラルの最大摂取量を推奨し、食品諮問委員会に報告する。 ●適切であれば、強化食品のビタミンおよびミネラルの量について勧告する。 注：EVMは、栄養補助食品と強化食品を別の区分としてではなく、両者を共に加算した摂取として勧告を作成した。	●悪影響をおよぼすリスクが低いと思われる栄養素の最大摂取量を確立するためのモデルを作成する。許容上限摂取量を設定するために［問題の物質］にモデルを適用すること。

[a] EC, 2003
[b] EVM, 2003
[c] IOM, 1998a

リスク解析の目次および形式について、異なるアプローチを記述している。EVMは、リスク解析セクション自体については記述していないが、リスク解析の要素が各栄養素に対するリスク評価の要約セクションにあることを示している。

3　栄養素リスク評価の結果の適用

　栄養素リスク評価の目標は、信頼できる科学的情報に対する栄養素リスク管理者のニーズを満たすことである。国際的な栄養素リスク評価のためのモデルを作成するためには、こうしたニーズの一般的な特質について理解する必要がある。

　国際的に適用可能なモデルに対しては、発表には国際的状況において必要と思われるリスクマネージメントの決定または方針選択の可能性が高い範囲を扱う必要がある。

　さらに、情報のニーズに対する理解もまた、リスク評価者が行う決定と、リスク管理者が行う決定との種類を区別するのに役立つ。リスク評価者が下す決定

の種類については、前の第2章1で述べている。リスク管理者が下した決定の種類がこれに続く。次のコラム2-2から2-5に、異なる種類の決定にとって必要とされる情報の種類を明示する。

リスク管理者は、次の2種類の決定、(i) 行動を取る必要性があるもの、および(ii) 行動が必要な場合、その行動の特質に関するもの、を連続して下すと思われる。次に挙げる例は、方針の選択肢がリスク評価者に与えられた問題をどのように定義すればよいかということを実証するものであり、方針の選択肢がリスク評価のお膳立てをする際に持つであろう定義の役割について強調している。リスク管理者がこれらの例の範囲外にある情報ニーズを特定し、リスク評価者に異なる質問をする事も可能である。

このことは、比較的特定の栄養素のリスク分析に関心がある場合または国家または地域レベルで適切な他の状況下にある場合に生じる可能性がある。

3.1　行動を取る必要性に関する栄養素リスクマネージメントの決定

リスク管理者は、おそらくリスクが1つ以上の栄養物質の摂取に関係があると信じる理由があるので、栄養素リスク評価を要請するであろう。リスク評価者は、リスクを確立し、リスクが現時点での即時の行動、モニタリングの中止、または行動なしの十分な理由となる場合に、管理者が決定を下すための情報を与えなくてはならない。

決定を下すための行動に必要な情報の例を、次のコラム2-2に示す。ここに示す通り、栄養素リスク評価者は、信頼できる科学情報を作成し、栄養素リスク管理者は、その情報を他のデータおよび考察に関連して用いる。

コラム2-2　行動を取る必要性に関して栄養素リスク管理者が用いる情報（情報源別）

情報源：リスク評価者	情報源：リスク管理者
●健康への悪影響の特質： 　○重症度 　○脆弱な年齢／性／ライフステージ別亜集団 　○リスクがすべての形状の栄養素／物質（つまり総摂取量）に存在する場合、または特定の形状（葉酸栄養補助食品または食品中の葉酸、ビタミンAまたはベータカロチンなど）に存在する場合 ●年齢／性／ライフステージ別亜集団に対する許容上限摂取量（UL）およびULの基準（総摂取量または特定の栄養素形式など）の決定 ●脆弱な亜集団、およびその亜集団のULに関する状態の特定： 　○ULに関連のある適切な栄養素形式の摂取分布 　　■UL超過の割合 　　■ULに迫る人および摂取が比較的わずかに変化している人のUL超過するリスクを負う人の割合 　○ULを超過する摂取量の度合（ULに対する摂取量；摂取とULの間の狭さ） ●その他の高リスク亜集団（栄養不良、特定の薬物を摂取中または特定の疾患に罹患している人）およびそのリスクの特質 ●該当する場合は、ULを確立できない理由（データの質および／または量が不十分、リスクは存在するが、しかし閾値の特定は不可能など） ●上記の知見のそれぞれに含まれる不確実性の解説	●即時に対策活動を取る必要性を明確にするために必要な追加データ（製造上のデータ、変化の可能性、既存の監督機関および制限、価格など） ●必要に応じてリスク管理者は、重大な影響がおよぼす科学的評価をリスク評価者に求める。 ●リスクを負う他の亜集団用（関連する疾患に罹患している亜集団）：[a] 　○一般の人々のULと異なる場合、ULを超過する人の比率、または相当するリスクとなる摂取量 　○摂取量がULを超過している度合（どれだけ接近しているか、またはULから大きく離れているか） 　○亜集団においてULを超過する人数。 ●閾値量がないためにULが決定できない場合は、摂取量の特定は妥当なものとする[b]。 ●「耐容上限摂取量」または「安全上限摂取量」に対して、必要に応じてまたは適切に実行のための用語を決定する

[a] この情報は、リスク評価者が当初は対象外であろうと考えていたものであることから、この作業はリスク管理者が行うことになるかも知れない。しかしながら、リスク管理者は、これらの情報に関連する科学的評価をリスク評価者が行うための選択肢を検討してもよい。

[b] 必ずしもリスク評価に先立ってこのようなデータの必要性を予想する必要はないと思われるので、その項目の評価は、栄養素リスク管理者とリスク評価者との間で繰り返す面を持つ。

3.2 介入または規制の選択肢に関する栄養リスクマネージメントの決定

栄養素リスク管理者がある種の公衆衛生的行動を取る必要があると仮定した場合、栄養素リスク管理者には取りうるいくつかの一般的な選択肢がある。それぞれの選択肢には、栄養素リスク評価者からの異なる情報を必要とする。栄養リスク管理者は、その情報を他の情報と組み合わせ、他の情報源も考慮しなくてはならない。リスク管理者が求めるであろう選択肢は、栄養物質、食品供給、既存の規制枠組みその他の要因の特質と同様に、リスクの特性にも左右される。これらの選択肢には、一般に次の項目が含まれる。

- *食品供給中の栄養量を以下の手段を通じて低減させる*(物質または食品の規制能力および特質が許す限り)
  - 製品の配合、品質規制などに対する規定および基準の指定。
  - 脆弱な亜集団を対象とする食品を含め、食品に対する特定の用途の制限および追加。
- *消費者が知り、必要に応じて適切な行動を取ることができるよう、ラベルの情報を指定する。*(食品供給への物質の混入を減少させることが実現可能でない場合、または混入の低減と併せて、特別なラベル表記が行われる場合がある。)ラベル表記には以下の仕組みがある。
  - 警告ラベルの使用
  - 「安全な使用」のための指示の表示

- 以下の手段を通じて全般的なリスク低減を促進するための*適切な「立役者」を教育する*。
  - 消費者に対して消費を制限または抑制させるための啓発活動
  - リスクを負う亜集団を監視し、教育するための保健専門家への勧告
  - リスク低減を促進する戦略を進めるために産業界との意見交換を活発にする。

リスク低減に適切な介入の選択に必要とされる情報の例を、次のコラム2-3から2-5に示す。

ここに示す通り、栄養素リスク評価者は特定の科学情報を提供し、栄養素リスク管理者は、その他のデータおよび考察に関連してその情報を用いる。

コラム2-3	食品供給における栄養物質の量の低減に関して栄養素リスク管理者が用いる情報（情報源別）
情報源：リスク評価者	**情報源：リスク管理者**
●リスクに伴なう栄養物質の形状：すべての形状（総摂取量）または特別な形状 ●リスクにおける生物学的利用能の役割および生物学的利用能影響を与える要因（栄養物質の形状、他の食事または食品成分との相互作用など） ●すべての栄養素-栄養素間の有害な相互作用の解説 ●提供された情報に含まれる不確実性の解説。	●1日総摂取量に対する特定の製品のタイプまたはクラスによる相対的な寄与などの方針決定の結果を明確にするために必要なデータ、または──主要製品が曝露源である場合──主要製品の代用品で物質の含量が少ない製品が利用できるかどうかを調査するa。 ●「仮説のシナリオ」を以下のように作成する(i)栄養素の含量または様式が特定の食品で変更された場合に、大きな影響が生じる可能性、または(ii)可能な程度まで曝露を制限するために、食品中の含量に制限を加える出発点としてRDA（栄養所要量またはそれをもとにしたある量）を用いることによる大きな影響。 ●必要に応じてまたは可能であれば、リスク評価者による科学的問題の評価 を要求する。

a リスク管理者は、必要に応じて、こうしたデータを科学的に評価するためにリスク評価者を雇ってもよい。

コラム2-4	製品ラベルに関して栄養素リスク管理者が用いる情報（情報源別）
情報源：リスク評価者	**情報源：リスク管理者**
●リスクを負う亜集団内の個人が各自のリスクを自分で特定する能力。 ●リスクを増大または低減させると思われる（食事と共にまたは食事とは別に摂取、一度にまたは継続的な曝露など）条件を使用する。 ●提供された情報に含まれる不確実性についての解説。	●脆弱な亜集団が物質を含有する食品を用いる可能性について評価する。 ●脆弱な亜集団がリスクを減少させるための使用条件をコントロールできる可能性について評価する。 ●高リスクの亜集団によるラベル情報の有用性および理解しやすさについて評価する

コラム2-5	教育に関して栄養素リスク管理者が用いる情報（情報源別）
情報源：リスク評価者	**情報源：リスク管理者**
●リスクを負う亜集団内の個人が各自のリスクを特定する能力。 ●上記で必要とされるそれぞれの情報に含まれる不確実性に関する解説。	●教育プログラムの項目および有効性に関する消費者調査。 ●保健専門家と業界団体との協議。

3.3　その他の適用

　栄養素リスク評価の結果および許容上限摂取量の確立は、栄養および健康に広く関わるさまざまな形で有用と思われる。例えば、IOMは米国女性、乳児および幼児のための特別栄養補助プログラム(IOM, 2005)を通じて提供する食品の量および種類に対して修正を提案した際に、許容上限摂取量について検討した。さらに、食品強化プログラムでは強化食品による摂取過剰の可能性を考慮しなければならないため、栄養素リスク評価はこれらの可能性を扱うことと非常に密接な関係がある。

3.4　問題定式化の役割

　問題の定式化は、評価が必要かどうか、誰がその過程およびさらなるリスクマネージメントに関与するべきか、また、リスクマネージメントに必須な支援をどのように情報によって行うか等について考えるリスク評価にとって、予備的な作業である(Renwick et al., 2003)。この作業は、時にリスク評価過程における第一段階と称される。しかしながら、これは適切な食品産業代表者、消費者および保健専門家と同様にリスク評価者およびリスク管理者を含めた関連する利害関係者間での対話によって成立するため、リスク評価の一段階ではなく、リスク評価のお膳立てをするものと一般に考えられている。
　一般的な感覚では、問題の定式化は、抱えている問題および必要な評価をとりまく環境に応じてさまざまな課題を生み出す可能性がある。問題定式化に対する考察には以下が含まれる。

- ●リスク評価は必要か
- ●リスク評価およびリスクマネージメントの過程には誰が関与するべきか
- ●リスクマネージメントの決定を指示するために必須な情報をいかにして評価によって提供するか
- ●リスク評価に着手する際にデータは利用可能か
- ●どのレベルの情報源が利用可能か
- ●評価完成のためのスケジュール

問題定式化のために収集すべき特別な情報には以下が含まれる。

- ●予備的知識に関する詳細な目録

- ●リスク評価の対象となる(亜)集団、地理的な地域または消費者の状況の同定
- ●関連する曝露経路
- ●(一部の例で)考慮すべき健康上のエンドポイント

　栄養素リスク評価の結果の適用に伴なう問題点から、問題定式化の行為を見落すべきでない。つまり、リスク解析は、最初に特定された問題に関連した形式である必要がある。栄養素リスク解析が栄養素リスク管理者のニーズを満たすことを保証する過程の一部は、そのニーズを特定し、理解し、必要に応じて明確化することによりできる。

4　まとめ

　本章では、作業開始にあたり、本グループが検討した2つの主要な主題、1)食品中の非栄養物質に対するリスク評価への古典的アプローチ、2)3つの国家／地域当局が作成した栄養素リスク評価報告書における相違点、について取り扱った。栄養素リスク評価の目標は、栄養素リスク管理者の特定の科学情報に対するニーズを満たすことであるので、本グループはさらに慎重にそれらの情報ニーズの特性について検討した。続く第3章では、栄養素リスク評価のモデル作成および実践にとって重要な要因に関する追加情報について示す。

---

1) 定義はさらに以下についても示している：ハザード評価も特定された。すなわち、ある物質または状況が曝露しうる生体、臓器、または(亜)集団に対して生じる可能性のある悪影響を決定するためにデザインされた過程——そして、曝露評価が異なる別の段階であるリスク評価とは対照的に、ハザードに焦点を当てている。

【第3章】
栄養素リスク評価に関する考慮事項

　本章では、栄養素リスク評価モデルの設定に対して本グループでなされた討議について概説する。ここでは、栄養素リスク評価に関する国際的なアプローチおよび報告書の中で用いられる重要語句に関する情報を示す。さらに、栄養物質に対して作用する重要な役割である恒常性維持機構について解説し、影響のバイオマーカーを始めとして、健康への悪影響の特性について検討する。

1　国際的なアプローチ

1.1　世界的な適用

　国際的モデルの目標の1つは、可能な限り統一できるように調和を促進することである。
　栄養素リスク評価のモデルの場合には、重要な考慮事項はリスク評価の結果を調和させることが可能であるかどうかである。すなわち、リスク評価の全要素について、世界的に扱えるかどうか、または国際的に一致した原則およびアプローチを受け入れられるであろうが、地域的な事情を考慮しなければならないことで、異なる結果をもたらさない何らかの要素があるだろうか、ということである。リスク評価に用いられるデータの特性は、以下に示すように、世界的に関連する段階および集団特異的な段階があることを明らかにしている。

　●*世界に関連する段階*。栄養素リスク評価過程のいくつかの段階は、利用可能な科学的または医学的文献に基づく。この段階は、ヒトに対して危害をもたらす可能性と摂取との関係を立証する生物学的、生理学的、化学的証拠を明確にして解説するものである。その特性から、これらのデータは広く多様な（亜）集団に関係がおよぶ。すなわち、ヒトと関

連性のある科学を、起源とする地域に関係なく反映する；それらは世界的に関連があり、適用可能である。この世界的な関連は、当然ながら、亜集団に特異的なハザードの可能性を排除しない。
- ***集団に特異的な段階***。その他の段階は、リスク解析の対象とする（亜）集団に関する情報を用いる。この情報には、食品と栄養補助食品の消費および摂取した食品と栄養補助食品の成分に関するデータ——曝露／摂取評価の段階で用いられるデータ——が含まれる。曝露／摂取評価は、集団との関係が深いものである。すなわち、摂取した食品と栄養補助食品の種類および地域または国家における食事パターンに依存する。リスク判定には曝露／摂取評価の背景において世界的に関連するハザードの解析に対する考察が含まれるため、リスク解析は集団とも関係が深い。

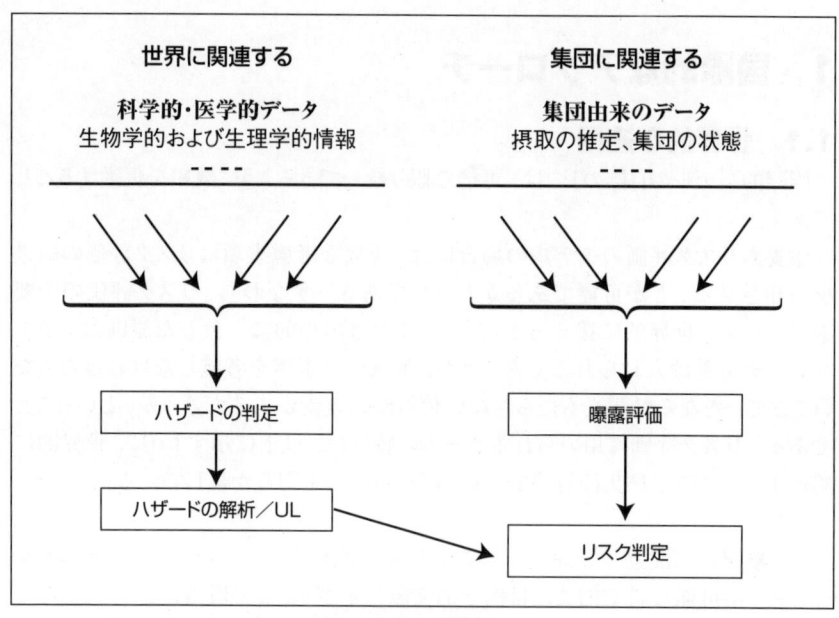

注：UL＝許容上限摂取量

図3-1　世界的および集団的な関連によって分類されたリスク評価の段階

これらの相違について、図3-1に示す。図3-1は、特に許容上限摂取量において、世界的に関連する結果をもたらすハザードの特定および解析のための原則の使用について示す。さらにこの図は、曝露／摂取評価およびリスク解析が、集団に関連する結果をもたらすことを示す。このことは、対象とする母集団によってリスク解析が本質的に異なりうることを意味する。この相違は、国際的に適用可能な指導原則を用い、一貫した方法で評価が行なわれる場合でも当てはまる。

1.2　不十分な栄養摂取および「有病」集団

（亜）集団の健康および栄養状態は、一般に、栄養物質のリスクを決定し、解析するための科学的な原理を広く適用する際には、ほとんど注目されてこなかった。しかしながら実際には、適切な栄養を摂取し、「全般的に健康」な人々を対象にして求められた許容上限摂取量は、適切ではない――または有用となるためには調整が必要な――可能性があり、栄養不良および（または）全般的にマラリアなどの疾患状態にある（亜）集団に対しても有用となるためには、補正が必要となるであろう。

モデルを国際的に適用する際に、特定の栄養物質の高用量摂取については、不適切な栄養摂取が一般的状態となっている（亜）集団にも生じる可能性があることから、必ず考察に含めなければならない。この配慮に関する情報は、これらの集団に対する特別な栄養介入または補給を行うにあたり、公衆衛生的尺度の使用に関する決定を行う際に有用となる。栄養摂取が不十分な（亜）集団への栄養素評価モデルの適用に関する考察については、第9章で扱う。

2　用語

本ワークショップの開始にあたり、IPCS／WHOおよび食品規格集によって作成された現在の定義および用語を用いた。

本グループでは、既存の用語は非栄養素のリスク評価のために提示されたものであり、栄養素リスク評価にも関連するため、これら用語が全般的に重要であると認識していた。

最も利用可能な用語は栄養素リスク評価と完全に互換性を持つであろうと予想されたが、いくつかの用語および（または）定義には修正が必要であろうと認めた。

本グループは、栄養物質への適応を推進するのが適切な用語および定義を選び、再検討して修正した。

リスクの定義は、

> リスクとは、*特定の状況下において、ある物質への曝露によって、生体、臓器または(亜)集団に悪影響が生じる可能性である。*(IPCS, 2004a)

本グループでは、まず、リスクは*悪影響*の発生に反映される*ハザード*を解析する過程によって評価されるとした。すなわち、「リスク」は悪影響が生じる可能性であり、それは、曝露された(亜)集団における摂取量を推定し、「ハザード」(許容上限摂取量など)を解析する過程の結果を組み合わせることにより決定されるものである。これを前提として、本グループでは、*リスク*[1]の定義には修正は必要ないとの結論を下した。しかしながら、本グループではハザードの定義を修正し、*悪影響*という用語を*健康への悪影響*へと変更した。さらに、*許容上限摂取量*の定義を特定した。これらの取り組みについては下記に述べる。

2.1 健康への悪影響

本グループでは、悪影響の用語について検討し、*健康*という語句を加えることが有用であると決定を下した——このようにして、用語を*健康への悪影響*へと修正したのである。この修正により、影響についての特質は次のようにさらによく説明づけられることとなる。すなわち、「影響」は健康以外の影響を含む可能性がある(製品販売量における変化の例などで、これは明らかに定義の際には意味していなかった)。「健康への悪影響」に対する定義は見い出せなかったが、本グループでは、IPCS (IPCS, 2004a) に記載されている既存の定義である「悪影響」を、以下のように「健康への悪影響」の定義として用いることが適切であることに合意した。

> 健康への悪影響とは、*生体、臓器または(亜)集団における形態、生理機能、成長、発育、生殖または寿命の変化であり、その結果、機能的能力の欠如、付加的圧力の代償能力の欠如またはその他の影響に対する感受性の増大をもたらすものである。*

2.2 ハザード

本グループでは、ワークショップに先立ってFAOおよびWHOが受理した意見

【第3章】　栄養素リスク評価に関する考慮事項

（第1章2.1参照）において、用語「ハザード」および栄養物質の適用に対する考察が、重要であることに注目した。IPCS[2]、食品規格集[3]およびIUPAC[4]の定義に関する再検討、ならびに栄養素リスク評価に独特な特性に基づき、本グループでは栄養素リスク評価のためのハザードを以下のように定義した。

　　ハザードとは、栄養素または関連物質に固有な、摂取の量によって健康への悪影響をもたらすことである。

　多くの性質でハザードは摂取または曝露の量に左右されるため、本グループでは、IUPACのハザードの定義に「曝露の程度によって」との語句が含まれることに特に注目した（IUPAC, 2005）。さらに、IPCS/WHOおよびコーデックスの定義にはこの語句は含まれないことに注意した。その後、本グループは、栄養物質によって提示された特別な課題、ある量の摂取では、生物学上必須または健康に好ましい影響をおよぼすが、異なる量の摂取では、それらはリスクを生じる場合があるということについて検討した。

　討論では、*固有な性質*という用語は、他のハザードの定義に用いられているように、栄養物質にも適用できるかどうかについて焦点を当てた。

　物質の固有な性質が、高用量の摂取に伴うリスクの原因であると決定された。さらに、固有の性質とは、生物学的に不可欠または健康に好ましい影響をおよぼす原因となることにも注目した。しかしながら、栄養物質に固有な性質は、欠乏状態に伴うリスクの原因とはならない。むしろ、この種のリスクは、栄養物質の欠如または不十分な摂取によってもたらされる。

　要するに栄養物質は、その固有な性質により、高用量の摂取ではリスクを生じ、異なる用量では「健康上の利益」をもたらすが、低用量の摂取ではリスクの原因とはならないという独特の状況を示す。

　本グループでは、許容上限摂取量への取り組みを意図する本ワークショップの目的にとって、定義に固有な性質の概念を含めることが重要であると判断した。しかし参加者は、さらに高い摂取量で健康への悪影響をもたらすための栄養物質の固有の性質と、生物学的に不可欠な要素を充足させるまたは異なる摂取量で健康に好ましい影響をおよぼすための栄養物質の固有の性質との間の相違を際立たせるよう希望した。こうして、摂取量への言及が定義に組み入れられた。その組み入れは、健康への悪影響をもたらす栄養物質に固有な性質の出現は、摂取した栄養物質の量に左右されることを明確にすることを意図していた。

　その後、栄養物質に固有な性質は、不十分な摂取に伴うリスクの原因では

ないことに注意し、本グループでは、この種のリスクには異なる定義が必要であろうとの結論を下した（それは本ワークショップの対象ではない）。この定義では、栄養素に固有な性質にではなく、おそらくその栄養物質の欠乏に焦点を当てるであろう。

そのため、本報告書では、上記で特定されるハザードという用語を、不十分な摂取に伴う欠乏状態に対してではなく、高用量を摂取した栄養物質の健康への悪影響にのみ適用している。

2.3 習慣的な摂取

本グループは、食事のリスク評価のための時間枠を再検討し、それを表現する方法について考察した。栄養素リスク評価では、一般に長期または慢性的な摂取について取り扱うため、討議の多くは、その期間の決定に焦点を当てた。期間の決定は、さらに、食事摂取評価の討議の中に取り入れられた（第5章2.2参照）。

特に本グループは、「生涯」摂取（または「生涯」曝露）の概念は、この概念を用いる他の種類のリスク評価と比較して、栄養素リスク評価にそれほど関連しないことに注意した。一般に、栄養物質は複雑な恒常性維持機構に従って（次の3参照）、物質の吸収、利用、貯蔵、運搬を制御または変更する場合がある。この機構は年齢、性およびライフステージに応じて変化する。そのため、この機構では、特定量の栄養物質を摂取する人全員が、その物質に生涯にわたり同等な比率および同等な方法で「曝露される」可能性はない。過度の栄養物質摂取に対し、異なる年齢／性／ライフステージ別亜集団では反応に差があるという証拠（下記の2.4.2参照）の観点から、許容上限摂取量を特定の亜集団に対する長期または慢性摂取量として決定すれば、さらに有用となる。

本グループは、「通常の摂取」という用語が栄養学の文献で一般的に使用され、恐らく1年またはそれ以上の長期的な摂取を示すためにしばしば用いられることを認識していたが、本グループでは、習慣的な摂取という用語を用いることに決定した。その論理的根拠は、栄養物質の長期的な摂取パターンは、（亜）集団間および（亜）集団内における毎日および季節的なかなりの変動によって特徴づけられるという認識に基づくものであった。「通常の摂取」という用語は、そのような変動が標準というよりはむしろ異常であることを本グループに示唆した。本グループは、「習慣的な摂取」は、実在する多様な摂取パターンの実体にさらによく適合していること、およびそのほうがさらに広範な食事背景の感じを与え

ることから、この用語の使用が好ましいとした。
　この報告書の目的として、習慣的な摂取は、通常の摂取と同義であり、以下のように定義される。

　　　習慣的な摂取は栄養物質の長期的な平均1日摂取量である。

2.4　許容上限摂取量
2.4.1　定義
　許容上限摂取量として確立されたいくつかの定義を再検討した後、背景文書(FAO/WHO, 2005)[5]で現在使用されている定義と同じく、本グループは次の定義を用いることに合意した。
　栄養素リスク評価の目的では、*許容上限摂取量(UL)は、栄養素または関連物質のすべての摂取源からの習慣的な摂取において、恐らくヒトの健康への悪影響を引き起こさないと判断される最大量*である。
　本グループは、「量」の前に「定量的な」という単語を使用することは不必要であると考えた。しかしながら、「最大」という用語は、不十分な量の摂取およびそれに関係する不足の問題と相対するものとして、高用量の摂取による効果に関心があることを明白に示すために付け加えた。本グループでは、用語「最大」がいかなる規制または政策的措置の量を意味することを意図しないことを明確にし、ULが推奨摂取量ではないことを強調した。
　時として、ULが短期または急性の影響として設定される場合がある。このような場合には、ULの定義では*習慣的摂取*という用語は*急性摂取*に変更される。リスク評価の過程は、こうした特別な考慮によって進むと思われる。

2.4.2　年齢／性／ライフステージ別亜集団のための上限摂取量
　多くのリスク評価アプローチ――いくつかの栄養素リスク評価（EVM, 2003）を含む――は、生涯曝露の点からULを表しているが、本グループでは、栄養素リスク評価のためのULを確立するための最も適切な一般的アプローチは、年齢／性／ライフステージ別亜集団のために別々のULを開発することであるとの結論を下した。データが存在する場合は、亜集団の感受性に適用できるよう、ULは異なるエンドポイントに基づくことが可能である。
　年齢、性における各群間およびライフサイクルの特定のステージ（妊娠または授乳）における生理学的相違は、栄養物質に対して異なる摂取-反応関係となっ

て現れ、時として、異なる健康への悪影響が発生する。

　必須微量元素のリスク評価に関する最近の審議では、摂取量に対する異なる反応に伴うものとして、年齢に関する要因を指摘している(IPCS, 2002)。例えば、脳障害は乳児への大量のビタミンB6投与による健康への悪影響として特定されており(de Zegher et al., 1985)、感覚性ニューロパチーは、成人における健康への悪影響として特定されている(Schaumburg et al., 1983)。付属文書7では、高用量のビタミンAの摂取を原因とする可能性がある健康への悪影響の、異なる亜集団における相違について示す。

　さらに、年齢／性／ライフステージに関する考察は、栄養推奨量決定のためのアプローチの特徴である。例えば、出産適齢期の女性に対する鉄の推奨摂取量は、男性および閉経後の女性に対するものとは異なる。

　これらを考慮すると、亜集団(性／年齢／ライフステージに基づく)別の栄養物質のULを設定せざるを得ない理由がある。

　こうした状況下では、「ULの算定」とは、異なる性／年齢／ライフステージ別亜集団のための一連のUL(データがある場合)を導く過程を指す。当然、特別な生理学的特徴を持つ他のサブグループも同様に扱かう必要があるであろう。

2.5　その他の用語

　この他に2つの用語が栄養素リスク評価で広く適用されているため、ここで取り上げておく。特に、用量と曝露という用語についてである。本グループは、下記で解説する通り、摂取という用語をこの2つの用語の代わりに用いるべきであることに合意した。

　*用量*という用語は、個別および管理された量を示し、単一の摂取源(薬物など)で特定の量を供給する場合などに用いる。これとは対照的に、複数の食品および食品摂取源が栄養物質を供給し、総摂取量は特定の個人において毎日異なり、同様に他の人とも異なる。このことから本グループでは、栄養素リスク評価の目的には、*摂取*(平均が連続分布することを示す)のほうが*用量*(個別の有限数で、はっきり定められた量を意味する)よりも好ましいと決定した。

　本グループは、*曝露*が一般に総身体負担量を指し、食品および食品以外の摂取源の両方を含むすべての摂取源からの累積的な系統立った物質の量を表わすと認めた。この定義は栄養素リスク評価に適用できるが、欠点がある。栄養物質に関係する*曝露*という用語の英語の意味を、すべての言語に完全に翻訳することはできない。さらに、*摂取*は、栄養物質に関連してさらによく知られており、

一般に用いられている用語である。そのため、本グループでは、*摂取*が*曝露*より好ましいとの結論を下した。

本報告書のここまでの部分で用いられてきた*摂取*という用語は、栄養分野にさらに一致するよう用いられてきたが、その使用については、「曝露」または「用量」との間の科学的相違またはそれに伴う原則の適用の相違を示すことを目的とはしていない。

3　栄養物質(栄養素とサプリメント)に対する恒常性維持機構

本ワークショップの討論における重要な要素の一つは、生物学的に必須な栄養物質に特異的に伴なう恒常性維持機構の役割に対する認識であった。

恒常性は「生体の正常な身体状態(内部環境)における安定化傾向。これは、調節機構系によって行われ、負のフィードバックによって活性化される。」(Dorland, 2003)と定義される。必須栄養物質に対し身体は、獲得、物質の保持、貯蔵および排泄を調節するための特別な恒常性維持機構を発達させた。例えば、多くの必須栄養物質(亜鉛、カルシウムなど)の血中濃度は、摂取の変化に伴って著しく変化しないよう調節されている。

栄養素に関する恒常性維持機構には、代謝反応の下方調節を行う酵素系だけでなく、肝臓、消化管および腎臓のような臓器系における多くの反応や変化が含まれる。栄養物質に伴なう恒常性維持機構の例を表3-1に示す。

表3-1　栄養物質に対する恒常性維持機構の例

栄養物質	恒常性維持機構
鉄	鉄の貯蔵量の変化により、吸収が増大または減少する。
ビタミンD	腎臓での栄養物質の活性型ホルモンへの転換は、血中のカルシウム量によって調節される。
カルシウム	カルシウムの腸での吸収、骨への沈着と放出、および尿中排泄は、複雑な生理的調節下にあり、活性型のビタミンDが重要な役割を果たす。
ビタミンC	血中濃度が限界値を超えると、ビタミンCの腎排泄が起こる。
ビタミンA	貯蔵能力を超過するまで肝臓での過剰ビタミンAの貯蔵が増大する。

つまり、恒常性維持機構は、変化する「栄養環境」の存在下で正常な身体機能を維持しようとするものである。

　栄養素に関係する恒常性維持機構の必要性と特質には、図3-2で示されるように、必須栄養物質の不十分な摂取の場合と、物質の過剰摂取の場合との独特な二重のリスクと関係があるのは疑いない。これとは対照的に、非栄養素（食品添加物、汚染物質および農薬など）に伴なうリスクに対する関係は、大きく異なる。非栄養物質に対するリスクは、摂取の増加に伴うリスクの増加のみを反映する、つまり、この場合は1本の曲線となる特徴がある。

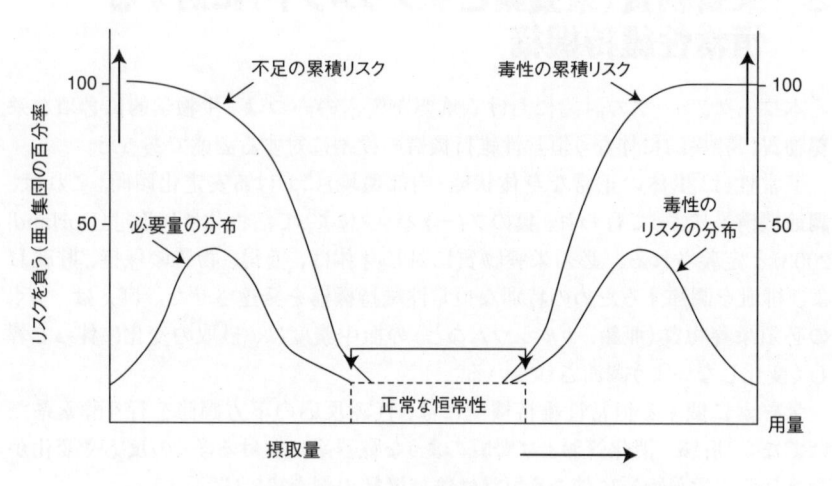

注：Environmental Health Criteria 228（IPCS, 2002）を改変

図3-2　リスクの関係を示す二重曲線：「不足」のリスクを負う（亜）集団および次に摂取量が低用量から高用量に移る際の「健康への悪影響」の比率

　図3-2は、栄養物質のリスクは、不足状態（左の曲線）に伴なう摂取-反応曲線および高用量の摂取（右の曲線）に伴なう2番目の摂取-反応曲線となる二重の特質を持つことを示す。これらの2本の別々の摂取-反応曲線は、異なる機序と経路とに関係し、（恐らく誤って理解されている場合もあるが）1本の「U字型」曲線とはならない。さらに、これらの曲線は、しばしば対称性を示す。しかし、実際には、栄養物質および亜集団によって全く異なる形状および勾配となる場合もある。これらの2本の曲線の間の領域は、それぞれ「安全な摂取の範囲」または

「摂取の許容範囲」と呼ばれるが、これらの用語は、推奨摂取量を意味するものではない。

必須栄養素に対しては、体内の栄養物質の量を許容範囲内に維持するため、恒常性維持機構は低用量と高用量の双方に対して作用する。摂取が増加または減少する場合には、ある種の恒常性反応が生じると考えられる。その反応は年齢／性／ライフステージによって変化するかも知れない。しかしながら、恒常性による適応能力は限定されており、過度の摂取によって失われる。極端な場合には、恒常性維持機構の能力を超えたために、健康に対して特定の有害な影響の発生率および（または）影響は増大する。必須とは確定されていないが、健康に好ましい影響をおよぼすことが実証されている栄養物質が、恒常性維持機構に関わるとは知られていない。しかし、そのリスクは二重性によって示されるかも知れない。このような場合には、左側の曲線に伴なう問題は、最適な健康にとって障害となる可能性がある。不可欠性と、実証された健康への好ましい影響との区別には、一層の解明を必要とするが、こうした問題は今後のデータの発展とともに利益をもたらすであろう。

4 健康への悪影響および影響のバイオマーカー

4.1 健康への悪影響

健康への悪影響の特定は、ULの確立を含めた栄養素リスク評価の基礎となる。2.1の定義によれば、機能的能力の欠如、付加的圧力の代償能力の欠如またはその他の影響に対する感受性の増大をもたらす変化は、有害であるとみなすことができる。このように、栄養物質の高用量の摂取がこれらの変化のうちのいずれかをもたらす場合、その変化は「有害」なものとみなされる。そのため、健康への悪影響は、浸透圧性の下痢のような軽度で可逆的な影響から、神経障害または肝臓障害のような生命を脅かす影響にまでおよぶ可能性がある。

栄養物質は、消化管で局所的に吸収された後に全身的な健康への悪影響を生じる引き金になる場合がある。例えば、大量の未吸収の栄養物質は、他の栄養素の吸収を妨害したり、場合によっては不快な発酵産物を産生することにより、健康への悪影響をもたらす場合がある。未吸収の栄養物質が過剰になると、浸透圧または粘膜に影響をおよぼし、時間とともに、健康への悪影響をもたら可能性がある。腸管が過剰量の栄養物質を吸収すれば、過剰分は肝臓や他の組

織または臓器に悪影響をおよぼすであろう。こうした変化は、貯蔵器官に有害量の栄養物質が取込まれて沈着することによって発生すると思われる。あるいは、過剰な栄養物質は、例えば酵素との相互作用または危害をおよぼす可能性のある代謝物を産生することにより、正常な細胞の機能を妨げるかもしれない。血液中に高濃度で存在するいくつかの栄養素については、腎臓は尿中へ排泄することによって濃度を低下させるよう作用する。その結果、物質またはその代謝物の尿中濃度が高くなる可能性がある。このことは、例えばビタミンCで観察されている。また、尿中におけるシュウ酸濃度の高値（過度のビタミンC摂取に由来する）は、腎臓結石の発生リスクを増大させる。

付属文書7では、NR報告書が特定した選択した3種の栄養素（ビタミンA、鉄およびビタミンC）に関する健康への悪影響を一覧表にしている。

健康への悪影響の特性は多様であり、胃腸の変化、全身的な順化、腸からの過剰な取込み、遺伝毒性、発癌性、血清コレステロール増大および癌などがある。

健康への悪影響に対する因果経路の中で、高用量の栄養物質摂取による無視できない影響は、機能的に重要（酵素活性の確かな変化など）ではない生化学的影響から、臓器機能の不可逆的な障害を示す臨床的な影響にまでおよぶことがある。

図3-3に観察可能な影響——非特異的な生化学的変化から、明白な不可逆的臨床的結果まで——の流れを示す（Renwick et al., 2004）。

1. 恒常性の範囲内で、有害な後遺症の徴候のない生化学的な変化
   ↓
2. 恒常性の範囲外の生化学的変化で既知の後遺症がないもの
   ↓
3. 過剰摂取による可能性のある悪影響のバイオマーカーを表わす、恒常性の範囲外の生化学的変化
   ↓
4. 軽度だが可逆的変化を示す臨床的特徴
   ↓
5. 有意であるが可逆的な影響の臨床的特徴
   ↓
6. 有意であるが可逆的な臓器損傷を示す臨床的特徴
   ↓
7. 不可逆臓器損傷を示す臨床的特徴

注：Renwick et al., 2004を改変、「特徴」には徴候と症状が含まれる。

図3-3　健康への悪影響の特定：重症度の順序を増大させる「影響」の流れ

このフローダイアグラムは包括的である。実際には、健康への悪影響の進行に対する連続的な尺度を特定する過程は、それぞれの種類の健康への悪影響に対して開発する必要があるであろう。すなわち、この流れは、各エンドポイントについて個別に特定されなければならない。例えば、一続きの連続する影響は、骨の健康への影響、肝臓障害、または基質代謝異常では別に描かれる必要があるだろう。

第4〜7段階では、明らかに徴候と症状のような特定の臨床的特徴を示す健康への悪影響を表し、そのため、通常一般に認められた方法でのリスク評価に容易に利用できる。しかしながら本グループでは、第4段階よりも前に現れる影響の中には、適切な「バイオマーカー」となる可能性があるかどうかについて検討した。すなわち、こうした影響は「重大な事象」を反映することから、バイオマーカーが健康への悪影響の代用指標となるかも知れない。この目的のためには、こうした影響にふさわしい特徴を特定する必要があり、機能的に有意性のない生化学的影響は健康への悪影響とみなすべきではないことに注意する（IPCS, 2002）。

図3-3に関連する考察に基づき、第1〜3段階で生じる影響を考慮して、本グループは以下の結論を下した。

> データが利用できる場合は、ULを設定するために用いられる最適なエンドポイントは第3段階、および場合によっては第2段階とし、第4〜7段階では、徴候または症状などの臨床的特徴を反映する。第2段階では、既知の後遺症なしで恒常性の範囲外の変化が生じるのは、健康への悪影響の代用とするのが適切であるとする十分な情報が利用できる場合に適用できることとする。

栄養素リスク評価のための第2および第3段階を利用することには、そのような影響——または「バイオマーカー」——を、健康への悪影響の代用とするために妥当な特徴についてさらに議論が必要であった。この議論の概要については、次の4.2で述べる。

4.2 影響のバイオマーカー

適切なバイオマーカーの特性を決定する仕事は、2つの理由から栄養素リスク評価モデルを作りだす上での重要な要素であった。最初に、バイオマーカー

は代謝機能障害または全体としての機能異常はまだ表れていないが、変化したままであれば、結果として異常になるであろうという状況を特定できる。ULの設定の際にバイオマーカーを使用すれば、人々の健康保護に関する安全域が得られる。ある意味では、栄養素過剰のリスク増加を予測するためにバイオマーカーを使用することは、栄養素不足（不足によるリスク増加の予測因子としての血漿または赤血球中の葉酸量など）のリスク増大を予測するためのバイオマーカーの使用と類似している。

次に、既存のデータ（特にヒトのためのもの）において栄養物質による健康への悪影響の臨床症状と関係のあるデータを基礎とすることは非実用的であり、将来このようなデータを利用できるようになることを期待した。この議論を進める際に、本グループは他の物質に用いられたリスク評価の一部として、「入手するのに困難なエンドポイント」を用いることが古くから好まれてきたことを認識していた。

すなわち、古典的リスク評価は、血清中酵素の変化などの健康への悪影響に対する一連のマーカーを実際に使用するが、健康への悪影響（図3-3における第4～7段階）の臨床的特徴を特定する能力が、中心的であった。

第4～7段階における健康への悪影響は、リスク評価過程にかなりの価値をもたらすことを本グループは認めたが、一般には、栄養素リスク評価では、健康への悪影響のためのバイオマーカーを日常的に使用するようにしなければならないとの結論を下した。すなわち、「困難なエンドポイント」の代用として容易にバイオマーカーを組み込むことが可能なアプローチが、本モデルの重要な側面となった。

本グループは、最初にバイオマーカーの一般的な定義について検討した。一般に、バイオマーカーは身体またはその生成物で測定できる物質、構造または過程とみなされる。特別な関心は、曝露または感受性のバイオマーカーではなく、当然「影響の」バイオマーカーにあった（しかし、本グループは、曝露と感受性のバイオマーカーは栄養素リスク評価の他の側面には関連するとした）。以下の考察は影響のバイオマーカーにのみ関係している。

影響のバイオマーカーに関して、1993年の環境衛生基準155（IPCS, 1993）では、バイオマーカーを*測定可能な生化学的、生理学的、行動的その他の生体内の変化で、その規模に応じて、確立されている、または可能性のある健康障害または疾患に伴うもの*として定義している（強調は後から付け加えたもの）。2001年の環境衛生基準（IPCS, 2001）では、バイオマーカーを、*身体またはその生成物によって測定できるあらゆる物質、構造または過程であり、結果または疾*

患の発生率に**影響をおよぼすか、または予測するもの**として定義している(強調は後から付け加えたもの)。さらに、有用なバイオマーカーは適切で有効であると明示している。この場合の適切とは、対象とする問題に対する情報をバイオマーカーが提示する妥当性、およびリスク評価に対する重要性を指す。バイオマーカーの有効性は一連の特徴を指し、全か無かの状態というよりはむしろ程度の問題である。

　健康への悪影響に関連すると思われる多くの測定可能なバイオマーカーが存在する。しかしながら、関連性の尺度は一般的な臨床的関心事と思われるが、関連性だけでバイオマーカーが栄養素リスク評価における健康への悪影響の指標として適切に代用されるわけではない。相関性は必ずしも因果関係を反映しない。有効で有用なバイオマーカーは因果経路に関係する。

　そのため、バイオマーカーを2つのクラスに分類した。

1. *要因*: 一つの事象を表わし、対象とする過程に直接関係するバイオマーカー ──すなわち、それらが原因となって健康への悪影響に結びつく。
2. *インジケーター*: 相関関係にある、または伴う事象を表わし、因果経路にあることが示されていないバイオマーカー。

　さらに、本グループは、有意義な考察を進めるためにいくつかの用語を明確に定義づけした。

- 「原因となる」バイオマーカーは、健康への悪影響に対して常に「予測的」であるが、「予測的」なバイオマーカーが必ずしもすべての「原因となる」とは限らない。
- 事象に「影響をおよぼす」バイオマーカーは「原因となる」と同じ。
- 肝臓障害の症状の診断に用いる特定の酵素のような「診断的」なバイオマーカーも存在するため、本グループではこれらも栄養素リスク評価に有用であるとみなした。

　総合的に言えば、栄養素リスク評価のために推奨されたアプローチは、原因となって健康に有害な影響をおよぼすバイオマーカーを見い出して用いることである──つまり、これらのバイオマーカーは要因とみなされる。

　本グループは、栄養素リスク評価のための適切なバイオマーカーは、**測定可**

能な生化学的、生理学的、行動的またはその他の生体内での変化を反映するもので、その大きさに左右され、確立されているか可能性のある健康障害または疾患の**原因となる**ことが認識されているものであるとの結論を下した。さらに、診断的なバイオマーカーは有用である。最後に、ある状況下では、予測的な(しかし原因とは関係ない)バイオマーカーも、栄養素リスク評価に適切である。

つまり、栄養物質と関係のある健康への悪影響の代用を務めるバイオマーカーは、次の通りとなる。

- 原因となって健康への悪影響に関係する。
- 健康への悪影響に関して診断的である。
- 使用が適切であると認められる場合には、健康への悪影響に対して予測的である(しかし原因とは関係ない)。

栄養素リスク評価に用いるバイオマーカー選択指針の原則は、それらが実現可能で、有効であり、再現性があり、感受性が高く、特異的であることである。しかしながら、リスク評価者によっても「知的にかつ適切に」用いられなければならない。

因果関係に加えて、バイオマーカーの一般的特色には以下が含まれる。

- バイオマーカーの変化には、健康への有害な結果のリスクの変化と理にかなった関係がある。
- 通常、変化は恒常性の範囲外にある。
- 一般に、変化は有害な後遺症を伴う。
- バイオマーカーの測定は正確に実施可能であり、別の検査機関でも再現可能である。

本グループでは、栄養素リスク評価のためのバイオマーカーに対する有効性の重要な側面となる概念的および分析的要因の双方について検討した。すなわち、概念的な有効性は、健康への悪影響の代用を偽りなく務めるためのバイオマーカーの能力に関係する。分析の有効性は、異なる検査機関間で再現できる確実で正確な試験方法を反映する。総合的に言えば、バイオマーカーの選択および研究にあたり、本グループでは、リスクとバイオマーカーの関連性の重要性を強調した。彼らは「次第に正しいと思えてきても、生理学的、栄養学的に

無意味な結果にだまされないこと。」との格言を示した。

　最後に本グループは、恒常性の能力を超える摂取は、潜在的に健康への悪影響をもたらすとみなされるべきであるが、現在、多くの栄養物質に関して正常な恒常性の範囲の生化学的数値を明確にするために必要な情報が欠如していることに注意した。さらに、特定の状況下では、恒常性の範囲内の変化も健康への悪影響に関連する原因となるかもしれない。このように、健康への悪影響を示すはっきりとした測定値を特定する能力は限られている。

　さらに知識が蓄積されるとともに、恒常性の範囲とその範囲からの逸脱により、過度の摂取によってもたらされる健康への悪影響を予測できるなら、確実に栄養素リスク評価において大きな役割を果たすようになるであろう。すなわち、影響が特定された有効なバイオマーカーの数が増加すれば、過度の摂取が臨床的に明白な健康への悪影響へと進行する前に、その結果を特定することにより、人々の健康保護の強化に利用できるであろう。

　栄養物質に伴なう健康への悪影響のバイオマーカーに関連して、2つの特有な必要性が脚光を浴びた。

1. 必要性：栄養物質に伴なう病態生理学的経路を特徴づける作用があり、早期の変化を明らかにする。
   - 現在、認められている多くのバイオマーカーは、関心のある結果からかけ離れている。
   - バイオマーカーと対象とする事象との関連性の本質は、必ずしも明白であるとは限らない。「それがそこにある」だけで、変化を測定する危険性がある。
2. 必要性：協力的なネットワークの確立および知識伝達の促進。
   - バイオマーカーは標準化されておらず、品質管理の基準とはならない。

5　まとめ

　このセクションは、栄養素リスク評価に対する国際的なアプローチの妥当性について説明し、報告書の中で用いられる多くの重要用語を定義し、栄養物質における恒常性維持機構の役割について述べた。

　本章では、比較的高用量の摂取が異なる効果もたらし、それに続く健康への

悪影響の進行特性を特徴づけて、栄養物質によるリスク判定に、影響のバイオマーカーが果たす重要な役割について扱った。

1) 生体、臓器または(亜)集団に対する悪影響をもたらす可能性は、ある物質への被曝による特定の状況下において生じる。(IPCS, 2004a)
2) 生体、臓器または(亜)集団がその物質に曝露される場合に悪影響をもたらす可能性がある物質または状況に固有の性質。(IPCS, 2004a)
3) 健康への悪影響をもたらす可能性を有する食品の生物学的、化学的または物理的物質、あるいは状態。(Codex Alimentarius Commission, 2004)
4) 生産、使用、または廃棄条件下において、曝露の程度によって生体または環境に悪影響をおよぼす可能性がある物質、物質の混合物、または物質を含む状態に固有な性質、言いかえれば、危険の源である。(IUPAC, 2005)
5) 科学に基づいた定量的な量で、その量およびそれ量以下ではリスクは生じないと予測される総摂取量であり、栄養素の妥当性を満たしていると推定される(FAO/WHO、2005年)。

【第4章】
栄養素による
ハザードの特定と解析

　栄養素によるハザードの特定と解析の目的は、ハザードを特定し、ULを確立してハザードの本質を説明するために用いるデータを評価することである。これらの作業は特別に以下のように遂行される。

1. 摂取に伴なう健康への悪影響を特定する
2. 健康への重大な悪影響を選択する
3. 不確実性を考慮に入れてULを確立する
4. ハザードを解析して、感受性の高いサブグループを特定する

　ハザードの特定と解析は、リスク評価過程における異なる2つの連続した段階として、伝統的に描写されてきた。しかしながら、栄養素リスク評価のためのデータ評価の特性について検討した後、本グループは、ハザードの特定と解析は、多くの場合、単一の段階——データ収集と評価における反復と修正によって特徴づけられる——によって行われる、密接に関連した、統合された活動としてよく表されると結論づけた。

　このセクションでは、データの評価およびその評価戦略によっていかにしてハザードの特定と解析の活動を統合し、組み合わせるかについての考察から始まり、栄養素ハザードの特定およびハザードの解析過程について述べる。その後で、このセクションでは、先に列記した4段階について解説する。本グループは、明解で包括的な文書化について、これらの活動に不可欠な部分として確認した。こうした文書化は、栄養素リスク評価過程が透明性を持ち、下された科学的判断の内容の明確化を保証する手助けとなる。

1 ハザードの特定と解析のデータ調査と評価：反復プロセス

　ハザードの特定と解析は、一般的なリスク評価と同様に、(i) 客観的なデータ検討のアプローチおよび結果が、明解かつ十分に説明される、(ii) 過程全体を通して下された決定に関し、詳細な記録が提供される場合において最も有用となる。

1.1　アプローチの特性

　食品への使用で承認された化学物質のリスク評価は科学ベースであるのに対し、栄養素リスク評価では科学ベースはさらに限定される。一般に、栄養物質の安全性を特異的または系統的に評価し、その中に存在するハザードを特定する研究は行われてこなかった。このように、栄養素リスク評価の根拠のほとんどは、栄養物質とそれに関係する機序の潜在的利益を研究するようデザインされた調査から得られている。既存の研究では、リスク評価に必要とされる重要な情報がしばしば不足しており、影響を受けやすいサブグループの特定に関係するデータはほとんど含まれない。

　栄養素リスク評価にとって重要なことは、データの必要性は、既に入手が可能な市販の物質および食品に関するものである。決定を下すことを根拠が確実なものとなるまで待つのは、一般には不可能であるため、人々の健康保護という背景において科学的判断をしなければならない。このタイプの科学的判断は、栄養素リスク評価の特徴を定義するものである。

　栄養素リスク評価用に利用可能なデータの特性は限定されているために、最初に集められる根拠はすべての問題に直接答えられるとは限らないであろう。

　この過程が明らかになるとともに、本来の問題は修正される必要があるであろうし、検討基準も変わるであろう。そのため、次のサブセクションで説明するように、高用量の摂取に伴うリスクのさらに完全な全体像を得るためには、ハザードの特定と解析の過程には、一般に、データセットの改善とデータの結合が含まれる。

　標準化されたアプローチは、文献調査や特定の問題に関するデータの照合と要約に用いられるであろう。ある状況下では、これらの活動は、リスク評価者以外の人々によって行なわれる場合がある。しかしながら、データの意味に関わるデータの統合と判断には、資格を有するリスク評価者による評価を必要と

する。これらの科学者は、根拠を補完するものをすべて得て、根拠の特性の明確化を手助けし、結論を引き出すために、追加または改訂のためデータの調査を要請することが必須であることにしばしば気づく。そして、すべての過程は反復されて最も良く特徴づけられる。

国家／地域当局によって行なわれたビタミンおよびミネラルを対象とした最近の栄養素リスク評価の結果を比較した際に（第2章2の考察参照）各報告書でハザードの特定と解析の段階で決定を下すために、選択され、用いられた研究は、同一の科学的根拠に対して概して類似した手法を取っているものの、評価は異なることが明白となった。これらの報告書は、選択した研究をレビューする際に、系統的にではなく説明的なレビューを行った。そのため、なぜ異なる研究がレビューに選択され、各種の決定に用いられたかを利用者が確認できる、一致した十分な基準が欠如していた。本グループは、科学的なレビュー過程における科学的品質と透明性は、科学文献の選定とレビューの実施と文書化において、系統的な過程を用いることによってさらに改善されるかどうかについて検討した。「根拠に基づく系統的レビュー」(evidence-based systematic review：EBSR)は、診療ガイドラインの作成によく用いられる、特定の項目分野での研究ギャップとニーズの特定に広く用いられてきた系統的な科学的レビュー過程の一種である。EBSRはワークショップのディスカッションペーパー（付属文書2参照）の主題である。

1.2　根拠に基づく系統的レビュー
1.2.1　根拠に基づく系統的レビューの概要

EBSRは、診療ガイドラインの作成または研究ニーズの特定のために、この次にレビューの結果を利用する専門家集団の仕事に先立ち、それとは別に行われる。

EBSRの過程は、レビューを特定の人口集団内における特定の介入および仮定された結果との間の特定の関係へと限定する、焦点を合わせた研究問題を特徴とする。レビューを求めるものの実体が、焦点を合わせた研究問題を発展させる。その問題は、系統的レビューの基礎を形成するが、このレビューはしばしば要望者とは別に行われる。

焦点を合わせた研究問題が一度明らかにされれば、これに続く系統的なレビューには、調査戦略（組み入れ基準と除外基準を含む）、各文献から抽出して選び出すデータの種類、およびデータの統合と提示に用いる方法についての詳述が含まれる。

これらのレビューの結果には、データの要約表および検討したそれぞれの研究における方法論の質の格付けが含まれる。

結果もまた、仮定した関係に対する証拠の説得力（研究およびさまざまなアプローチの間での整合性）、および摂取と影響の間の関係の大きさ（強さ）を示す。

1.2.2 栄養素リスク評価の根拠に基づく系統的なレビューの適応性

本グループでは、EBSRの利点について検討した後に、この様式の検討過程のいくつかの側面が栄養素リスク評価を推進する上で有効であろうと認めた。特に、本グループのメンバーは、EBSRの中に栄養素リスク評価にとって非常に有用な2つの要素、1) 演繹的な調査戦略基準の定義、および2) 研究結果の表形式による要約を見い出した。

さらに、本グループは、それらのレビューに有用な追加として、レビューした研究における方法論の質の格付けを組み入れることは、その検討にとって有用であると気づいた。

一方、本グループでは、EBSRの別の側面——現在概略化され、実行されているような、主に扱われている問題の特質——は、栄養素リスク評価を判定する種類の科学判断とは一致しないように思えることから、この過程には適切でないとした。

米国医療研究・品質局の報告書、科学的根拠の有効性の評価システム（West et al., 2002）は、EBSRに関係する問題の特性を述べている（報告書では「技術評価」としている）。この報告書では、影響の有効性と関係の整合性が、EBSRに大いに関係すると指摘している。しかしながら、この報告書によれば、「一貫性」（すなわち、生物学的妥当性）などの基準——栄養素リスク評価における重要な根本理念——は、EBSRと関連はない。さらに、特異性と一時性の問題に適用できないものとして、EBSRは特徴づけられる。むしろ、報告書は、特異性と一時性は、根拠に基づくレビューよりも、「リスクの測定に当てはまる」と指摘している。これは、現在はEBSRと栄養素リスク評価に関連する問題の様式との間には重要な相違があることを示唆している。

栄養素リスク評価にとって重要な疑問点は、診療ガイドライン作成またはEBSRの使用に通常伴なう研究のニーズを特定するためのものとは異なる。例えば、栄養素リスク評価の開始時点での疑問は、「どのような健康への悪影響が栄養物質の摂取に伴なうのか、また、どのくらいの摂取量でそれが生じるのか」というようなものである。これは、生後第1週の新生児から得られた乾燥炉紙血

【第4章】 栄養素によるハザードの特定と解析

液検体を用いる甲状腺機能検査は、先天性甲状腺機能低下症を適切にスクリーニングできるかというような、特定の人口集団に限定した仮説上の関係の有効性および影響の大きさに焦点を当てるEBSRの疑問点とは対照的である。

同様に、栄養素リスク評価に重要なデータの必要性の特性は、通常実行されているようにEBSRを開始する疑問点とは異なる。例えば、前に述べた健康への悪影響に関する問題を取り組むために、本グループは、それぞれの人口集団において悪影響を伴う摂取量を特定するために文献の包括的なレビューを行うことが必須であると考えた。これは、一般にEBSRの基礎をなす、狭く定義されて仮定された関係を用いるのとは対照的に、非常に広範なアプローチである。

本グループは、ヒトと動物の双方の全領域のデータが有用であると確認した。ヒトにおける良い研究が入手できても、動物での研究を組み入れることは、摂取-反応関係の特性に関する有用なデータを提供するか、または影響に対する特に感受性の高いバイオマーカーを特定する際の手助けとなり得る。栄養素リスク評価者は、摂取-反応関係だけでなく、毒性、動力学および代謝反応の機序に関係するデータについても検討した。

広範囲なデータを検討することにより、評価者が種と人口集団との間の影響を組み合わせて評価することが可能となった。これらの活動は、現在EBSRに不可欠または確立された特徴ではない。

さらに、栄養素リスク評価のための最初に行う文献のレビューは、レビュー対象に選んだ研究が言及している予期しない健康へのいかなる悪影響についても明らかにするべきである。予期しない健康への悪影響がこのように明確になれば、その予期しない影響に関連する全研究を見い出すためにレビューの視野を拡大する必要があるだろう。

つまり、予期しない健康への悪影響の特定は、その影響に関連する、新たに焦点を合わせた調査の引き金となる。現在構造化されていることから、EBSRはこの様式の改善および反復の必要性を予期していない。

栄養素リスク評価に必要なアプローチと、EBSRの現在の実践との間に別の相違点が注目された。特に、問題定式化段階でしばしば用いられる調査戦略は、人口集団や摂取量を限定する。そのような限定された調査戦略を栄養素リスク評価に用いれば、摂取-反応関係を完全に理解し、かつ感受性の高い人口集団を特定するために栄養素リスク評価者によって必要とされる重要な情報を見落とすかもしれない。さらに、本グループは、リスク評価者が反復過程の一部として、文献の検討および評価のために問題を提起するべきであると指摘した。し

かしながら、診療ガイドラインに伴なうEBSRの特質は、一般に設定された疑問点に基づく。さらに、EBSRでは、関係の有効性に加えて影響の大きさに焦点を当てる。栄養素リスク評価者は摂取-反応分布の端に焦点を当てなければならない。関係の大きさ（影響の大きさ）は、その結論に対するよりも関連性が少ない。最後に、本グループは、さらに、EBSRで一般に行われている方法論の研究の質に関する格付けを超えて、レビューされるそれぞれの研究に与えた質の格付けの様式を拡張することの必要性を示した。これらの新たな質の格付けは、リスク評価者が個別に確認し、例えば、使用された摂取と反応の尺度のリスク評価に関係するであろう。

　本グループは、EBSRが栄養素リスク評価に関係する場合、そのようなレビューのために概説された通常のアプローチを適応しなければならないとする結論の3つの主な理由を示した。

　その理由は、1) 開始の際の疑問における制限のない特性、2) 摂取-反応関係について適切に理解し、不確実係数を決定するための多くの様式の情報の統合への依存、および　3) 意思決定過程が発展した際の、データ調査および評価の過程における改善の潜在的必要性である。本グループでは、EBSRのアプローチは、現在行われているものよりもさらに柔軟性があり、厳密さが少なく、また、問題を定式化する早い段階で専門家の意見を繰り返して取り入れることができるよう変更してあるという意見があった。

　彼らは、EBSRにおける唯一の不変な要素は、文献のレビュー過程および基準における明確な描写と文書化、証拠の批判的な評価、および証拠を等級付けする戦略であり、そのすべてが栄養素リスク評価に役立つ可能性があることを認めた。

1.3　データ調査および評価アプローチのまとめ

　全体として、利用可能なデータの特性と必要とされるデータ評価の様式を考慮して、本グループは、栄養素ハザードの特定から栄養素ハザードの解析までの反復経路があるとの結論を下した。この反復経路は、データ調査、まとめ、および解析の「微調整」と同様に、リスク評価者の側の意見と改善を必要とする。この過程は、非常に大まかに始まり、それぞれの意思決定段階に必要とされる情報をリスク評価者が照合し要約するに従い、さらに改善されるようになる。実践的するに当たって、栄養素ハザードの特定と解析との間の明確な境界線は、この現実の過程とは一致しない。

2　第1段階：摂取に伴なう健康への悪影響の特定

　先に述べたように、開始点での重要な問題は、「栄養物質の摂取に伴なう健康への悪影響は何であり、どれだけの摂取量でそれが生じるのか」ということである。どの影響が有害かを特定するための基礎は、理想的には演繹的に決定し、影響のバイオマーカーの使用を含めるべきである（第3章4の考察参照）。ハザードの特定と解析過程の最初の部分では、研究の客観的格付けの作成および摂取に伴なう健康への有害な影響に関する知見の明確なまとめを編集することに集中する。さらに、根拠の等級付けが含まれる。全般的データの統合およびデータ解釈は含まれない。

2.1　摂取と健康への悪影響とを結びつけるためのデータの結合

　利用可能なデータに関する最初の検討およびハザードの解析に適するデータセットの作成は、難題である。主要な難題の1つが、摂取と反応との間の関連を確立するために利用可能なデータを組み合わせて結合させる必要性である。この関連を確立するためには、ヒトのデータは動物データよりも好ましいが、実際には、栄養物質に関するヒトのデータは限定されている。ヒトでの研究は、しばしば因果関係に関して完全な情報を得ることができないが、リスク評価では、原因を結びつける関連性に頼る必要がある。

　図4-1には、栄養物質と健康への悪影響との間の関連性の一般的特性を示す。栄養物質の摂取が健康への悪影響に関連するという根拠には、直接的な場合（矢C）または影響のバイオマーカーの証拠に基づく場合（矢AおよびB）がある。

　栄養素リスク評価者が必要な関連性を作成しようと努力してデータの大きなギャップに直面する場合――それはよくあることであるが――、ヒトでの利用可能なデータと、ヒトのデータを補完するための動物およびin-vitroの研究を組み合わせることが望ましい。

　動物データは、栄養物質とそれに関連する健康への悪影響の問題に取り組むよう特別にデザインされたものであれば、特に有用である。

　図4-2には、異なる種類の研究から得られる情報をどのように組み合わせれば、摂取と健康への悪影響の関係に対し、さらに完全な全体像を提供できるかについて示す。

　この図では、ヒトにおいて健康への悪影響と生物学的作用とを関連付けるデータが欠如している場合（すなわち生物学的作用が影響のバイオマーカーであ

るという根拠が欠如している）には、(i) 摂取と健康への悪影響、(ii) 摂取と生物学的作用、および(iii) 生物学的作用と健康への悪影響との間の関連性を立証する動物およびin-vitroのデータセットとを統合させる。

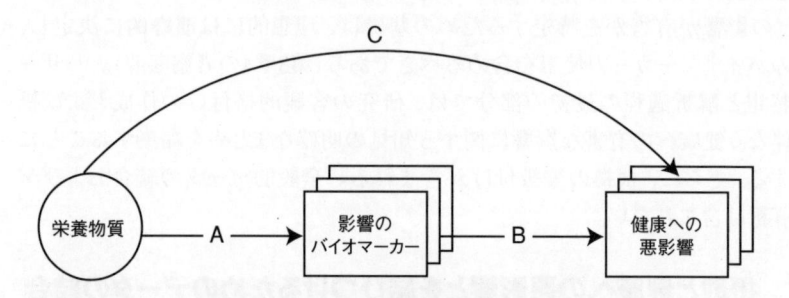

注：ディスカッションペーパー1、「栄養ハザード関連情報整理に対するエビデンスに基づくアプローチ」、図A2-1、付属文書2を改変。

図4-1　健康への悪影響を栄養物質に結びつける包括的モデル

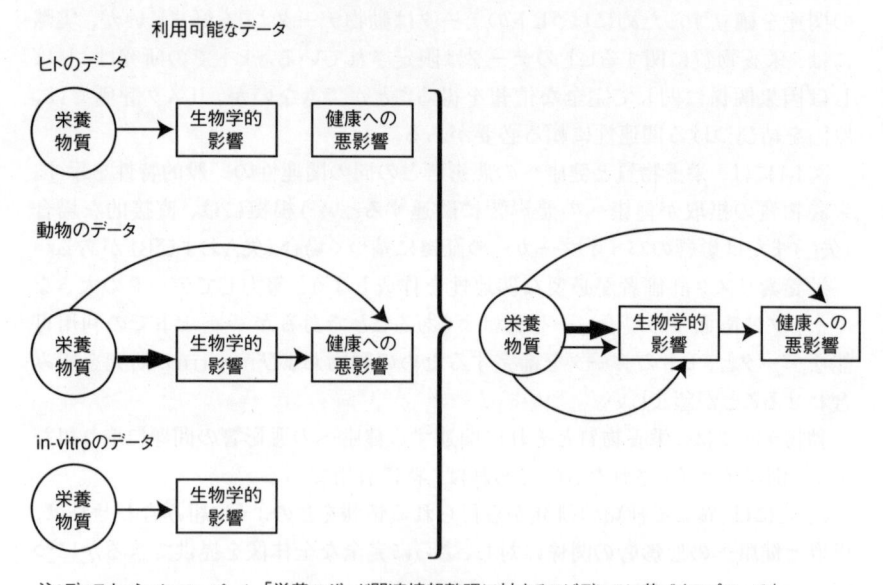

注：ディスカッションペーパー1、「栄養ハザード関連情報整理に対するエビデンスに基づくアプローチ」、図A2-2、付属文書2を改変。

図4-2　栄養物質と健康への悪影響との関連確立のためのデータの統合

in-vitroのデータは、摂取と生物学的作用の原因である関係解明をさらに手助けするものであり、おそらく、生物学的作用は影響の有効なバイオマーカーであると示されるであろう。各データセットから得られる証拠が不十分な場合であっても、知見の整合性を統合することにより、根拠の本質を強化することができる。

データの統合に伴うものとして、リスク評価者は、研究から得られた知見の解釈に関わる情報を収集する必要がある。

起こり得る事象で、論理に基づいた情報の必要性が特定できなかった場合、リスク評価者は、過程の進行に応じて追加データの調査を要求し、再度、データ調査の反復によって特性を強調する。

知見の解釈にはさまざまな様式の有益な情報があり、その中には(i)栄養物質が含まれる食事および食品基材の組成によって生じる腸の吸収効率および栄養物質の運搬のばらつき、(ii)年齢、性、生理的条件および栄養状態によって生じる摂取および代謝状態のばらつき、(iii)未知の原因による個体差、(iv)栄養物質の吸収と代謝に対する既知の遺伝的相違、(v)健康への悪影響のリスクおよび特性を大きく変更する重要な期間(胎児、乳児および幼児の発育への影響)における短期被曝などがある。(IPCS, 2002)

2.1.1 ヒトにおけるデータの使用

ヒトにおけるデータは、栄養素リスク評価に非常に関連深い根拠を提供するが、ヒトでハザード研究を行なった研究はほとんどないことが判っている。こうした研究を行なう上で権威のある機関はなく、データが系統的に求められているわけではない。同じく重要なことに、物質が動物に対して健康への悪影響をもたらすという根拠に基づいてヒトにおける研究を実施する場合が含まれていると思われるため、古くから信頼されている研究は倫理的ではない場合がある。

ヒトのデータが利用可能な場合に、認められる研究は、実験的デザイン(無作為化比較臨床試験、クロスオーバー試験および臨床的介入)、コホート研究(プロスペクティブ、遡及的)のような観察データ、症例対照研究および症例集積研究を含んでいる。しかしながら、ヒトにおける異なる様式の研究は、栄養素リスク評価にとって異なる長所と短所を持つ。

二重盲検プラセボ対照試験のような実験デザインは、研究様式において「最終的な判断基準」と一般にみなされている。そのようなデータが質の判定基準(例えば研究の十分な検出力と研究期間)を満たす場合、それらは最も信頼で

きる形式の根拠となる。しかしながら、実験データの有用性は上に引用した理由によって限定されている。どの場合でも、実験的研究は、定められた摂取量を用いるという長所がある。しかしながら、無作為化比較臨床試験のデザインと指導も、リスク評価者にとってなお難題となるかもしれない。例えば、栄養物質の形状および摂取方法（一連の食塊摂取など）によっては、研究における正常な食事摂取との関連性を低下させる恐れがある。研究の結果は、対象となった亜集団に限定される場合がある。その他の難題が生じる可能性もある。これらの難題には、1種類のみの摂取による試験、食事からの追加摂取に関する報告がないもの、健康への悪影響に関する非系統的な報告などが含まれる。

　実験的研究が存在しない場合には、ヒトにおける健康への悪影響に関する情報を得るためには、観察的報告書が用いられる。観察的疫学および症例対照研究では、摂取は管理されておらず、摂取量は特定な量としてではなく範囲として試験される場合がある。特定の摂取データの欠如は、評価にかなりの不確実性が生じる結果となる。さらに、症例対照研究では、報告に偏りが存在する可能性を考慮しなければならない。観察研究の利用では、食事と結果との関連性に基づく因果関係を評価できないという難題に陥ることが知られている。リスク評価が目的である場合に、疫学的データに伴なう他の制限について、最近検討がなされている(van den Brandt et al., 2002)。

2.1.2　動物およびin-vitroのデータの使用

　動物およびin-vitroの研究では、特に化学物質に対し、ヒトに対する使用に先立ち、承認審査過程を設けてハザードの特定と解析に重要となる基礎を提供してきた。適切に実施されれば、これらの研究はリスク評価を目的とする場合に重要な情報をもたらす。経済協力開発機構（OECD, 1998, 2000）の作成によるもののように、国際的に受け入れられている関連ガイドラインは、これらの研究デザインを行う際に有用である。

　それにもかかわらず、栄養素リスク評価者は、動物およびin-vitro研究のデータの使用については注意する必要がある。例えば、健康への悪影響が生じる可能性を増大させるために極めて高用量の栄養物質を動物に投与した場合、それよりも低用量の摂取の影響を推定することは困難となる。また、極めて高用量の投与により、1つの栄養素の多量摂取が別の栄養素の胃腸吸収を妨げる可能性が生じ、それにより、低用量の摂取とは無関係な栄養不均衡を生じることがある。非生理学的濃度の栄養物質は、in-vitroでも用いられているが、その場

合も外挿と内挿において同様の問題を生じさせるであろう。特に、このような研究デザインでは、合併症を発症する可能性があるが、それも有用な情報となる場合がある。例えば、他の実験的介入による健康への悪影響を防止するために、動物に一定の高用量の栄養物質を投与する場合、正常な対照群と栄養物質の高用量摂取群との比較では、後者で予期しない毒性が明らかになる場合がある。

しかしながら、ヒトにおける研究の例にあるように、栄養素に関係する動物およびin-vitroでのほとんどの研究は、生じうるベネフィットについての検討のように、主に他の目的のためデザインされたものである。とはいえ、動物試験でのデータは非常に有用となり、ヒトの研究から得られた情報を補完し明確にするために――特に機序を特定し、影響のバイオマーカーを導き出し、生物学的妥当性を決定し、摂取-反応関係の評価のために――用いることができる。in-vitroでの研究から得られたデータにより、ヒトと動物のための利用可能な証拠をさらに補強することができる。

2.2 データの特定および選択

栄養素リスク評価の際に、当初のデータ調査の特性が変わる場合がある。しかし、調査は特性上広範囲に開始して狭めていくか、または、生じる可能性が高い健康への悪影響が特定されれば、さらに焦点を絞っていく。このように、検索基準は開始時点においてだけでなく、調査が改訂されるごとに文書化していくべきである。

包括的な調査は、健康への悪影響が生じる可能性を見落とさないようにするのに役立つが、焦点の合わない広範囲なレビューは、まさに重労働となりかねない。

そのため、ハザード特定の過程が膨大にならないよう、最初にデータの「一掃」に焦点を合わせるように考慮しなければばならない。

データの検索では、条件によって、少なくとも以下の2種類の方法で焦点を合わせることができる。

1. 対象とする健康への悪影響に文書による十分な裏づけがあり、権威があると認められている利用可能な報告書の中で明確に示されている場合には、検索の戦略として、さらに最近の研究を明らかにし、ハザードの解析を改善し、不確実性を低下させるために明確化させる情報の獲

得に焦点を当てるのがよい。
2. 生化学的経路または他の要因に関する新たな理解が進むことにより、これまで特定されていなかった健康への悪影響の可能性に対する懸念が生じた場合には、情報を補完するために、関心のある結果／影響のバイオマーカー／尺度に関する調査を行うことになるであろう。

　いずれの調査戦略も、開始時点では専門家集団が認めた最近発行されたレビューを利用するが、これはレビューの質および視野が検索戦術の文書化による判断から、受け入れられると仮定した場合である。
　このようなレビューの例には、先に述べたNR報告書（EC/SCF, 2000a, 2000b, 2002；EFSA, 2004；EVM, 2003；IOM, 1997, 1998b, 2000, 2001）およびその改訂版が含まれるであろう。こうした報告書の情報は、必要に応じてさらに最近のデータを検索するか、または情報を明確化することにより増強されるであろう。
　栄養物質に伴なうハザードに関連する既存のレビューや確立されたデータセットがない場合は、医学文献の広範囲な調査およびその他の関連するデータ源が必要となる。広範囲な調査でも、以下の場合は正当な理由となる。1）これまで知られていなかった健康への悪影響の特定に関心がある場合（薬物または他の栄養素との相互作用、別の目的で実施された研究の一部で健康への悪影響が認められたものなど）、2）確立されているULよりも低用量の摂取で生じると思われる健康への悪影響に関心がある場合。これらの例では、広範囲の調査も、このような潜在的なハザードの生物学的な真実味および起こりそうな妥当性を明確にする手助けとなる。
　栄養素リスク評価に関しては、研究用の組み入れ基準は設定されておらず、研究に重みを加えるためのアプローチが明確に特定されることはなかった。
　骨密度とビタミンAに関連する3つのNR報告書（付属文書8）についての検討は、研究によって異なる組み入れ基準が用いられ、研究の重みが異なっていることを示唆する。組み入れおよび重みづけ決定の文書化については、3つの報告書とも、用いられた科学的判断と相違する理由の本質を特定するには概して不十分である。
　研究の組み入れ／除外基準に関する手引きには、ワークショップの時に行ったよりもさらに徹底的な考察が必要である。
　しかしながら、この時点では栄養素リスク評価者は栄養素リスク評価を行う際のデータの選別に、確立されたまたは少なくとも文書化されたアプローチの

利用を試みるよう本グループは提唱した。

　こうしたアプローチの1つが、Counsell (1997) が述べたPICO方法である。頭字語PICOは、Participants（参加）、Intervention（介入）、Comparator（比較）、Outcomes（結果）を表わす。このようなアプローチは、評価の問題に取り組むにあたり、容認可能な根拠に関する規則を定義する基準を作成する際に有用となる。例えば、ヒトでの研究において特定すべき要因には、参加者の年齢、性別、共存症のある参加者のスペクトル、および感受性の高いサブグループが含まれる。動物またはin-vitroでの研究に対しては、容認可能な動物、細胞、または培養臓器について定義するべきである。栄養素ハザードを特定するために、適切な組み入れ／除外基準の明確化が必要である。

2.3　データに対する最初のレビュー
2.3.1　データの質の評価

　データの質の評価と明記は、ハザード特定における重要な側面である。研究の質を評価する能力は、データにおける不確実性の程度と特性に関する決定だけでなく、データの解釈も補強する。さらに、根拠格付けのために確立され、文書化されたアプローチは、わかりやすく、よく支持されるレビューの証明である。

　データの質の格付け制度は、各様式の研究デザインの階層内にある研究に対して評価して格付けするが、異なるデザインによる研究間での相対的な有効性を評価しようとするものではない。データベースがメタアナリシスに適するのであれば、品質を反映する量的要因は、関連する根拠のグループに割り当てるべきである。

　研究の質を格付けすることは妥当であるものの、困難である。質の尺度は、異なる尺度が用いられる場合、矛盾する結論を導き出す可能性があるという点で問題となり得る。それにもかかわらず、チェックリストおよび品質の尺度は有用であり、しばしば薬剤の安全性などのその他の研究領域における悪影響の評価に用いられる。このような尺度は、一般に研究の質に伴うと考えられている数個から多数の要因から成る。重み付けは、通常は任意に決定され、評価した品質要因の各々に割り当てられる。

　関連する可能性のあるデータは、研究デザイン（無作為化比較臨床試験、前向きコホート研究、症例対照研究など）に特有な基準に対して評価するべきである。ヒトの実験的研究または介入研究で得られたデータが利用可能な場合には、そのようなデータに対する評価は、通常、試験からの脱落例数、治療と結果の評

価における盲検化、摂取とそれに続く影響を正確に評価する能力および統計解析の妥当性に焦点を当てる。しかしながら、栄養物質ハザードのためのヒトにおける実験的データは不十分であることから、利用できるデータのほとんどは、本質的に観察データとなる。観察データも同様に不十分であるため、最低の組み入れ基準を満たす研究であれば、ハザードの特定と解析のための証拠として恐らく認められるであろう。本グループでは、このような状況下では、研究参加例数が重要な組み入れ／除外基準であるとした。

評価に加えられた各研究に対し、方法論の質および健康への悪影響の監視の完全性に対する批判的評価が重要である。用いられた観察研究に対する評価基準は、そのような研究に対して特異的に作成されるべきである――特性を考慮した基準をコラム4-1に列記する。

証拠の質は多次元であるため、単一の尺度では、栄養物質に関するハザードのデータを解釈するために必要とされる情報を完全に捕らえることは恐らくできない。事実、研究の各要素についての情報は、単一の総合評点よりも有用である場合がある。研究デザインに関係なく、すべての研究の質を同一の尺度で格付けすることは興味深いと思われるであろうが、このアプローチを用いた経験は限定されており、公認されていない。事実、一つの評価尺度をすべての研究に用いることは、問題を生じる可能性がある。例えば、研究デザインの階層では、方法論の正確さの点から、コホート研究の上層に無作為化比較臨床試験を置く。しかし、無作為臨床試験に重大な欠陥がある場合は、上手く行われたコホート研究よりも、偏りのあるものになる場合がある。

上で説明した特定の情報の抽出に加えて、各研究に単一の包括的な質の等級（A、B、Cなど）を割り当てることができる。コラム4-2には、研究の質に対する単一の総合格付けに対する有用な分類を示す。このアプローチでは、それぞれの様式の研究デザインに該当する包括的な格付け制度を提示しているが、先に提案した多要素による格付けに代わるものではない。このアプローチの変法は、多くのヘルスケア技術評価組織によって広く用いられる。

> **コラム4-1　実践のための推奨事項：質の高い観察研究を特定するために有用な特性**
>
> - 偏りのないコホートの選定（被験者のプロスペクティブな動員）
> - コホートに対する適切な解説
> - バリデーションされた食事評価方法の使用
> - 摂取した栄養素の様式と量
> - エンドポイント／結果の確認のためのバリデーションされた方法の使用
> - 処方／使用された薬物の文書化
> - 脱落例が少数およびランダムに分布
> - 適切な経過観察期間
> - 経過観察の完了
> - 適切な分析（多変量解析など）および結果の報告
> - 既知の既往症がない

> **コラム4-2　実践のための推奨事項：**
> **研究の質に対する単一の総合的格付けを明確にするための有用な分類**
>
> A：偏りが最小で、結果が有効である。
>   特定のレベルの研究デザインに対し、一般に考えられている質の高い概念に概ね従う研究。（亜）集団または被験者、設定、摂取および比較群に関する明確な説明、結果の適切な測定、適切な統計解析方法および報告、過誤の報告がなく、脱落者の明確な報告、および明白な偏りがない。
> B：偏りがあると思われるが、結果を無効にするほど十分ではない。
>   区分Aの基準を満たさないものがある研究。いくつかの欠点があるが、大きな偏りをもたらすものはない。研究に情報が欠けている可能性があり、それにより評価が制限され、起こり得る問題が複雑化する。
> C：結果を無効にする可能性がある有意な偏り。
>   デザイン、分析または報告において重大な過誤が存在する研究。これらの研究では、報告に大量の情報の逸脱または不一致が存在する。

　動物およびin-vitroでの研究の格付けを見落とすべきではない。原則として、ある程度の特別かつ異なる要因が作用するとしても、ヒトのデータに用いられるのと同様な包括的アプローチを動物試験およびin-vitro試験の結果に適用できるであろう（IOM, 1998a）。生物学的な反応がほとんどヒトに類似する動物種による情報も得るべきである。しかしながら、対象とする影響に対して、ヒトとの類似性が不明な動物種によるデータを見過ごさないことが重要である。その他の重要な要因には、摂取経路（最もヒトの摂取に類似するものが望ましい）および消化状態に対する考察（摂食か、絶食か、など）が含まれる。このような情報が得られない場合、データの不足は不確実性の重要な原因となるため、この不足を格付けに反映するべきである。

2.3.2　データ合成におけるメタアナリシスの利用

　本グループは、メタアナリシス――科学的研究の結果を総合するために利用が増えている、ハザードの特定および解析に有用な方法――の利用について検討した。メタアナリシスは、この方法以外では明らかにできない情報を発見するための強力な手法となる。ハザードによっては、データが「全体として統合される」まで、特定できないものもある。同一デザインによるいくつかの研究に、同様の問題点が取り上げられている場合に、ハザード特定の一部として、メタアナリシスが有用になりうる。いくつかの研究からのデータを結合することによって、メタアナリシスでも健康への悪影響をおよぼす可能性のあるものを特定できる。メタアナリシスの利用により、ハザードの解析に関し、個別の研究によるよりも、摂取-反応関係についてさらに完全な理解が得られるであろう。亜集団に基づいてメタアナリシスを行なえば、特に有用な情報が得られると思われる。

　栄養素リスク評価のためのメタアナリシスの方法に関する具体的な考察は、この報告書の対象外であるが、これについては多くの出版物が発行されている(Cooper and Hedges, 1994；Laird and Mosteller, 1990；Lau et al., 1997, 1998；Stroup et al., 2000)重要な考慮事項は、メタアナリシスは適切に実行されなければならないということであり、リスク評価者は、メタアナリシス実施の決定に先立ち、その限界について理解しておかなければならない。

2.3.3　不確実性への取り組み

　ハザードの特定は、データセットの不確実性をすぐに明確化できるような方法でデータを収集し、要約する役目を果たすべきである。規定されたガイドラインに従って実施されたとしても、その過程は、主として望ましい特性――すなわち、明確な摂取範囲、十分な持続期間、および過程に対して演繹的に用いられる可能性がある、健康への悪影響の発生を評価するデザイン――を持つ系統的な研究によるデータが不足することによる不確実性に影響される。リスク評価問題としての不確実性は、「検討中の生体、器官または(亜)集団の現在または将来の状態に対する不完全な知識」(IPCS, 2004b)とみなすことができる。多くの報告書でも説明されているように(NRC, 1994)、不確実性にはばらつきが包まれることがあるが、ばらつきは不確実性と同義ではない。

　不確実性は、以下のことに起因して生じる。(i) 種間の身体の大きさの相違を説明づけるために必須な調整の段階、(ii) 不十分なデータ、(iii) データの重み、(iv) 観察された影響による影響力に関する判断。

【第4章】 栄養素によるハザードの特定と解析

　一方ばらつきは、年齢、発育段階、性、疾患、恒常性または代謝経路内の遺伝的多様性別の(亜)集団における、有毒な作用に対する曝露および(または)感受性の分布の結果である。もしある種の調整を考慮に入れなければ、ばらつきは実質的にリスク評価過程における全般的な不確実性の原因となる。リスク評価は、データ不足による不確実性およびばらつきによる不確実性の双方を扱わなくてはならない。

　特に、データの不確実性は、栄養物質のほうが、グループとして系統的な検討が行われてきた化学物質または汚染物質よりも大きいと思われる。

　それにもかかわらず、非栄養素に対する不確実性を修正するのための標準となるアプローチには控えめな(すなわち「大きな」)不確実係数を用いるが(IPCS, 2002；SSC, 2000)、著しく控えめな補正係数を使用する場合、不確実性を取り扱う方法では、ULは「健康上の利益」があるとする推奨摂取量未満であってはならないことから、多くの栄養物質で使用できない。そのため、栄養素ハザードの特定は、不確実性とそれを説明するための戦略に関する注意深く正確な判断を導くための情報を得るための臨界点である。

　4.3には、ULを導く過程におけるいくつかの点でハザード特定／解析をどのように考慮に入れ、結論を適正なものとするために、どのようにしてこれらの不確実性を特定するかについての考察を示す。当然ながら、栄養素リスク評価過程の別の段階、とりわけ食事摂取評価に伴なう不確実性も存在する(第5章参照)。

　ハザード特定を取り巻く不確実性は、ハザードを特定するための厳密に構造化されたアプローチの演繹的な適用によって低下させることが可能である。このアプローチには以下の特徴がある。

- ヒト、動物およびin-vitro研究から得たデータを対象とする包括的な調査に基づく
- 有効性および統計的有意性によって格付けされた証拠を含む
- ハザードを特定する際に下された判断に対する詳細な説明を含む

　しかしながら、実施の際には、こうしたアプローチは利用可能なデータが全般的に不足していることにより制限される。ハザード特定に伴なう不確実性に共通する原因をコラム4-3に列記する。

> **コラム4-3　実践のための推奨事項:**
> 　　　　　ハザード特定に影響を与える可能性のある不確実性の原因の特定
>
> 不確実性の原因となる可能性には以下のものが含まれる。
> - すべての摂取源から被験者が摂取した栄養物質の総摂取量推定における問題。これは、特にヒトの疫学研究に適用し、介入研究にも適用するが、後者では時としてバックグラウンドの食事および介入源以外からの栄養素摂取を定量するデータが欠如している。
> - データの信頼性の問題。これは、研究デザイン、研究の実施、統計評価、被験者数、試験期間、特に感受性が高いまたは感受性のない研究サブグループの選定、順守(コンプライアンス)および健康への悪影響に対する不十分な評価(研究が取り扱うようデザインされた有益な効果に対立するものとして)によると思われる。
> - 観察／測定された影響の臨床的な有意性および影響の可逆性
> - 観察された健康への悪影響をもたらす生物学的機序
> - 異なる形状の栄養物質間での生物学的利用能相違および食品マトリックスの生物学的利用能に対する影響の相違
> - 食塊摂取と食品からの摂取とによるハザードの特質の相違
> - 年齢、性、遺伝的多型または薬剤による影響
> - 動物試験に由来するデータとヒトとの関連性
> - 種間における栄養物質の動力学および動態学のばらつきに対する知識のギャップ
> - in-vitroデータのみおよび(または)1種類の摂取量のみを使用した研究(動物またはヒト)のデータの例のように、質の高いデータが限定されている。

2.4　結果の要約と提示

　健康への悪影響となる候補の特定は、重大な健康への悪影響を選定のお膳立てとするが、同様に、ULを導く基盤の役割も果たし、ハザードの解析を可能にする。リスク評価者は、首尾一貫した要約の中で健康への悪影響に関するデータを提供し、研究を評価して格付けし、要約の形で有意義な情報を提供する。

> **コラム4-4　各研究の総説に対する重要な情報**
>
> - 被験者の年齢、性別、人種的・民族的背景(または、動物試験の場合は動物種および系統)
> - 研究の規模
> - 試験した栄養物質の特質
> - 摂取範囲
> - 摂取期間
> - バックグラウンドの食事および食品、栄養補助食品、水からの摂取(該当する場合)
> - 摂取評価方法
> - 試験した栄養物質の特質
> - 検討したエンドポイント
> - 摂取と反応(つまり健康への悪影響)との関係
> - 健康への重大な悪影響(選択したエンドポイントにおけるバリデーションおよび品質基準、つまり影響のバイオマーカーまたは臨床的に観察可能な影響)および選択の理由
> - 影響の大きさ(摂取、サブグループ、その他の要因との関係)
> - 交絡因子(感受性、薬剤の使用など)および効果修飾因子

全体として、栄養物質のハザード特定過程からの要約には、すべての関連情報および使用したアプローチの文書化が含まれる。最低限でも、知見の提供には、コラム4-4に列記した情報を始めとする概説を含めるべきである。

本グループは、根拠を体系的に提示するための要約表の有用性を強調した。特に、表4-1に示したように、研究様式別に健康への悪影響に伴う摂取量を提示するために、利用可能な研究から引用した知見に関する最初の表を作成する手助けをした。この表が完成すれば、リスク評価者が健康への重大な悪影響の特定を開始する際の手助けとなる。つまり、リスク評価者がすばやく利用可能なデータセットに目を通し、健康への悪影響の候補の中からもっと低用量の摂取を明らかにすることができるようになる。

表4-1　要約表のモデル：健康への悪影響の候補に関連する栄養物質摂取量（研究様式および参考文献別）

研究様式および参考文献	影響X	影響Y	影響Z	その他の影響
	←摂取量（測定した量または単位）→			
無作為化比較臨床試験				
試験A他				
コホート				
試験B				
試験C				
試験D他				
ケースコントロール研究				
試験E				
試験F他				
症例集積研究				
試験G				
試験H				
試験Ｉ他				
動物またはin-vitro試験				
試験J				
試験K他				

この他に有用な表は、それぞれの特定された健康への悪影響に関する利用可能なデータセット内で、研究の質および客観的な格付けに焦点を合わせる表である。何種類かの方法でデータを並べることが可能であろう。表4-2では、そのような要約の形式の例を示す。各欄の見出しは、データを客観的に評価する際に考慮が必要な要因を表す。ハザードの解析およびULの導出の焦点になると思われる健康への悪影響のそれぞれに対して、別の表が必要となるであろう。表4-1に引用した研究のうちの数例のみが、表4-2の「X～Z」の影響に対してデータを提供していることに注意する。

3　第2段階：健康への重大な悪影響の選択

　健康への悪影響の候補に関連するデータを収集して要約した後の過程は、一般にULの導出へと移り、最終的にハザードの解析を行う。ULの確立には、ULの基礎となる健康への重大な悪影響を選択しなければならない。定義によっては、「重大な影響」は、UL導出に最適であると判断された健康への悪影響である(IPCS, 1994)。

　第3章4で解説したとおり、健康への悪影響は、浸透圧性下痢のような「あまり重大でない」と考えられるものから、生命を脅かす影響を示すような「さらに重大な」(高血圧または肝臓障害など)ものにまでおよぶ可能性がある。しかしながら、影響の重症度はUL設定の基礎としては用いられない。むしろ、目的は、「最も懸念される摂取」で生じる健康への悪影響を選択することにある。その意図は、(亜)集団を最大限に保護することによって人々の健康を保護することである。時には、選択された摂取量は、(亜)集団の最も感受性の高い人または最も急傾斜の摂取-反応曲線に伴うものとなるかもしれない。しかしながら、実際には、検討した範囲内での最低の摂取量で影響が生じる可能性が高い。最低摂取量で認められた影響から人々を保護することは、それよりも高用量の摂取でのみ認められるさらに重大な影響から人々を保護することになる。健康への重大な悪影響を選択する際には、重症度だけでなく可逆性に関する判断さえも考慮されないが、全ハザードの解析には、異なる摂取量における異なる健康への悪影響の特質および健康への影響度に関する解説を含めるべきである。

　余談であるが、そのような要因は健康への重大な悪影響の選択に影響を与えない一方で、その後ULを導く際に用いられる不確実係数に影響をおよぼす場

表4-2　要約表のモデル：影響Xに対する根拠の特質

研究の様式および参考文献（著者、研究年）	被験者の数	被験者の人口統計データ：年齢、性別、国籍、共存症	摂取用量および摂取期間	摂取量の評価方法	バックグラウンドの食事	影響の評価方法	研究の質の等級（A、B、C）およびその他のコメント
無作為化比較臨床試験							
試験A							
コホート							
研究D							
ケースコントロール研究							
研究E							
研究F							
症例集積研究							
研究H							
動物またはin-vitro試験							
研究J							
研究K							

合がある。たまに、不確実係数の選択が、選択された健康への重大な悪影響の可逆性または非可逆性（それぞれマグネシウムおよびセレンの場合など）と同様に、影響の重症度を考慮して影響を受ける（出産適齢期の女性に対するビタミンAの場合など）ことがある。これは不十分なデータに起因する不確実性ではないが、不確実係数を選択する際に考慮に入れられ、そのためにULの値に影響を及ぼしていると警告を発しているのである。本グループは、こうした例において科学的判断に依存する傾向に注目し、将来的には、このような考察にはさらに系統的かつ文書化されたアプローチを開発することが利益となることに注意した。

リスク評価者は、健康への悪影響の候補をスクリーニングし、影響が生じる摂取量に焦点を当てる。ヒトおよび動物のデータセットは、別個にスクリーニングするべきであり、最低摂取量で生じる健康への悪影響は、動物およびヒトのデータの間で異なる場合があることに注意するべきである。時には、重大な影響が動物実験の根拠を基にしていることがある。in-vitroのデータは、動物またはヒトのデータのいずれかを用いて確立されるULに対する論理的根拠を補強

し、ULが動物データに基づく場合には、異種間の差を評価するのに有用となる。いくつかの連続するスクリーニングが必要かもしれない。

　評価者は、データの質が健康への悪影響の選択に影響を与える方法について認識していなければならない。

　例えば、動物データを用いる場合には、適切に感受性が高く、適切な年齢および性別の動物から根拠が得られていることが重要である。この点に関して本グループでは、将来は動物とヒトとの間で感受性を比較するためのアプローチの特定、例えばヒトでの系統的な毒性のエンドポイントと、ラットの発生上の毒性のエンドポイントを比較する方法の特定)の方法の特定が必要であることを認めた。

　最初に健康への重大な悪影響を選択した後に、新たな以下の文献調査を行う。(i) 摂取-影響の関係に関連する他のデータの収集、(ii) 最初の候補特定過程の間に探求できなかった可能性がある情報(毒性の発生機序)の収集。データが入手可能で、それが適切であると見なされれば、異なる年齢／性／ライフステージ別亜集団に対する異なる健康への重大な悪影響を、その特定の亜集団に対するULの基礎として選択する。

　例によっては、過程の最初の段階で2つ以上の健康への重大な悪影響を選択することによってリスク評価アプローチが行なわれている。データにより、すべて好ましい程度の健康保護作用を示すと思われる影響の候補がいくつかあることが示唆される場合(すべてが低用量の摂取で生じる場合など)には、次にその過程は、UL——この場合は、1組の一時的なUL——を決定する作業を通じて、そのすべての特定された影響に向けて進行していく。

　いくつかの影響に対する過程を同時に実行していけば、他のものと比較することにより、最終的な健康への重大な悪影響として1つの影響を選択する手助けとなるデータベースの強度が明確になるであろう。この決定とその論理的根拠については、慎重に文書化するべきである。

4　第3段階：上限摂取量の定量

ひとたび健康への重大な悪影響が特定されれば、ULを導く過程へと移る。この行動と前のハザード特定の段階で行なわれたものとの間で反復が再度行われる。

最初の段階は、栄養物質の摂取と、データが利用できる年齢／性／ライフステージ別亜集団における健康への悪影響の発生との関係を解析し明確に説明することである。その解析は*摂取-反応評価*と呼ばれ、その結果は、既存の証拠の特性に左右される次の3つの値のうちの1つを決定することである。

1. ベンチマーク摂取（BI）[1]：
   その物質によってあらかじめ決められた程度の影響が生じると予想される摂取量。略語BIは、この報告書で用いられるもので、他のリスク評価ではこの値をベンチマーク用量（BMD）と呼んでいる。
2. 無毒性量（NOAEL）：*その物質において、試験または観察によって見いだされ、定義された条件下での曝露によって、標的とする生体の形態、機能的能力、成長、発育または寿命に認められる有害な変化をもたらさない最大濃度または量（IPCS, 1994）。*
3. 最小毒性量（LOAEL）：*その物質において、試験または観察によって見いだされ、定義された条件下の曝露で標的とする生体の形態、機能的能力、成長、発育または寿命に検知できる有害な変化をもたらす最低濃度または量（IPCS, 1994）。*

BI決定に対して限られた経験しかなく、過程における多くの側面がこれから調査される場合には、この報告書での考察は、主としてNOAELとLOAELに関連する過程に焦点を当てる。

NOAEL、LOAEL、BIの特定に続き、リスク評価者はULを確立するために不確実性の調整を行う。可能なデータがなく、研究されていないと予測される年齢／性／ライフステージ別亜集団のためのULを導くために、必要であれば、データのスケーリングまたは外挿がこれに続く。各段階の流れを図4-3に示す。

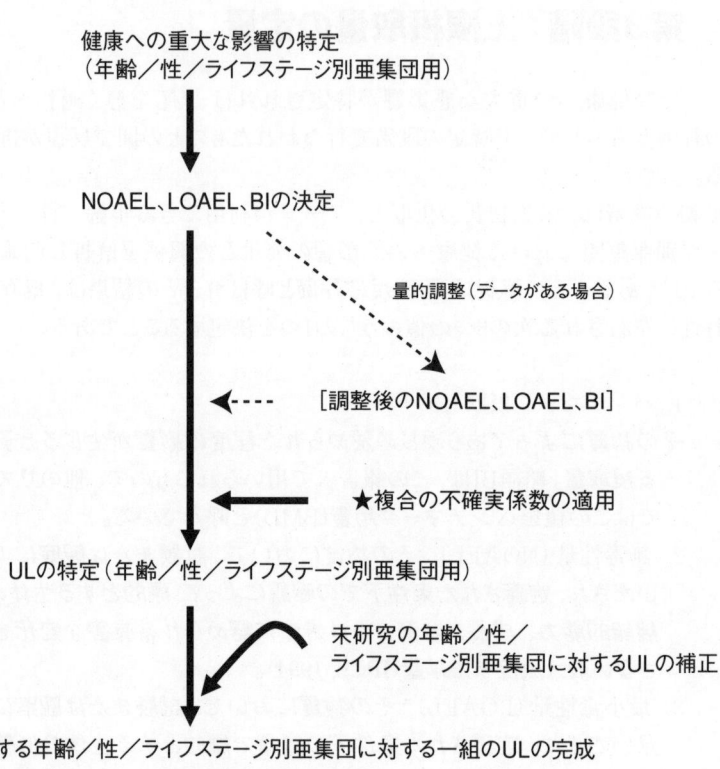

```
健康への重大な影響の特定
(年齢／性／ライフステージ別亜集団用)
          │
          ▼
NOAEL、LOAEL、BIの決定
          │ ┈┈┈┈┈┐
          │       量的調整(データがある場合)
          │       │
          │       ▼
    ◀┈┈┈ [調整後のNOAEL、LOAEL、BI]
          │
    ◀───── ★複合の不確実係数の適用
          │
          ▼
ULの特定(年齢／性／ライフステージ別亜集団用)
          │      未研究の年齢／性／
          │↶     ライフステージ別亜集団に対するULの補正
          ▼
関連する年齢／性／ライフステージ別亜集団に対する一組のULの完成
```

注:BI＝ベンチマーク摂取(他のリスク評価報告書でのベンチマーク用量と呼ばれる);
LOAEL＝最小毒性量;NOAEL＝無毒性量;UL＝許容上限摂取量。

図4-3　許容上限摂取量の定量化におけるそれぞれの段階

4.1　摂取-反応の評価

　ハザード特定／解析のための摂取-反応関係を評価する目的は、異なる量の摂取、健康への悪影響の発生、およびその影響における影響度の変化(摂取の増加に伴い、腎尿細管の機能喪失が増大するなど)の間の関係を特徴づけるために、利用可能な証拠を用いることである。

　摂取-反応関係は、リスク評価の品質を保証するものであるが、摂取-反応評価の一部としての摂取評価の目的および方法は、食事摂取評価過程のものとは異なる。その過程は栄養素リスク評価の別の要素であり、それついては第5章で

説明する。さらに、摂取-反応曲線が特定できない栄養物質もある。この状況については、第8章でさらに議論する。

摂取-反応評価では、多くの様式のデータを用いることができる。それには、ヒト、動物およびin-vitroにおける実験的、観察研究によって得た根拠が含まれる。動物で認められた重大な影響が、ヒトに対しては研究されていない場合、またはヒトのデータが目的に適切でない場合には、動物実験は特に有用である。先に述べたように、大部分の状況では、最も感受性の高い動物種、系統および性別でのデータを用いることが重要である。

摂取と関係のある測定値または「曝露」には、(i) 栄養物質のための定量的摂取データ、および (ii) 吸収後の栄養物質の体内残存量に対するバイオマーカーの2つのタイプがある。通常、定量的な食事摂取は利用可能な唯一の様式のデータであることから、「全身性曝露」または身体によって「取り込まれた」栄養物質の真実の量の代用として用いられる。この量は摂取および物質の化学的形状に左右されるが、体内において腸での取り込みおよび輸送によって影響を受ける場合もある。取り込みと運搬は、同様に、食事と恒常性の影響、および代謝の状態に従う。これらの要因は通常あまり理解されていないことから、めったに考慮に入れない。栄養物質の摂取のバイオマーカーは、全身的な影響を調べる際に有用な測定値となるであろうが、現在そのようなバイオマーカーで、栄養物質用として特定されているものはほとんどない。特定される場合には、これらのバイオマーカー——その特性は栄養物質によって異なる——は、栄養物質摂取に関して妥当性が検討されなければならないであろう。さらに、健康への悪影響が生じた期間における摂取を反映させる必要があるだろう。

摂取-反応の評価における重要な要素をコラム4-5に示す。

コラム4-5　実践のための推奨事項：摂取-反応関係の評価に対する重要な考察

- 健康への悪影響をもたらす摂取量および摂取期間の定性的、定量的説明を得る
- 研究対象となったヒトの集団の特性および規模、摂取経路、摂取量、頻度および摂取期間、被験者の食事既往に関する関連情報、血中検査値および尿中排泄データについて考察する。
- 栄養物質摂取の推定方法について考察する。
- 可能であれば、実験的研究で投与したのと同一の栄養物質の試験「投与量」に関するデータのみに依存するのではなく、栄養物質の総摂取量のデータを組み込む。ヒトでの研究では、試験栄養物質のバックグラウンドでの食事摂取のばらつきおよび分布によって、かなりの不確実性が生じるため、総摂取量についての知識があれば、摂取-反応評価を改善できる。
- 必要であれば、摂取-反応評価を向上させる目的でメタアナリシスの実施を検討すること。

本グループでは、正しく実施されるのであれば、メタアナリシスは摂取-反応関係を決定するために非常に有用な手法となり得るとした。その適用のよい例は、文献〔例、Geleijnseら（2003）のナトリウムおよびカリウム摂取による血圧に対するメタアナリシス）〕で見つけることが可能である。

すべての例において、摂取-反応関係に伴なう精度に関する情報を記録するべきである。

例えば、ある範囲の摂取を行う観察研究では、健康への悪影響が現れた人は、摂取域の最高値を摂取した人である可能性があり、一般的に、そこでは摂取用量にかなりの誤差が伴なう。研究に食物摂取頻度質問票を用いる場合には、結果として得られる摂取推定量に大きな誤差が生じる可能性がある（第5章4を参照）。被験集団において、栄養素のわずかな吸収の相違を推定することができれば、その相違を考慮に入れるべきである。多くの不確実性が摂取-反応評価に影響をおよぼことから、不確実性を念入りに文書化する必要があり、情報は、それを考慮して行う意志決定過程において提供されなければならない。

4.2　NOAEL、LOAEL、BIの決定

NOAELは、栄養素が健康への重大な悪影響を生じない最高摂取量である。NOAELを実証するにはデータが不十分である場合、LOAEL（悪影響が実証されている最低摂取量）を用いてもよい（Renwick et al., 2004）。NOAELおよびLOAELは、研究デザインの一部として設定した観察された摂取レベルに基づく。双方とも、他の摂取量で認められた摂取-反応関係の形は考慮に入れない。データが許せば、BIによってULの導出は確実性を高めることができるため、BIの特定はNOAELまたはLOAELを特定する上で望ましいであろう。いずれにせよ、この3つの値はいずれもULを導出するための出発点となる。

リスク評価を目的としてのNOAELとLOAELの使用については、長い歴史がある（IPCS, 1987, 1994）。NOAELの特定と使用に対する論理的根拠は、それが健康への悪影響を生じない摂取量未満の摂取量である生物学的閾値とほぼ等しいということである。しかしながら、投与量の間隔が広いことがしばしばあることから、時としてNOAELの観測値は真実の生物学的閾値よりかなり低くなる可能性がある（IPCS, 1994）。定義によれば、LOAELは無視できないレベルの反応を生じる摂取量であるが、しかし、NOAELと比較した場合、実際の閾値として「正確性」で劣る。

栄養素リスク評価の一部としてBIを導出する能力は、適切なデータが不足す

【第4章】栄養素によるハザードの特定と解析

る場合には限定されたものとなる。将来の研究努力として、BIの計算を可能にするデータを提供する研究を含めるべきである。特に、BI推定のための数学的モデル化では、異なる用量の摂取によって段階的な反応を示すよう、複数の摂取量を用いた質の高い研究が必要となる。BIには、摂取-反応曲線全体および対象となった集団における反応の変動を考慮に入れる。回帰関数は、健康への悪影響が生じ始める摂取量、またはその代わりとして、健康への悪影響の発生に特定の比率で増加が認められる摂取量を推定するための反応のデータに適合するであろう。このレベルの反応をおよぼす摂取をBIと呼ぶ。統計的な下限、多くの場合は摂取量の下限95パーセンタイル値は摂取-反応データにおける統計上の不確実性を説明するために用いられる。この下限はベンチマーク摂取下限信頼限界またはBILとなる。図4-4に栄養素リスク評価のためのBI、NOAEL、LOAELの間の関係を示す。

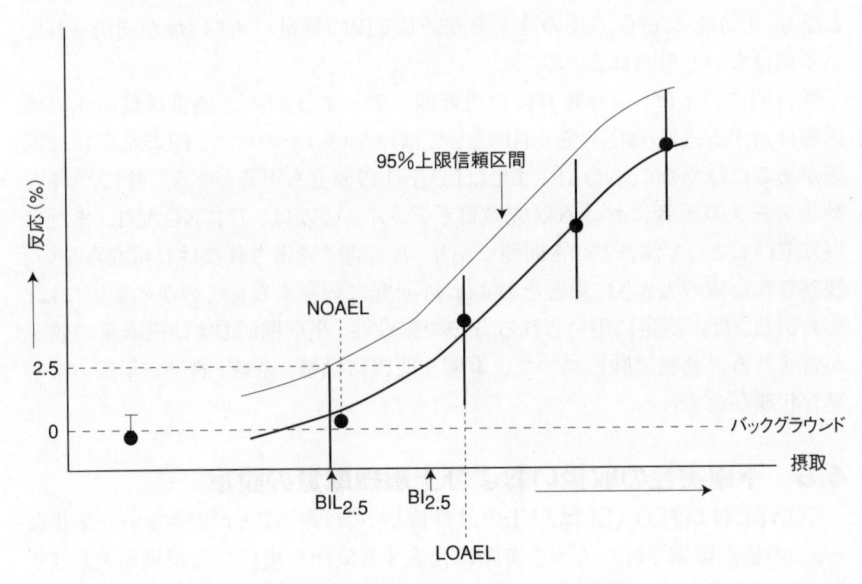

注：NOAEL＝無毒性量；LOAEL＝最小毒性量；BI＝ベンチマーク摂取量。
点線は上限95％の信頼度を表わす。$BI_{2.5}$は、個人の2.5％がバックグラウンドのレベルを超える健康への悪影響を認める量を表す。$BIL_{2.5}$は、$BI_{2.5}$の下限信頼区間、つまり人々のわずか2.5％以下が健康への悪影響を認めると95％の信頼度で推定される量を表わす。IPCS, 2002を改変。

図4-4　健康への悪影響に対する摂取-反応曲線の下部：NOAEL、LOAEL、BI

本グループは、現在ヒトが摂取している量の範囲内で健康への悪影響が認められるが、NOAELが特定できない場合、BIによるアプローチが特に有用であるとした。例えば、これはナトリウムにあてはまるであろう。このような状況下では、BIまたはBILは、高用量の摂取に起因する健康への悪影響のリスク最小化に関係する摂取-反応関係上の信頼のおける点を定義するものであることから、有用となる。

　ディスカッションペーパー2（付属文書3参照）では、飲料水中のフッ化物、尿中のフッ化物および血清中フッ化物と、飲料水中に含まれるフッ化物の量が異なる都市または村落における小児の歯のフッ素症の発生との関係を調査するためのBIアプローチの使用について述べている。理論上では、BIの推定には他の様式の解析も利用可能である。例えば、メタ回帰分析では、パラメーター、人口、栄養素の形状、摂取期間、および研究デザインに関して類似する研究からのデータを組み合わせることにより、評価者が摂取の安全範囲を拡大することが可能となる。しかしながら、ULの確立を意図してBIの特定にメタ回帰が適用されている例はないと思われる。

　総合的に言えば、栄養物質に利用可能なデータセットは、通常は健康への悪影響に対する摂取-反応評価を目的としてはいない。そのため、BIの推定には問題があるだけでなく、NOAELまたはLOAELの確立も困難となる。特に、ヒトと動物データの両者における研究の質とデザインの差は、特にNOAEL（またはLOAEL）にとって注目すべき問題であり、注意深く考慮されなければならない。観察された値の大きさに影響をおよぼす「研究に依存する」いくつかの要因には、群の例数、反応測定に用いられる方法の感受性、摂取期間および摂取量の設定が含まれる。動物実験について、重要な要因には種、系統、性別、年齢および発育状態が含まれる。

4.3　不確実性の取扱いおよび上限摂取量の設定

　NOAELおよびLOAELは、ULの最終値としては用ることができない。なぜなら、この値が曝露された人々を実際に代表する集団を用いた大規模研究により得られ、不確実性および無視できる誤差が含まれないということはありそうにない状況だからだ。利用可能なデータに不確実性が含まれるならば、リスク評価の原則は、リスク評価者がこれらを必ず考慮に入れるように規定する。そのため、ULを確立するためには、不確実性についてNOAELまたはLOAELの値を調整する。BIもまた、確立される場合には不確実性について調整されるが、NOAEL

とLOAELに関する不確実性に対する考察をどのようにしてBIに適用するかが明らかでないため、NOAELおよびLOAELについてのみ検討する。

4.3.1 量的調整

ULの設定に関する不確実性を扱う場合の第一要件は、NOAELまたはLOAELに量的調整を行うために十分なデータがあるかどうかである。すなわち、そのデータによって、不確実性またはばらつきの大きさを決定できるかということである。

量的調整は、目標とする母集団に関する情報に基づき、NOAELまたはLOAELを上方または下方に調整する根拠をもたらすデータから導き出される要素であるが、数値を導くデータでは触れられていない。これらの調整は客観的かつ特定のデータに基づくもので、異なる種における栄養物質の動力学的または動態学的側面に関係する(IPCS, 1994)。

量的調整は、理論上すべての不確実性に対して可能であるが、実際には、栄養物質のUL設定において、利用可能なデータで通常は比較的わずかな量的調整しかできない。量的調整の使用例の一つが、実験動物とヒトとの間の身体の大きさの違いを扱う場合に用いられる過程である。生物学的利用能は、量的調整が行われるもう一つの不確実性であり、特に、同じ栄養物質の異なる形において動力学と動態学の双方のデータが利用できる場合に用いられる。この調整では、原則として、異なる形の栄養物質では異なるULを設定するようになっており、その例としてナイアシンのニコチン酸およびニコチンアミドの形がある。

4.3.2 不確実係数の使用

不確実係数[2]は、(i) 先に説明したような量的調整は、すべての既知の不確実性に対しては行えない、(ii) 評価によっては、量的調整が全く不可能なものもある、という理由から必要である。不確実係数は、異種間の調整、ヒトの個人差によるばらつき、データベース全般または特定の極めて重要な研究における不備、および健康への悪影響の特性を扱う際に一般的に用いられる。量的調整と同様に、不確実係数は、ULより低い摂取量ではリスクを生じないと思われることを保証する。さらに、不確実係数は全範囲における不確実性を説明づけるために、量的調節に付随的に用いられる場合もある。

非栄養物質の場合には、種差に10倍補正およびヒトの個人差に10倍補正というように、不確実係数には控えめなデフォルト値を採用する。結果として、2つ

の値をかけた数値——すなわち100倍の不確実係数——が適用されるであろう（例えば動物実験の結果から、NOAELが体重の1キログラムあたりのミリグラムで表される）。非栄養物質に適切な予防的デフォルト値を使用する場合に、栄養物質に対して得られたULは栄養適性の保証に必要な摂取量よりも低い値であるかもしれないという疑問が生じる可能性がある。関心の焦点は、推奨摂取量がリスクが実証されている摂取量に比較的近い栄養物質に主として当てられ、その例として、一般的に鉄、亜鉛、銅および時としてカルシウムなどがある。このような大きなデフォルト値の使用は、許容上限摂取量の推定に伴なう「安全性」に対して大きな保証をするという長所を持つが、通常これは栄養素リスク評価には適用できない。むしろ、栄養素リスク評価の中で用いられる不確実係数は、個別の考察を必要とし、確立されている必要摂取量と照らし合わせて設定しなければならない。

コラム4-6では、4.3.1に説明したように、問題とする不確実性を定量的に調整できない場合に導出される不確実係数の特質について示す。ここにはすべてが列挙されているわけではなく、この他の重要な不確実性については、特定の栄養素リスク評価の際に特定する。

さらに、各物質に対して利用できるデータセットは、質および完全性において差があるため、すべての不確実性がすべての栄養物質に等しく適用されるわけではない。

コラム4-6　栄養物質のための上限摂取量算定に伴なう不確実性の特性

● **不確実性**：ヒトにおけるばらつき
　説明：ヒトにおいて予測されるものの、特定されていないばらつきで、試験群または種差の量的調整によっても補正されないもの
　不確実性の特性：NOAELまたはLOAELが感受性の低い亜集団に基づく場合には、それよりも感受性の高い亜集団を対象とするためには、その値に不確実係数を適用する。これは、例えば栄養摂取が不十分な集団を対象とする場合に、そうした集団に対して別のULを設定するという決定がなされない場合に行われる。非栄養物質に対しては、NOAELまたはLOAELに対し、少数の健常人ボランティアを基にした係数10が伝統的に用いられてきた。この不確実係数は、共通する遺伝子多型を持つもののすべてのライフステージに適応するよう意図されている。
　しかしながら、係数10は、特定の栄養素に対しては大きすぎる（その例として、妊娠可能年齢の女性へのビタミンA、成人へのビタミンDおよび小児へのビタミンEが含まれる）。
　明らかに、適切な修正を行うためには栄養物質の必要量に関する考察が必要である。

● **不確実性**：異種間における差
　説明：いかなる量的調整によっても補正されない動力学的および（または）動態学的側面があり、特に吸収、代謝および（または）排泄と関連がある。
　不確実係数の特質：代謝体重を用いた測定（$BW^{0.75}$）は、非栄養素に関する10倍のデフォルト値

の不確実係数よりも栄養物質に適する。しかしながら、組織または目的とする器官の感受性において種間に存在する可能性がある相違との関連には不確実性が若干残る。
● 不確実性：NOAELよりもLOAELを使用
説明：LOAELは摂取により生じる明確な影響であり、生物学的に閾値と同等ではない。さらなる不確実性は、LOAELと特定されていないNOAELが位置すると思われる可能性のある用量との関係に関連がある。
不確実係数の特性：不確実係数は、NOAELよりもLOAELの使用により生じる差を説明する際に必須となる場合がある。係数の大きさには、LOAELよりも高用量の摂取で利用できる摂取-反応データを考慮に入れるべきであるが、通常は、1から10までの数値が用いられる。
健康への重大な悪影響を生じるのに十分な数の摂取量が摂取-反応データに含まれている場合には、データが許せば、その代用としてさらに科学的なアプローチでBIまたはBILを推定することになる。
● 不確実性：研究期間の短さ
説明：NOAELまたはLOAELを得る基になった研究の持続期間が健康への悪影響が完全に生じるには不十分であった。
不確実係数の特性：長期研究からのデータが利用できない場合に、不確実係数が非栄養物質に用いられた。栄養物質については、ULの算定のために用いられる研究期間が短すぎて、健康への悪影響が生じない可能性がある。このような状況下では、短い研究期間を考慮に入れるために不確実係数を導入する場合がある。この目的に不確実係数を用いることは、蓄積性を持つ栄養物質に対して特に重要となる。しかしながら、銅またはビタミンEの例のように、恒常性に対する影響をULの算定に用いる場合には、不確実係数の使用もまた有用となり得る。個別のアプローチが必要となる。
● 不確実性：研究の質の低さ
説明：ULの定義に用いられる研究の質は、用いられる方法の感受性および参加する被験者の数その他によって制限を受ける。
不確実係数の特性：質の劣る研究、特に健康への悪影響の特定、NOAELまたはLOAELの適切な定義に関しては、データの質に関係する不確実係数が必要となる。係数の大きさには、研究データが真実の閾値を過大評価している可能性の程度を反映しなくてはならない。
● 不確実性：特定の人口集団
説明：ULが年齢／性／ライフステージ別亜集団のサブグループに不適当な場合
不確実係数の特性：「リスクを負う」と特定されたいくつかの集団――フェニルケトン尿症を有するサブグループまたは対象とする亜集団とは異なる栄養状態にあるサブグループから――に対しては、別に考察するか、他の値が必要な場合がある。これには個別的決定が必要であるため、リスク解析の際にさらに詳しく述べる。その例として、遺伝性の血色素症を有する患者に対する鉄摂取のULの設定がある。
注：NOAEL＝無毒性量；LOAEL＝最小毒性量；UL＝許容上限摂取量

不確実係数は互いに独立してはいないため（Calabrese and Gilbert, 1993）、さまざまな不確実係数をNOAELまたはLOAELの調整に用いるのは、最善のアプローチではないであろう。

下記に示すような複合不確実係数の使用には、充分な考察が必要である。

4.3.3 複合不確実係数の導出

NOAELまたはLOAELにそれぞれの不確実係数を適用するよりも、複合不確

実係数を導出するほうが望ましい。この単一の複合係数は、何らかの有効な量的調節を行った後に、不確実性に関してNOAELまたはLOAELを調整する。栄養物質のリスク評価には、毒性および必要性の双方について考慮しなければならないため、複合係数の使用により、完了した調整があまり大きくなく、ULが栄養物質の必要摂取量より低い結果となる可能性がある。

複合不確実係数導出の段階をコラム4-7に列記する。各不確実係数、および複合不確実係数の大きさの選択は、利用できるな証拠の質に対する慎重な判断を必要とする(Dourson et al., 1996)。

コラム4-7　実践のための推奨事項：複合不確実係数導出ための段階

- 量的調節によって補正されない不確実性をすべて特定する。
- 異なる各人口集団に対する不確実性の合計から予測される影響の大きさ(高、中、低、無など)により、不確実性の等級またはランクづけをする。
- 影響度設定の論理的根拠に対する解説を含め、ランク付けのリストまたは表を作成する。
- 複合不確実係数に組み込む不確実性の選択が、それによって予測される影響度のランク付けと一致していることを確認する。
- 複合不確実係数の基準について、明瞭かつ明確に説明する。このことは、活動における科学的、客観的特性に焦点を当てる役に立つ。

表4-3に示したのと同様な方法で情報を提示することにより、不確実性に関連して特定された問題およびUL確立の一部としてそれぞれに与えられた重みについて記録することができる。

表4-3　複合不確実係数導出に用いられるデータの体系づけのための様式の見本

不確実性のタイプ	データセットに特異的な懸念	影響の大きさ[1]	影響の大きさに対する論理的根拠

1) 次の通りに特定：高＝不確実性および複合不確実係数の決定因子の主要な原因；
中＝同じく中等度の原因；低＝同じくわずかな原因；無＝記録すべき影響度なし

4.4 データのない年齢／性／ライフステージ別亜集団に対する許容上限摂取量の調整

「正常な」成人以外の多くの年齢／性／ライフステージ別亜集団に対しては、データは不足する。そのため、特定の亜集団に関するデータおよびエンドポイントに基づいてULを確立することが望ましいものの、成人のULを調整することによってULを確立することが不可欠あろう。

小児のULを推定するために成人のULを小児用に調整またはスケーリングする際には、3つの可能性が存在する：(i) その年齢の集団のために設定された、定量化された参考体重に基づく調整、(ii) 標準体重の0.66乗（すなわち$BW^{0.66}$）として求められた体表面積、または(iii) 参考体重の0.75乗（すなわち$BW^{0.75}$）として用いて求められるエネルギー必要量（代謝体重と呼ばれる場合もある）。さらに小児と成人との間の代謝、恒常性維持機構および毒物動態の相違に関する知識に直接基づくアプローチは、これらのデータが欠如する状態では、適切なスケーリングが必要となる。

参考体重を基にしたスケーリングには、以下の公式を用いる。

$$(UL小児) = (UL成人)(体重小児／体重成人)$$

このスケーリング法では、中間の代謝速度、エネルギー摂取および基礎代謝率については考慮しない。この公式によって推定した小児用ULは、体表面積または代謝体重から得られたULよりも常に低い。実際に、体重を基にしたスケーリングによって得られた小児用ULは、小児用として確立されている必要量よりも少ない。そのため、参考体重を用いたスケーリングは、スケーリング法への不適当なアプローチであろう。

栄養物質は、通常は正常な中間代謝物の構成要素であることから、体表面積（$BW^{0.66}$）またはエネルギー必要量（$BW^{0.75}$）のいずれかに基づくスケーリングがより適正であると思われる。

体表面積を基にしたスケーリングには、以下の公式を用いる。

$$(UL小児) = (UL成人)(体重小児／体重成人)^{0.66}$$

エネルギー必要量を基にしたスケーリングには、以下の公式を用いる。

(UL小児)＝(UL成人)(体重小児/体重成人)$^{0.75}$

いずれかのアプローチを用いたスケーリングでは、参考体重に基づくスケーリングよりもULが高値となる。表4-4は、スケーリングの基になる比率が、用いられる方法および小児の年齢集団によってどれだけ異なるかを示すものである。例えば、エネルギー必要量に基づく成人のULを1歳の小児のULを得るためにスケーリングする場合、成人のULを4.4で割ることができる。特に、スケーリング法における比率の差は、年齢の増加に従い小さくなる。

表4-4 成人のULからスケーリングによって小児のULを得る際に用いられる3つの比率の比較（小児の体重別）

年齢、歳	小児の参考体重 kg	[a]スケーリング係数のタイプ別による比率		
		参考体重[b]	表面積[c]	エネルギー必要量[d]
0（新生児）	3.5	21.2	7.7	10.0
0.5	7.7	9.7	4.4	5.5
1	10.3	7.3	3.8	4.4
1.0	34.0	2.2	1.7	1.8

[a] 75kgが成人の参考体重として比率の計算に用いられる。
[b] 比率＝(体重成人/体重小児)
[c] 比率＝(体重成人/体重小児)$^{0.66}$
[d] 比率＝(体重成人/体重小児)$^{0.75}$
注:UL＝許容上限摂取量

基礎代謝率（代謝的に活性な体重の係数）を基にしたスケーリングは、体重を用いて計るものよりも、さらに論理的なアプローチと思われる。仮定では、エネルギー代謝回転および栄養素代謝回転は平行して変化する。（しかしながら、注目すべき例外として、チアミンとナイアシンは、エネルギー摂取と栄養所要量の関係を明白に示すデータは少ない。）このような仮定は、体の大きさが異なる人に対して、体重の0.75乗（$BW^{0.75}$）を用いてULの調整をする根拠となる。しかしながら、こうした調整は、栄養物質の吸収と排除に関する適応と恒常性維持機構の相違は考慮しておらず、成長途上の身体組織での代謝と合成における相違も考慮していない。さらに、$BW^{0.75}$は妊娠中の女性、およびおそらく高齢者にも用いるべきではない。高齢者は非高齢の成人よりも身体容量が少ないと思われるが、小児とは異なり、代謝活性は高齢者でない成人よりも低い。いずれの場合でも、特定の栄養物質に対してスケーリング方法を選択できるよう、科学的根

拠に基づいた説明が示されるべきである。

4.5　まとめ：許容上限摂取量の設定

　まとめとして、有効なデータは、ULを算出する基礎となる。リスク評価者は、図4-3に示した段階に従い、利用可能な証拠を評価して組み入れる。導出された値に伴う不確実性は、必要に応じて量的調整や複合不確実係数の適用により、適切に処理しなければならない。未研究の年齢／性／ライフステージ別亜集団については、その他の調整を考慮しなければならない。

5　第4段階：ハザードの解析および感受性の高いサブグループの特定

　栄養素ハザード特定および解析の最終段階では、リスク評価者は到達した結論について要約し、その結論の基礎となる簡潔な説明を準備することによってハザードを解析し、感受性の高いサブグループを特定し、栄養物質の摂取に伴うハザードに関するその他の関連情報を示す。この説明の目的は、栄養素リスク評価の次の段階での使用が可能になるよう、系統立てた方法で科学情報を提示することである。

　ハザードの解析は、表形式、説明形式または両者組み合わせの形式で実施することが可能である。説明形式には、利用可能なデータの概要および認められた不確実性を含める。特に、摂取-反応関係の特性と限界に注意を払う。重要な情報については強調するべきである。健康への重大な悪影響の選択に対しては、重症度と可逆性は考慮しないが、これらの要素は、ハザードの解析のまとめの一部として特記しておく必要がある。遺伝的多様性（例えば溶血性貧血の形質の存在）の問題も強調すべきである。全体として、感受性の高いサブグループおよびその脆弱性の特性に関する事実を、ハザードの解析の一部として明らかにするべきである。感受性の高いサブグループとULとの関連性については、必要に応じて含めることができる。

6 まとめ

　本章は、栄養素リスク評価のためのハザード特定およびハザード解析に関する手引きを示す。このアプローチは、統合された反復過程に基づくものである。重要な要素には、栄養物質摂取に伴なう健康への悪影響の特定、健康への重大な悪影響の選択、データの不確実性に考慮すべき事項を与えるULの定量、感受性の高いサブグループの特定、および要約形式でのハザードを解析が含まれる。

　ハザード特定および解析に必要とされるデータの特定は現在は限定されているため、本グループは多くのデータのギャップと、将来の研究指針における必要性について特定した。このことについては、第10章で触れる。

1) 略語BIがBMIの代わりに使われているのは、後者は体格指数の略語として広く用いられているからである。
2) 「不確実係数」という用語は、「安全係数」と比較して、絶対的な安全性についての概念を避けていること、およびこの係数の大きさは、安全性ではなく不確実性の大きさに比例することから、適切な表現である。

【第5章】
食事摂取評価

　食事摂取評価は、非栄養素のリスク評価の一部として行なわれる「曝露評価」に類似するものである。

　本章で述べられているように、ワークショップ参加者は最初に食事摂取評価に関連する定義について検討し、次いで普遍的に適用可能な食事摂取評価の過程（結果よりも）の原則を決定する作業に移った。これらの原則は、協調を促進するものであり、食事摂取評価における主要な6段階をカバーするサブセクションにおいて特記されている。

1　概要：定義、原則および協調

1.1　定義

　食事摂取評価に関する検討において、本グループでは、既存の規制枠組みまたはその他の関係する意見により、栄養物質の食事源となるものに対する定義は、地域によって異なる場合があることを認めた。この報告書において明確化するために、本グループは食物摂取を以下のように定義した。

> 食物摂取は、一般に食品（および飲料）、栄養強化食品、特別に調製された食品（時として機能性食品と呼ばれる）、栄養補助食品、植物および植物抽出物を含む非医薬品からの栄養物質の定量的摂取である。

　この定義では、栄養素リスク評価の焦点が広範囲にわたる可能性を示している。明確化するために、本グループでは食物消費と食事摂取を以下の通りに区別した。

食物消費とは、栄養物質を供給する製品（食品、栄養補助食品、水など）の量を指す。

食物摂取とは、食物の消費によって得られた栄養物質の摂取量を指す。

先に説明した通り、本グループは「習慣的摂取」という用語を定義した。

習慣的摂取とは、栄養物質の平均1日摂取量の長期的な摂取を指す。

本報告書の中で用いられるように、習慣的摂取は「通常摂取」と同義であり、後者はこの主題の科学文献の多くに使用されている用語である。

詳細は、第2章2.1を参照のこと。

1.2　食物摂取評価の目的と重要原則

対象とする（亜）集団による栄養物質の推定摂取量を計算することにより、食物摂取評価から、ULを超過すると思われる（亜）人口の比率推定に必要な情報が得られる。ハザード特定／解析によって収集されるその他の情報とULとを組み合わせることにより、食物摂取評価は過剰摂取に伴うリスクの把握に不可欠なものとなる。

食物摂取評価の主要な課題は、対象とする（亜）集団が摂取した食事品目の組成と量に関するデータを用い、栄養物質の合計摂取量を推定することである。リスク評価者はデータを収集し、解析し、適切な統計調整を行った後に、摂取量をULと比較する。コラム5-1に、すべての地域および国家に適用可能な、食物摂取評価のための6原則を示す。

コラム5-1　実践のための推奨事項：食物摂取評価のための6原則

評価の際には以下を遂行するべきである。
1. リスク管理者が提起した問題に応じた方法で実施し、提示する。
2. 可能であれば、習慣的摂取の分布に基づく。
3. 許容上限摂取量がすでに確立されている年齢／性／ライフステージ別集団を反映するよう計画する。
4. 評価には、栄養物質の摂取に伴う不確実性について考慮する。
5. データが利用できない場合には、必要な推定値を得るために合理的な戦略を用いる。
6. 摂取評価のすべての面について十分に文書化する。

（亜）集団のための摂取の分布（上記原則2）を使用することは、いくつかの決め

られた値(平均および90パーセンタイルなど)を使用した場合と比較して、分布が摂取パターンの全体像を提供し、リスク管理者が方針の選択肢を評価する際に、さらに情報価値をもつ可能性があるからである。さらに、各自の食物摂取を基にした分布は、食料バランスシート、食品消費記録または販売データのような「在庫情報」に由来したデータよりも、集団内の人々の摂取に関してより正確な推定値を提供する。しかしながら、個人消費に関する情報は、世界の多くの地域では利用できないため、摂取量の推定には、他の戦略を用いなくてはならない(上記の原則5)。

いずれの例でも、透明性および文書化における改善に対する関心と一致して、必須情報には、解析に用いたデータ源(サンプル数、食物摂取データの収集手段、情報収集の年など)の特定、解析、不確実性の取り扱い、不完全なデータセットの処理方法などについて方法の解説が含まれる。

いくら食物摂取量が決定されても、それは摂取の推定量である。そのため、食物摂取評価はリスク評価過程に対してかなりの不確実性をもたらす可能性がある。不確実性は、摂取量の推定、成分と消費データの品質、消費および摂取データの質、異なるデータ源からデータを結合させるために用いられる手法を推定するための分析的な戦略を原因とする場合がある。さらに、実際の摂取量または「曝露量」は、栄養素の吸収、同化、運搬によって影響を受けるため、正確に知ることはできない。理想的な状況下でさえ、摂取後のこれらの要因は、食物摂取評価過程においても通常十分に考慮できない。

1.3 食物摂取評価の方法の協調

食物消費は、食物からの栄養物質の摂取と定義され、広範な環境的、文化的理由により、世界の各地域によって異なる。このため、第3章1で検討した通り、食物摂取評価は世界に関係するというよりも、集団に関係するものであり、本グループでは、食物摂取評価実施のための、調和した過程を特定するのに努力した。つまり、本グループは推定値の導出過程を調和および改善させることできる方法と実践を特定するように努めた。その意図は、対象とする(亜)集団が摂取する可能性のある摂取量を最も正確に推定する食物摂取評価過程について述べることである。そのような過程を用いれば、できるだけ正確で適切なULの比較が可能となるであろう。

方法論的調和のための提案を行うにあたり、本グループは、第2章2で検討した3つの国家／地域当局による報告書に記載されている食物摂取評価について

考察した。この試みの結果を示す表を、付属文書9に示す。このデータに関する検討では、食物摂取評価に用いられたデータの様式には大きなばらつきのあることを示す。また、知見の解析および提示の手法においても大きなばらつきを示す。個々の国家／地域当局によって用いられるアプローチの特殊な側面については、以下に示す。

1.3.1 欧州食品安全機関食品科学委員会（EFSA-SCF）

EFSA-SCFは、一連の利用可能な消費記録を用いている：2日間、7日間、8日間の食事記録、24時間思い出し法、および家庭調査。この報告書では、食品と栄養補助食品からの合計摂取量による推定摂取量の平均または中央値および摂取量の97.5パーセンタイルの推定値を、男女別に表している。さらにEFSA-SCFは、いくつかの栄養素に対しては、世帯レベルでの1人当たりの推定値を示している。

1.3.2 ビタミンおよびミネラルに関する専門家グループ（EVM）

EVMは、食料源から摂取した推定値を導きくために、1986～1987年の国民栄養調査から、4日間または7日間の秤量記録を主として利用している。栄養補助食品からの栄養摂取量の推定値を得るために、EVMは、英国（製品に表記）において利用可能な栄養補助食品の栄養分に関する製造業者からの情報、および栄養補助食品販売に関する店頭販売登録から得た情報を用いている。この報告書では、集団における食物から得た栄養摂取量の平均および97.5パーセンタイルの推定値を示し、高用量摂取の可能性があるサブグループを特定している。EVMは、さらなるリスクの徴候を示すために、食物から得た栄養摂取量の97.5パーセンタイルの推定値の合計を用いて、集団全体での最大摂取量の推定値を示し、販売されている栄養補助食品の単位当りの最高用量、および関連する場合には、飲料水に許可される最大濃度を基にした飲料水からの摂取量、および1日あたり摂取する飲料水の予測量について示した。

1.3.3 米国医学研究所（IOM）

IOMでは、米国を代表する国内調査から、24時間思い出し法および水と栄養補助食品の摂取量評価にもとづく食物摂取を基にしている。さらに、カナダのいくつか州での調査から得たデータも用いている。カナダのデータには、24時間思い出し法および栄養補助食品摂取の評価が含まれる。IOMはこのデータを用い、異なる年齢、性およびライフステージ（妊娠中または授乳中）の亜集団にお

ける習慣的摂取の分布を、摂取における日間変動を調整して推定した。この調査で把握されなかった栄養素(ヨウ素など)については、IOMはマーケットバスケット調査から摂取推定値を算出し、個人の摂取における日間変動に対する調整は実施しなかった。集団における悪影響のリスクの大きさに対する判断を示すために、IOM報告書では、特定の年齢、性およびライフステージの亜集団による食品と栄養補助食品からの習慣的な栄養摂取量の推定分布を各亜集団のULと比較している。

3つの国家または地域当局からの報告書のレビューを基にして、各当局自体の経験も基に、本グループは、次の4つの重要な特別領域を含む方法論的必要性を特定した。

1. すべての地域で同一様式のデータが利用可能であるとは限らないために2つ以上の手法が必要であることを認識した、摂取量を推定するための統一された統計的アプローチの特定。
2. 必要に応じて、2つ以上のデータ源から得たデータを結合させる過程。現在、栄養補助食品、特定の強化食品、機能性食品および非薬物性食事品目の成分および消費に関する情報は、「食品」の成分および消費に関する標準的な情報と同一の情報源からは通常得られない。
3. 摂取推定値における不確実性の処理方法およびリスク解析における不確実性が有する潜在的影響度。
4. データが限定されているか、または実質的に存在しない状況下における適切なシミュレーションまたはモデル化のアプローチ。

本グループは、異なる様式のデータに直面した際に調和を促進するための食物摂取評価に対する6段階のアプローチを決定した。

この6段階をコラム5-2で特定し、2〜7で詳細に説明する。

コラム5-2　食物摂取評価に対する6段階の調和したアプローチ

第1段階：食物摂取評価様式の指定
第2段階：成分データの利用
第3段階：消費データの利用
第4段階：摂取量の推定方法
第5段階：評価に伴なう不確実性
第6段階：食物摂取評価の報告

2 第1段階：食物摂取評価様式の特定

　食物摂取の様式（合計または対象別）および対象とする期間の特定は、必要とされる食物摂取評価の総合的特性の決定要因となる。多くの――おそらく大部分の――例では、栄養素リスク評価には、長期間にわたりすべての摂取源から得られる栄養物質の総摂取量の推定値を必要とする。重要な例外を次に示す。一般原則として、食物摂取評価は、同一の年齢／性／ライフステージ別亜集団に対し、ULとして特定される推定摂取量を算定するために行なうべきである。

2.1　対象とする摂取量の決定
2.1.1　食事による総摂取量
　ハザードの特性の一部として一度栄養物質のULが決定されれば、リスク評価は通常その次に、集団がどれだけの量の物質を全体として摂取しているかについて考える。そのため、食物摂取評価は、特徴としてすべての摂取源から得る物質の総摂取量に焦点を当てる。これらの摂取源には、食品（および飲料）、栄養強化食品および機能性食品、栄養補助食品、水、およびその他の経口摂取された植物製品および植物抽出物などの非薬物性製品が含まれる。その難題は、適切な精度で総摂取量を推定できるよう、栄養物質のすべての摂取源に対して消費および成分に関する十分な情報を得る際に発生する。

2.1.2　対象とする食物摂取
　時として、栄養素リスク評価の焦点が、栄養補助食品または限られた数の栄養強化食品などのように、栄養物質の特定の摂取源のみの場合がある。同様に、関心は、合成葉酸のような栄養物質の単なる1つの化学的形状である場合がある。このような状況では、食物摂取の評価は、適切に、それらの特定の摂取源からの摂取量の推定または特定の形状をした栄養物質の摂取量に制限される。それにもかかわらず、関心は対象とする食物摂取にあるのにもかかわらず、信頼できる考察を行うために、摂取に関するさらに包括的な解析が必要となる場合がある。このような考察には、すべての食事からのバックグラウンド摂取、または対象とする栄養物質と相互作用するか、その生物学的利用能を変更する栄養物質および食品成分が食事に含まれているかどうかということに関する情報の必要性が含まれる。

2.2 対象とする期間の決定
2.2.1 習慣的摂取

　本グループは、ワークショップの初期に、栄養素リスク評価期間の特性に関して相当多くの議論を行った。この主題に関する議論は、食物摂取評価に関する討論に先立って進められた。

　栄養素リスク評価は、一般に長期または慢性の摂取の枠組みの内で行なわれるため、本グループの討議では、その期間の決定に焦点を当てた。

　第3章3.3で取り上げたように、「生涯摂取」または「生涯曝露」の概念——いくつかの他の様式のリスク評価で用いられている概念——では、一般に栄養素リスク評価との関連性に欠けている。一般に栄養物質は、物質の吸収、利用、貯蔵および／または輸送を調節または変更する複雑な恒常性維持機構に制御される。この機序の性質は、年齢、性別およびライフステージに応じて変化する。この変化が生じるため、生涯総摂取量の測定は意味のないものとなる。さらに、異なる年齢／性／ライフステージ別亜集団に対する健康への悪影響が異なるという観点から、栄養素リスク評価には、年齢／性／ライフステージ別に得られる推定食物摂取量がさらに有用となるであろう。

　「通常摂取」という用語は、栄養文献で一般的に用いられるものであり、恐らく1年またはそれ以上の長期的な摂取を表すために頻繁に用いられるものであるが、本グループでは、この意味を持つ用語として「習慣的摂取」を選択した。「習慣的摂取」を選択した論理的根拠は、栄養物質の長期摂取では、(亜)集団間および(亜)集団内においてかなりの日間、季節間変動があることが特徴的であることを認識しているからである。「通常摂取」という用語は、そのような変動は正常というよりも異常であることを示すものである。以上の理由から、「習慣的摂取」の使用が好ましいとした。この用語は、存在する多様な摂取パターンの実体によく適合しており、さらに広範な食事背景を与えるものである。本報告書の目的としては、「習慣的摂取」は「通常摂取」と同義である。

　*習慣的摂取*は、長期間における栄養物質の平均1日摂取量として定義される。理想としては、個人の栄養物質の1日摂取量を、1年の異なる時期に何日間にもわたって観察することができれば、長期摂取はその日数における各自の平均摂取として推定できるであろう。栄養物質摂取における日間変動は極めて大きいため、個人の摂取を正確に推定するためには、何日間ものデータが必要である。しかしながら、実践ではこれほど多くの情報を収集することは実現可能ではない。

　推定摂取量はむしろ、個人を代表するサンプルでのさらに短期間におけるデ

ータを集め、次に、そのデータから特定の集団にまで一般化することにより得ることができる。

2.2.2 急性摂取

健康への悪影響は、栄養物質の短期間または急性の摂取の結果生じる例もある。このような場合には、習慣的または長期的な平均摂取量は必要ではない。その代わりに、推定摂取量は、健康への悪影響を生じさせることが知られている期間に摂取された栄養物質の量を基にするべきであるが、この期間は、1日以下、5～7日、またはそれ以外の期間となるであろう。このような摂取量を推定するアプローチは、個別に行わなければならない。

栄養物質による急性影響のリスク評価に必要な情報を提供するためには、摂取の解析と全般的なリスク評価は、明らかに、通常のモデルに対してかなり調整するべきである。

3 第2段階：食品成分データの利用

3.1 データ源

食物摂取評価の出発点は、人々が摂取した特定量の食事品目に含まれる栄養物質の量に関する情報を得ることである。これらの成分データを作成して編集する手法は既報に詳述されている(Greenfield and Southgate, 2003；Ireland et al., 2002；Leclercq et al., 2001；Rand et al., 1991；Schakel et al., 1997)。しかしながら、有用かつ最新の成分データベースを入手して維持する能力は、食品供給の変化、栄養補助食品、強化食品および一般的でない栄養物質源の使用増大により、ますます難題となっている。栄養物質の食物源は、処方に従って作られるものもあり、そのため、現在の生産行為においては頻繁に成分を変更することとなる。食品への栄養物質の追加が、製造業者の責任の下に自由に行われ、製品群の売上向上に用いられる場合、処方変更は急激なだけでなく大規模となりうる。製造業者らは、同じ食事品目で1つまたはそれ以上の栄養物質が異なる組成の新バージョンの製品を頻繁に発売する。このように、食品成分データベースは簡単に時代遅れとなるのである。さらに、国家または地域による食品添加物による強化方針、あるいは規制政策の変化（葉酸を強化した穀物製品に対する規制強化など）もまた、利用可能な成分表の正確度に影響を与える。

食事品目の化学分析は、最も正確な食品成分データを提供することができる。し

かしながら、成分値の精度は、せいぜい製品におけるばらつきを説明するのに十分な標本数を解析する程度である。分析方法は人的資源集約的であることから、割高で時間が掛かるため、大量の検体を解析する能力はしばしば限定される。少ない検体数による解析で成分値を得ることは、ある程度の不確実性をもたらすが、しかし間接的に得られたデータはそれよりも劣る。以下に述べるように、有効な検査データが存在しない場合には、成分を推定するために他の戦略が用いられる。

　複数原料からなる食事品目の成分は、その製品の製造に用いた原料の既知の成分に基づいて計算することから得ることができる。配合アプローチは、製品の成分を推定するために頻繁に用いられる。しかしながら、一般に消費される混合食品は異なる配合表を用いて製造される。合理的かつ包括的なデータベースであっても、すべての形態の食品を網羅できるとは限らない。

　家庭で調理する食品については、回答者から混合食品に対する詳細な材料情報は得られるであろうが、この追加データ収集方法には情報源の合意がなされていないことが多い。

　製造業者から直接入手する、あるいはラベルに表示されている成分データは、ギャップの埋め合わせに役立つが、この種類のデータの使用は、次の大きな2つの不確実性源を持ち込むことになる。

1. 製造業者は、製品が流通する国または地域に存在する規則に従ってラベル表示をしなくてはならず、国および監督当局が異なれば、ラベルの表示と分析値との間の差の許容範囲が異なる。米国の例では、製造業者が自社の製品に対し、ある栄養物質について実際の含有量よりも多く含まれていると表示した場合は、違反となる。この理由から、米国の製造業者は、内容物の配分の最低量を表示する傾向がある。シリアル1箱のように、無作為に選んだ製品は、いずれもラベルの記載よりも含有量が多くなりがちとなる(Rader et al., 2000)。一方、英国では、製造業者は、製品中に予測される(または平均の)栄養素の量を表記する。
2. 製造業者は時間経過によるいくつかの栄養素の減少を見越して余剰量——ラベルの表記を超える量——を加えてもよい(EVM, 2003)。このように、特定の栄養物質の含有量は、その一部は製作年月日に対する消費日に左右される場合がある。

　世界中の食品の栄養物質成分に関する情報は増加しているが、特定の食事

品目について、ほとんどまたはまったく情報が得られないという例が数多くある。原則として、国家または地域の間で食品成分データまたはデータベースを共有することは理にかなっている。多くの場合に、これは利用可能な唯一のアプローチであり、利用できなければならないものである。しかしながら、地域間での食事品目の違いにより、食い違いが発生する可能性がある。

さらに、異なる生育条件（土壌および天候の特質など）により、成分にばらつき生じる場合がある。

地域間での強化の方針および実践の相違により、別の変数が導入される。地方特有の食品に関する正確なデータの欠如は、特にある地域の食事を地方特有の食品に依存している場合には、推定摂取量が著しく歪曲される。妥当な成分データの特質は特定され、共に取り組むための目標を示している。コラム5-3に、これらの特質を列記する。

コラム5-3　妥当な成分データの特質

原則として、成分データは次のとおりでなくてはならない。
- 完全、包括的で、詳細（データに摂取したすべての食事品目を含み、広範な栄養物質を反映し、いくつかの食品における変動についての情報を商品名を含めて提供し、化学式および生理化学的特質による栄養物質の特定が記載され、分析または改訂の日付が明記されている）な記載がある。
- 正確（成分は実際の栄養物質含有量の平均値を表す）
- 最新（組成における最新の変更を含み、強化の実践を反映している）
- 標準国際命名法に従う
- 適応可能な日付を含め、文書による十分な裏づけがある
- 電子版での利用が可能

現在利用可能なデータは、これらの目標に達していないことがしばしばあるが、コラムに列記されている特質は、データに存在する限界およびそのデータを考慮に入れるための必要性をリスク評価者に思い出させる役割を果たす。この特質は、文書により十分裏づけられた、順応性のある利用可能なデータセットの作成および正確で妥当なデータを提供することへの関心を反映するものである。

手持ちの栄養リスク評価に関連して、データの調整、修正、再配置が簡単な形として成分データを提供できれば、その有用性は大きく増大する。

3.2　成分データの修正と調整

既存の成分データセットをさらに最新なものへと修正する、または手許にある評価を完成するために必要な情報を追加することは、しばしば有用である

(Holden et al., 1999など)。この有用性を増強するためのデータセットの修正は、食物摂取の中でさらに正確な推定値を得る際にしばしば無視されるアプローチである。適切な方策は、欠落している情報の補完、更新、および何らかの調整に関連する(物質の生物学的利用能の説明など)。対象とする栄養物質に対して成分データベースが提供する詳細な量および様式に関しては、特に考慮を必要とする。データが不十分な場合は、利用可能なデータを増大させるために、必要な追加データを得るか、または評価用の新しいデータベースを作成しなくてはならない。成分データの修正および調整は、以下に従って遂行できる。

3.2.1 欠落データの追加

成分データが不完全、または目的とする領域に存在しない場合は、その地方の特質に最も正確に対応する既存のデータセットから始めるのが最善である。最も関連がある既存のデータセットに個々の欠如している食事品目の成分情報を加える。情報の入手には、何らかの特別なイニシアチブが必要な場合がある。どの例においても、用いた論理的根拠および設定した仮定を含め、追加分を完全に文書化しなければならない。

欠如している情報は、理想的には食品を直接検査室で分析することによって得られるが、一般には、さらに以下によっても情報を得ることができる。

- 他のデータ源からの収集
- 製造業者との接触、またはラベルの読取り
- 類似する食品の栄養素データで代用
- 食物を調理した材料のデータを用いて含有量を推定
  (配合による計算)

マレーシアで既存のデータベースに対して行った修正を概説した例が、Siongら(1997)による文献に記載されている。配合表を用いて計算した栄養素データを主として用いて作成されたデータベースの解説は、Dehneら(1999)によって発表されている。

3.2.2 情報の更新

必要に応じて摂取量の推定値を正確に表せるよう、逐条的にデータセットを更新する。

これは、必要な栄養強化の変更に伴う場合のように、食品供給において大規模な変更を行った場合に有用な方法である。
　一般的に使用される原料に対する栄養強化の変更に対応してデータベースを更新するためには、強化された原料を含有する商品を取り出し、変更されたそれぞれの栄養物質の含有量を計算し、次に商品を再び一緒にして、改訂された成分を計算する。このアプローチの例は、IOM報告書『食事摂取基準：食事計画の適用』(*Dietary Reference Intakes: Applications in Dietary Planning*) (IOM, 2003)に記載されている。Lewisらによる出版物(1999)でも、米国での葉酸成分情報の更新について実証している。この更新は、栄養強化されたシリアル穀物に対する葉酸強化義務により、これらの原料を含む食品による葉酸の総摂取量への影響が増大することが予測されたことから実施されたものである。

3.2.3　生物学的利用能の補正

　吸収されると思われる予測量をさらに正確に推定するために、生物学的利用能に対して補正を行うことが可能であろう。必要な情報には、(i) 栄養物質またはその物質の特定の形状に対する補正係数、(ii) 必要に応じて、対象とする形状を代表する食事品目あたりの栄養物質の合計量との比率、(iii) 関連性がある場合には、拮抗する可能性のある物質（銅または亜鉛のようなミネラルの摂取を対象とする場合のフィチン酸に関する情報など）の量を含む。この様式のデータセットの補正は、天然の葉酸(Lewis et al., 1999)と比較して、強化食品および栄養補助食品に含まれる合成葉酸の生物学的利用能が明らかに高いことから、葉酸摂取量を修正するために行なわれた。

4　第3段階：消費データの利用

　摂取した食事品目の量（成分に関する情報と結合させた場合に）のデータは、食物摂取評価に対する重要な基礎となる。この報告書の目的に合わせ、消費データが何を基にしているかによって、(i) 個人によるものまたは個人のために報告された消費量、(ii) 利用能について収集したデータまたは出荷／販売情報を含むその他の様式のデータにグループ化した。
　データが存在し、対象とする集団を代表していると仮定すれば、個人から集められた情報を用いて摂取量を推定するのが望ましい。明らかに、個人の摂取

データが入手できない場合には他のデータを用いなければならないが、それには限界があり、推定に不確実性を与える。コラム5-4に望ましい消費データの表——実体よりも目標を表わす特性を列記したもの——を示す。

コラム5-4　望ましい消費データの特性

原則として、消費データには以下のことを提示しなくてはならない。
- ●一般化が可能となる例数と研究デザインに基づく、個人の1日消費量に対する偏りのない推定値
- ●対象とする食事品目すべてを含む、十分に包括的な消費報告
- ●対象とする年齢／性／ライフステージ別亜集団によるデータ
- ●最新の消費量の推定値
- ●十分な文書化
- ●データが電子版形式であり、一般に認められた用語および測定装置に基づく

コラム5-4に列記した特性を有する代表的な消費データは、世界中で広く利用できるわけではない。他の様式のデータは、多くの栄養素リスク評価の中で明らかに用いられているが、そのようなデータの限界について理解し、評価に伴ってそれらが不確実性にもたらす影響度を認めなくてはならない。すべての例において、データの質に関係なく、十分な文書化をもたらすデータセットを作成し、栄養素リスク評価者のニーズに応じてデータを調整または再整理できるよう、または評価者が解析後に「仮説の」シナリオを実行できるようにデータの形式を定めることは、大いに望ましい。

4.1　個人のデータ

個人の毎日の食品消費のデータは、いくつかの国で全国的な調査として定期的に収集され、適度に正確で、大規模なサンプル数による最新情報を提供している。個人レベルの消費データを収集する方法には、面接または電話インタビューで得られた24時間思い出し法、複数日間における食品消費の秤量記録、複数日間の食事日記および食物摂取頻度質問票がある。入手可能な出版物（Biro et al., 2002；Ferro-Luzzi, 2003；Gibson, 2005；van Staveren and Ocke, 2001）は、食事の評価方法の有用な総説を提供している。この他の情報は、ディスカッションペーパー3「集団における通常の栄養曝露分布の推定」（付属文書4参照）に示す。表5-1は、これらの消費データ収集方法の有効性と限界について示す。

個人の思い出し記録は、習慣的摂取分布の推定には最適であるが、エネルギーおよびタンパク質の摂取量を過小評価する傾向がある。さらに、数日間にわた

る個人記録およびサンプル数によって、断続的な摂取——例えば1～2週間に一度のみ栄養補助食品または高度の強化食品を摂っている場合——の情報の記入を忘れる可能性がある。一方、食物摂取頻度調査では、消費データを過大評価する場合と過少評価する場合がある。推定値は、食品リストに掲載されている食品によるものであり、2つ以上の食品（柑橘類など）がある場合に代表する質問の食事品目に集約するという仮定に依存する。しかしながら、食物摂取頻度質問票では、対象とする食事品目の断続的な摂取を把握することができるであろう。

4.2 有用性データと出荷／販売データの統合

統合された消費データは、(i) 世帯消費量のデータ、(ii) 国家または地域消費量のデータ、(iii) 地域的な食事、(iv) 出荷および販売情報として分類できる。

4.2.1 世帯レベルでの統合データ

世帯レベルでのデータには、世帯での購入または予算調査、食品目録または食品消費が含まれる。このタイプの情報は、家族員の違いによって食品消費を区別しておらず、また、廃棄物や家庭外で摂取された食品は反映されない。

個人消費に関する情報が欠如する場合は、世帯で利用できる食事品目に関するデータと世帯での人口統計データに関する情報とを結合させたものを調整し、モデル化して食料消費の推定、および同様に個人による栄養物質の摂取量の消費の推定値を示す。

4.2.2 国家または地域レベルでの統合データ

データは国家または地域レベルでの食料の利用能（または消費度）の総合的パターンを反映できるよう作成される。有名な例がFAOの食品バランスシート（FAOSTAT, 2005）である。食品バランスシートは、特定の期間における国家の食料供給パターンの包括的状況を提供する。人々が潜在的に消費可能な各一次産品および加工商品に対して、食品バランスシートは供給源とそれらの利用について示す。このバランスシートでは、国内での産生量、輸出入量および輸出された、備蓄の変動、農業その他の目的による使用、貯蔵および輸送中での損失、人々が利用可能な食料供給について取り扱う。集団による食料摂取に関連するデータは、1人当たりの食料供給の推定に用いられる。その後、それらの食品によって提供されるエネルギーおよび栄養物質含有量を推定するために、適切な食事品目成分係数を適用する。

表5-1　異なる様式の消費データの有効性および限界

データの様式	有効性	限界
個人レベルでの消費（24時間思い出し法または複数日間の記録）。	●個人の一日あたりの消費量を把握する。 ●習慣的摂取の分布の推定に最適である（Lee and Nieman, 2003；Subar et al., 2003）。	●測定誤差に従う。すべてはないものの、国によっては、成人において24時間思い出し法で得られたエネルギーおよびタンパク質の推定摂取量の過少申告（Goris and Westerterp, 1999；Goris et al., 2000；Harrison et al., 2000；Johansson et al., 1998；Subar et al., 2003）および2歳未満の小児での過大申告が示されている（Devaney et al., 2004）。複数日間における記録の例では、被験者による食品消費パターンの修正が記録されている（Gibson, 2005）。 ●コストと時間を要する。
個人別食物摂取頻度質問票（Bingham, 1987；Dwyer, 1994；Medlin and Skinner, 1988；Subar et al., 2003）	●デザインと実施が比較的簡単にできる。 ●少数の食品または栄養補助食品に関する消費情報の収集によく適している。 ●食品や栄養補助食品の消費を把握できる。	●不正確になる傾向がある。構造的に、質問票に記載されている食品の数が限定されているため、食料消費の合計の収集にはあまり適さない。 ●国家または地域および特定の用途に合わせてデザインを変更し、承認されなければならない。 ●量的摂取の推定に用いることが可能であるが、結果として、高用量および低用量で摂取した習慣的摂取分布の不正規な両側裾部上のものは、信頼性低下の原因となる場合がある。
世帯単位の調査	●多くの国で利用可能である。 ●国家によるデータと比較して、統合されているものが少ない。 ●各自の栄養摂取量の推定値が得られる。	●世帯における食料購入量は把握できるが、摂取されていないものは把握できない。 ●家庭外で摂取された食料を把握できない―潜在的に栄養素の有意な摂取源、特に学齢期の小児および家庭外で働いている人の把握ができない。 ●強化食品、水または栄養補助食品の消費についての情報が欠如する場合がある。個人の消費についての直接的な情報を提供しない。 ●個人の消費は、いくつかの仮定の下に世帯レベルのデータから推定でき、分離により、個人レベルでの主要栄養素の許容可能な摂取量推定値が得られる可能性があるが、微量栄養素に関しては得られない。
国家による食料バランスシート	●大部分の国で利用可能である。 ●一律なデザイン：その消費は文書による十分な裏づけがある。	●1人当たりの摂取を過大評価する。 ●異なる性別/年齢/民族集団での1人当たりの消費が（直接）得られそうにない。 ●多くの仮定を必要とする。 ●上記の国家による食料バランスシートと同じ。
地球環境モニタリングシステム／地域特有の食品・食事	●上記の国家の食料バランスシートと同一 ●地域レベルでの摂取を求めたい場合、または国家による食料バランスシートがない場合に適する。	●構造的に、地域特有の食事は同一の地域内のすべての国々に共通であるが、食事評価でその国に特有な相違を評価できない。

4.2.3 地域の代表的な食事

地域に「特有な」あるいは代表的な食事が、食事パターンおよび利用できる食品に関する情報を用いて、特定の地域のために作られてきた。

特有の消費データがそれ以上入手できない場合に、栄養物質摂取に関する推定値を決定することにおいて、これらの代表的な食事は有用であるか、または、他のデータをチェックするのに用いることが可能である。地域特有の食事は、地球環境モニタリングシステム（GEMS/Food, 2005）の一環として開発されてきた。GEMS/Foodは、5種類の地域食——アフリカ、ヨーロッパ、極東、ラテンアメリカ、中東——を創作し、他の地域食を開発中である。ヨーロッパの地域食とはヨーロッパ、オーストラリア、カナダ、ニュージーランドおよびアメリカ合衆国を表わす。それぞれの地域食は、生鮮および半加工食品からなる合計約250種類の食品からなる。食事はFAOのフードバランスシートに基づいて選択され、平均的1人当たりの食品消費を表わす。これらの地域食は、主として食品からの汚染物質および他の物質の長期的な食物摂取を評価するために、合同食品添加物専門委員会および合同残留農薬専門家会議などの組織によって国際的レベルで用いられた。

4.2.4 マーケティングおよび販売データ

地域によっては、特定の食事品目——栄養補助食品から強化食品および機能性食品まで——の販売量や生産データについての情報を得ることができる。そのような情報は、データギャップを埋めるのに有用であり、栄養物質の利用能の概算を可能にすると思われる。しかしながら、これらのデータは高度に統合されているため、それらを食物摂取の推定に関連づけるためには、多くの仮定を使用することが必要となる。場合によっては、製造業者が自発的に販売データを提供し、そのマーケティング研究および販売パターンに関する知識を基にした消費可能性についての詳細さえも提供している場合がある。

表5-1でこれらの方法の有効性および限界について示したように、統合された利用能データおよび出荷データは、摂取の過大評価につながりやすい。せいぜい母平均のみを反映するだけで、感受性の高いサブグループに対する有意義なデータは提供しないと思われる。

4.3 すべての摂取源からの摂取を推定するための消費データの結合

　利用可能な消費データベースの特性から、異なる様式の消費データまたは異なる調査から得られた消費データを結合し、摂取の全体像を創り上げる必要性がしばしば生じる。この過程では、食品および強化食品の消費を反映するデータベースを用い、それに栄養補助食品摂取に関する別のデータセットから得た情報を加えることが必要となる場合がある。ルイスら（1999）は、この過程の例を報告している。

　栄養補助食品摂取データが入手できない場合は、集団の習慣的な*総栄養物質摂取量*の分布を推定するのは難しい。世界の多くの地域で、栄養補助食品の使用は増加しており、一連の食品および強化食品をすでに含む食事に栄養補助食品を加える場合栄養素に対するULを超過していると思われる、高用量の総摂取が生じる場合がある。データが欠如している場合に栄養補助食品の摂取を説明するには、食品源からの観察された個人による消費または推定される習慣的な栄養摂取量分布に、集団の中の個人による栄養補助食品の消費を代表する量を加算することによって補う。

4.3.1　食品および栄養補助食品の消費データ結合に選択した方法の解析

　総栄養摂取量の分布に対する推定栄養補助食品消費量のさまざまな選択による効果は、第3回目の米国健康栄養調査（NHANES Ⅲ）からの消費データに基づいた解析によって立証されている（NCHS, 200）。この調査では、食事摂取は24時間思い出し法による面接によって調査し、栄養補助食品摂取は頻度様式の質問票を用いて調査した。米国市場において利用可能なすべての栄養補助食品の製品組成に関する情報もまた、調査に含まれている。例えば、ビタミンB_{12}、C、および亜鉛に関しては、摂取可能な最大用量はそれぞれ2,000μg、4,000mgおよび100mgである。

　*食品および栄養補助食品からの栄養摂取量に関するそれぞれのデータの結合に基づく方法。*ワークショップ参加者のサブグループは、NHANES Ⅲの情報を用い、19〜30歳の女性のための亜鉛、ビタミンB_{12}およびビタミンCの習慣的摂取分布を推定した。さらにサブグループは、Carriquiry（2003）に報告されたものと同一の女性集団における総栄養摂取量の分布を推定した。そのためには、サブグループでは自己報告による習慣的な栄養補助食品摂取を、集団の各女性

の食品摂取源から推定された習慣的栄養摂取量に加算した。

　*栄養摂取量に関する個人のデータおよび栄養補助食品摂取に関する統合されたデータの組み合わせに基づく方法。*個人レベルでの実際の栄養補助食品摂取についての情報が入手できない場合に栄養摂取量の合計を推定した結果を、以下のように評価した。

- サブグループでは、最初に3つの各栄養素について、市販製品によって摂取可能な用量の分布を推定した。
- 例えば、ビタミンCについては、摂取可能な用量の中央値は90mgであり、用量分布の75パーセンタイルは300mg、ビタミンCを含有するすべての栄養補助食品の5%のみが1,000mg以上含有していた。
- 次にサブグループは、用量分布上で、選択したパーセンタイルに対応するさまざまな量によって、推定した習慣的栄養摂取量分布（食品消費のみに基づく）を移動させた。

　サブグループでは、第1の方法（実際の総栄養摂取量の分布）の結果を、第2の方法（ある量の栄養補助食品の消費推定に基づく分布）の結果と比較した。この限定されたシミュレーション研究（下記の表5-2～5-4参照）の結果から、栄養補助食品の消費に関する情報が入手不可能な場合に、栄養物質の摂取量推定の結果に対する洞察が得られる。推定した総栄養摂取量の分布におけるさまざまなパーセンタイルを表5-2に示す。各列は、摂取分布における異なる推定値を表わす。食料から観察された栄養素消費を用いて得た習慣的摂取量の分布を、各栄養素の第1列に示す。

　ほとんどの例において、習慣的栄養摂取量の分布を、その亜集団における栄養補助食品消費を表わすと仮定した一定量だけ移動させることにより、この年齢と性別の集団に対する実際の米国の総栄養物質摂取量を過大評価する結果となった。栄養摂取量の分布を移動させることは、その亜集団の全員が、分布を移動させた量と同量摂取していると仮定することに等しいため、過大評価が生じる。食事摂取調査の解析は、必ずしも亜集団の全員が栄養補助食品を摂取するとは限らないことを示唆している。例えば、NHANES Ⅲの例では、調査に答えた女性のわずか約30%のみが栄養補助食品を摂取すると答えていた（Arab et al., 2003）。

　別の限界は、栄養補助食品を摂取する人は、食品源からも比較的多くの栄

素を摂取する傾向があることによっても生じる。

　結果として、総栄養素消費量に基づく習慣的栄養摂取量の分布は、食品消費のみに基づく習慣的栄養摂取量分布と類似した左裾（マージン）および中央値となる傾向がある。変化は、分布の右側裾部でのみ認められる。食品消費に基づく栄養摂取量の全分布を、栄養補助食品からのさらなる栄養素摂取を模倣する意味で一定量右へ移動させた場合、この影響は考慮されない。

4.3.2　消費データの結合における許容可能な手法

　米国内の19〜30歳の女性に対し、食品および栄養補助食品から総摂取量を求めるための正当な手法は、食品源からのそれぞれの摂取に栄養補助食品用量の中央値（50パーセンタイル）を加えることであると思われる。この手法が他の国および他の亜集団に対しても正当かどうかを判断するためには、さらにシミュレーションが必要である。とにかく、栄養補助食品の最高用量または栄養補助食品投与量の95パーセンタイルの使用さえも、実質的に摂取を過大評価することは明らかである。結合されたデータに基づく推論の精度を向上させるためには、その亜集団内で栄養補助食品を摂取する人の比率、および栄養補助食品の消費と関連がある個人の特徴についての情報を収集することも有用である。一方、コラム5-5では、摂取量推定するための消費データ結合における許容可能な手法を示す。

表5-2　19〜30歳女性のための亜鉛の習慣的栄養摂取分布の推定パーセンタイル
　　　（栄養補助食品からの異なる用量の亜鉛摂取を想定したもの）

摂取様式のデータ	習慣的摂取分布のパーセンタイル			
	50	75	95	99
食品からの摂取	9.6	11.4	14.4	17.1
実際の食品＋栄養補助食品からの摂取	9.9	12.2	27.5	38.8
食品＋最大用量の栄養補助食品（100mg）	109.6	111.4	114.3	117.1
食品＋95pctlの用量の栄養補助食品（33.3mg）	42.9	44.7	47.6	50.4
食品＋90pctlの用量の栄養補助食品（25mg）	34.6	36.4	39.3	42.1
食品＋50pctlの用量の栄養補助食品（15mg）	24.6	26.4	29.3	32.1
食品＋25pctlの用量の栄養補助食品（7.5mg）	17.1	18.9	21.8	24.6

注：pctl＝パーセンタイル；摂取および栄養補助食品のデータは第3回目の米国健康栄養調査のものである。分布はすべてアイオワ州立大学の方法を用いて推定した（Nusser et al., 1996）。

表5-3　19〜30歳女性のためのビタミンB₁₂の習慣的栄養摂取分布の推定パーセンタイル（栄養補助食品からの異なる用量のB₁₂摂取を想定したもの）

摂取様式のデータ	習慣的摂取分布のパーセンタイル			
	50	75	95	99
食品からの摂取	3.8	4.9	7.5	9.7
実際の食品＋栄養補助食品摂取	4.1	5.9	14.4	37.6
食品＋最大用量の栄養補助食品（2,000mg）	2,003.8	2,004.9	2,007.5	2,009.7
食品＋95pctlの用量の栄養補助食品（167mg）	170.8	171.9	174.5	176.7
食品＋90pctlの用量の栄養補助食品（75mg）	78.8	79.4	82.5	84.7
食品＋50pctlの用量の栄養補助食品（6mg）	9.8	10.9	13.5	15.7
食品＋25pctlの用量の栄養補助食品（5mg）	8.8	9.9	12.5	14.7

注：pctl＝パーセンタイル；摂取および栄養補助食品のデータは第3回目の米国健康栄養調査のものである。分布はすべてアイオワ州立大学の方法を用いて推定した（Nusser et al., 1996）。

表5-4　19〜30歳女性のためのビタミンCの習慣的栄養摂取分布の推定パーセンタイル（栄養補助食品からの異なる用量のビタミンC摂取を想定したもの）

摂取様式のデータ	習慣的摂取分布のパーセンタイル			
	50	75	95	99
食品からの摂取	86.0	113.5	161.5	216.0
実際の食品＋栄養補助食品摂取	94.1	130.6	227.4	591.5
食品＋最大用量の栄養補助食品（4,000mg）	4,086.0	4,113.5	4,161.5	4,216.0
食品＋95pctlの用量の栄養補助食品（1,000mg）	1,086.0	1,113.5	1,161.5	1,216.0
食品＋90pctlの用量の栄養補助食品（500mg）	586.0	613.5	661.5	716.0
食品＋50pctlの用量の栄養補助食品（90mg）	176.0	203.5	251.5	306.0
食品＋25pctlの用量の栄養補助食品（60mg）	146.0	173.5	221.5	276.0

注：pctl＝パーセンタイル；摂取および栄養補助食品のデータは第3回目の米国健康栄養調査のものである。分布はすべてアイオワ州立大学の方法を用いて推定した（Nusser et al., 1996）。

データの結合は、食物摂取評価において最近用いられるようになった領域であり、この結合を行うための最善の方法に関する研究は、ほとんど行われていない。これらの評価から得た結果には、定量化が難しい不確実性を有する可能性があるため、注意深く解釈しなければならない。

> **コラム5-5　実践のための推奨事項：栄養物質摂取推定のための消費データ結合における許容可能な手法**
>
> データ結合における許容可能な手法は、利用可能なデータの様式によって変化する。
> ● 最善の筋書きでは、異なる摂取源からの消費に関する情報は各自の同一のセットで利用できることである。例えば、個人による24時間思い出し法または食事日記を用いた食品の摂食報告の調査、あるいは栄養補助食品摂取の頻度質問票による報告を求める場合がある。この場合の総習慣的栄養摂取量の推定値は、最初に食品源からの摂取を調整するし、次に、それに摂取頻度質問票に記入された自己報告による栄養補助食品からの習慣的摂取を加えることにより得られる。食品および栄養補助食品消費の双方を摂取頻度質問票を用いて収集する場合、最初に習慣的1日摂取量を各質問票から得た後に、総計を得るために2つの習慣的1日摂取量の推定値を付け加える。しかしながら、Subarら(2003)による最近の報告では、摂取頻度質問票を用いて得られたエネルギーの摂取の推定値と、バイオマーカーで測定した実際のエネルギー消費量との相関が低い傾向があることを示唆している。
> ● 異なる集団の回答者を用いて収集した摂取量測定値を、異なる情報源が発表している場合には、さらに困難な状況となり、これらの情報源を結合させることは、必然的に個々の総栄養摂取量の推定値が不正確となる。これに対し、取り得る3つの手法が提案されている。
>   1. リスク推定のための非常に控えめな手法は、栄養補助食品の出荷データの特定栄養素の分布における90パーセンタイルのように、個人の栄養補助食品の摂取の過大評価と思われる食料源からの個人の摂取を増加させることであろう(表5-2〜5-4では、この手法では総摂取量をかなり過大評価することを示す)。
>   2. 低めの推定値(およびあまり控えめでないリスク推定手法)は、中央値または代表的な用量、例えば最も販売量の多い会社間での加重平均を加えることにより得られる。
>   3. 社会人口統計学的な変数の関数としての栄養補助食品消費の可能性に関する情報が利用できれば、栄養補助食品からの異なる量の栄養摂取量を異なるタイプの個人*に割り当てることは、栄養補助食品の非使用者における摂取の過大評価を低減させる。
>
> * 例えば、米国では、食品源からの適当量の栄養素を既に摂取している人は、さらに栄養摂取量を補完しようとする傾向があり(Arab et al., 2003)、一般に、健康的な生活様式を送る人では、栄養補助食品をさらに摂取すると思われることが示されている。

4.4　さらなる消費データを得るための方策

　消費についてさらなる情報を活発に収集することが、食物摂取評価に先だって必須であろう。実践では、これは栄養補助食品、高度に強化された食品、機能性食品などの特別な食事品目または植物製品などの非薬物製品の消費に対する定量法の形式をとる。これらの品目は、食品供給があまりにも最近導入されたため、調査に含めることができないか、データが収集できなかったため、しばしば利用可能な消費データセットには見い出せないものである。そのようなデータの質の向上には、それらを収集する際の注意と同様にして良い。いつものように、十分な文書化はデータを得るために用いられるアプローチにおいて必要である。
　取りうる1つのアプローチは、これまでに説明した通り、入手不可能なデータ

を推定するための出荷および販売データの使用である。その代わり、あるいはそれに加えて、これらの食事品目の消費の特性および量を決定するために、対象とする年齢／性／ライフステージ別グループ分けに関する小規模で焦点を絞った調査を行なうことができるであろう。GibsonおよびFerguson（1999）、Cameronおよびvan Staveren（1988）による報告では、この目的に有用な手引きを提供している。一般に、摂取頻度質問票はこの付加的な情報を得るのに最も有用である。推定値の精度は次の方法で向上させることが可能である。

- 回答者に短期間での習慣的な消費を思い出すように質問する。大半の人は、過去2週間に摂取した特別な栄養強化食品または栄養補助食品の頻度のほうが、過去2ヵ月間での頻度よりも正確に思い出すことができる。
- 求めた情報が、摂取によって起こり得る季節的な影響を特定するために十分な期間を確実にカバーするようにする（これに関しては、いくつかの質問票では1年間としている）。可能であれば、予備調査は対象とする品目の摂取における季節的変動の可能性を確認するのに有用となるであろう。栄養補助食品および強化食品のような品目は、年間を通じて変わらず摂取されると思われるため、それには季節的な質問を必要としないかも知れない。
- 強化食品および（または）対象とする栄養補助食品に焦点を当て、最小限の品目に関して尋ねる。少数の特定の品目の摂取頻度のほうが、多数の品目よりも、回答者が正確に思い出す傾向がある。さらに、焦点を絞って品目を少なくすれば、特定の栄養摂取量に関してさらに多くの詳細情報の収集が可能になる。

これらの付加的データは、他の消費データと結合させることが可能である（上記4.3参照）。あるいは、摂取評価を目的とするのであれば、このデータを用いて摂取の分布を作成することができる——ただし、他の食事源を考慮していないことから、総摂取量を過少評価する恐れがある。

総栄養物質摂取量を把握しようとする場合に、摂取頻度質問票が不正確な手段であると示されたとしても、特定の栄養物質に対し、この手法に基づいた推定値は、国家または地域における利用可能食品のデータに由来したものよりも信頼できると推測される。

5 第4段階：摂取量推定の方法

表5-5では、異なる様式の食事消費データ、本サブセクションで検討する摂取量推定へのアプローチおよび推定値の信頼性の質について概略する。

5.1 個人データを用いた摂取量推定

個人の消費データを質の高い成分データと結合させ、適切な統計的方法を適用すれば、対象とする(亜)集団における習慣的摂取量分布の推定にとって信頼できる最善の出発となる。24時間思い出し法または食事記録のデータを用いた推定は、最も信頼のおけるものの一つである。対象を絞った摂取を評価するのでない場合は、食物摂取頻度調査のデータは一般に適切さで劣る。習慣的摂取量の分布は、原則として世帯全体のデータを用いて推定されるため、この推定値に関する不確実性はかなり高い。目標は、ULを超過して(またはUL未満で)摂取している個人の比率を推定し、調査デザインを考慮に入れて、その推定値の標準誤差を計算することである。

最も良くデザインされた研究または調査でさえ、曜日、面接方法、質問の順序または季節などの要因が摂取量測定にもたらす影響を完全に避けることはできない。このことから、これらの要因による交絡効果の可能性を排除するために、観察した摂取データを統計的に補正することを勧める。この目的のために、多くのアプローチの使用が可能である。例えば、Nusserら(1996)は、曜日および調査方法などの要因に関する回帰モデルに基づく単純な比率の補正について述べている。同様のアプローチは、彼らの研究で考慮したもの以外の要因による影響に合わせて補正する目的で利用できる。

これに対する重要な統計的補正は、個人における摂取量の日間でのばらつきを減少させるために必要性である。この考察についてはHoffmanら(2002)が報告しており、ディスカッションペーパー3(付属文書4)で取り上げる情報は、有用な手引きとなる。ディスカッションペーパー3では、同一個人内での1日摂取量の日間変動を除外する重要性を示す表も掲載している。摂取における日間変動の排除は、摂取分布において推定される上部のパーセンタイルに大きな影響をおよぼすことから、栄養素リスク評価と非常に密接な関係がある。さらに、日間変動の排除は、日によって摂取量が大きく異なる栄養物質に対する摂取量評価と深い関連がある。

手短に言えば、摂取における日間変動の分布の補正は、少なくとも2つの方法、

24時間思い出し法から得られた特定のデータまたは複数日間の記録を用いることによって可能となる。これらの方法は、米国学術研究会議(NRC, 1986)が提案したアプローチおよびアイオワ州立大学の方法(Nusser et al., 1996)として知られているアプローチである。いずれの方法とも、個人の習慣的摂取量からの逸脱(上方または下方へ)に基づく1日摂取量の単純な測定誤差モデルを用いている。

他のアプローチも提案されているが、それらはアイオワ州立大学によるアプローチよりも優れているとは示されていない(Hoffman et al., 2002)。

表5-5 異なる様式の食事消費データ
（摂取量の推定のアプローチおよび推定値の信頼性の質のまとめ）

食品消費データ	栄養補助食品成分データ	食品成分データ	提唱するアプローチ	推定値の信頼性
個人：複数日の24時間思い出し法	個人：複数日の24時間思い出し法	適切	●1日摂取量を計算する ●日間変動を排除する ●習慣的摂取の分布を得る	●最も信頼できる ●過少申告および強化食品と栄養補助食品の過多摂取によって偏りが生じる場合がある
個人：複数日の24時間思い出し法	個人：食物摂取頻度質問票(FFQ)	適切	●日間変動を排除するために、各自の食品からの習慣的摂取量を調整する ●自己報告による習慣的な栄養補助食品消費を加える ●摂取の分布は調整された総摂取量の分布である	●栄養補助食品のFFQは真実の習慣的摂取を反映しない場合がある ●上記と同様の原因の偏り
個人：複数日の秤量食事記録	個人：複数日の24時間思い出し法またはFFQ	適切	●上記の通り、栄養補助食品の消費データの様式に左右される ●連続する日の摂取量間の相関性に合わせて調整する ●習慣的摂取量の分布を得る	●上記と同様の原因の偏り ●食品消費を記録することにより、消費が変更される可能性がある(Gibson, 2005)
個人：食事日記	個人：複数日の24時間思い出し法またはFFQ	適切	●上記の通り、栄養補助食品の消費データの様式に左右される ●連続する日の摂取間の相関性に合わせて調整する ●習慣的摂取量の分布を得る	●上記と同様の偏りの原因
個人：一日の24時間思い出し法または記録	個人：一日の24時間思い出し法	適切	●食品および栄養補助食品の摂取量を追加 ●同等の国における調整係数を適用 ●日間変動を排除 ●習慣的摂取の分布を得る	●日々の摂取パターンは、調整係数を得た国とは同等ではない場合がある ●上記と同様の偏りがある

表5-5（続き）

食品消費データ	栄養補助食品成分データ	食品成分データ	提唱するアプローチ	推定値の信頼性
個人：FFQ	個人：FFQ	適切（FFQの食品に対し）	●自己報告された摂取が習慣的摂取であると仮定 ●栄養補助食品および食品の習慣的摂取を加算 ●摂取分布は自己報告された総摂取量の分布である	●FFQ報告書および実際の摂取量との間の相関性が低い ●栄養分含有量が高いすべての食品がFFQに含まれているとは限らない場合、下方にバイアスが掛けられる可能性がある
世帯別：消失データまたは食品アカウント	世帯別：購入データ	適切	●世帯別の消失データを腐敗品および廃棄物用に関して調整する ●世帯別での成分、相対的なエネルギー必要量を用いた世帯での分散したデータ ●世帯員に摂取を割り付けるために得た栄養補助食品情報の利用 ●1人あたりの1日総摂取量を概算する	●実際の食品および栄養補助食品の摂取量は、体重および性別の必要量と一致しない場合がある ●個人レベルでの偏りは、世帯の社会経済的地位に左右される場合がある
世帯別：消失データ	なし	適切	●上記と同様の分散した摂食データ ●販売量およびラベル表示からの1人当たりの栄養補助食品消費量を推測する ●1人あたりの1日総摂取量を概算する	●栄養補助食品からの摂取が摂取分布の上側裾部の主な決定因子である場合、個人消費データの欠乏によって偏りが生じる場合がある ●上記と同様のその他の偏り
国家別：1人当りの商品の平均消費量	なし	利用可能な商品の成分	●95および99パーセンタイルなどの上側裾部の量を、他の国での類似するパーセンタイルとして平均摂取量との差によって移行させることによって推定する	●上記と同様の不正確さおよび偏り ●さらに、2か国間での類似した摂取パターンに関する強い仮定 ●上側裾部の有意な偏りによるわずかな相違がある可能性がある。
国家別：食料バランスシート	なし	利用可能な商品の成分	●年齢、性およびライフステージ別の人口統計データおよび食糧必要量に関する国家のデータを個人データに分ける ●上記と同様に実施	●上記と同様

個人内での変動の排除が適切に補正されていない場合には、1日総摂取量分布は、分布の裾部が非常に長くなる。上側裾部（およびより下側裾部）のパーセンタイルの推定値には、偏りが生じる。データを補正することにより、分布の裾部における摂取量推定値の精度が上がる。1日摂取量を、連続日（複数日の食事記録の例のように）で収集する場合、習慣的摂取分布の推定は連続日間での栄養摂取量における相関性を考慮しなければならない。

5.2　その他の様式のデータを用いた摂取量推定
5.2.1　世帯別データ

世帯内における個人消費量の報告がない場合でも、世帯別での食品利用能についての情報が利用可能な場合がある。世帯レベルでの食品消費または食品利用能データを収集するためのアプローチには、食品記録、在庫明細（または消費）の思い出し、および世帯の食事記録データなどがある。収集した詳細なデータの量および回答者の負担は、方法によって変わるが、総合的な目的は、調査期間に世帯員1人当りの食品消費を推定することである。

食品記録および在庫法は、記録する期間の初めに家庭にあるすべての食品の明細を記録するものである。次に、調査期間内に世帯で購入した、または得たすべての食品——畑や猟で得た食品および貰い物——をそれに追加する。そこから期間の最終に家に残る食品を差し引く。家庭外で食べた食品、ペットに与えられたまたは捨てられた食品は記録しないことが多い（Gibson, 2005；Lee and Nieman, 2003）。コラム5-6には、世帯別データを個人別データに分割する方法を示す。

世帯別からのデータ手法には、2つの限界が存在する可能性がある。まず、文字通り最低1人の世帯員を必要とする。次に、世帯内の食品の家族への配分における相違を説明することは、ほとんど不可能である。可能であれば社会的、文化的背景を考慮して、世帯員の年齢、性および体重の相違による補正を行うことにより、世帯内における各自の1日摂取量の平均をさらに正確に推定することが可能となるであろう。続いて各世帯で計算した1日摂取量の平均から、性／年齢／ライフステージ別集団における個人の毎日の栄養摂取量の**分布**を概算することができる。このように、世帯レベルでのデータにより、特定の亜集団での栄養素摂取量の上側のパーセンタイルに関して何らかの見解を得ることができる。

【第5章】 食事摂取評価

> **コラム5-6　実践のための推奨事項：世帯別データの個人別データへの分割**
>
> 次の各段階は、世帯別のデータを個人別のデータへ分割する際に用いられるものである（表5-5も参照）
> - 世帯員：調査期間における食事の機会および食事参加者（訪問客を含む）の数を記録する。
> - リスク評価者：
>   - 人食（それぞれの食事の機会に参加した人数をその食事について合計したもの）の数によって調査期間に摂取した食品の総量を分割することにより、調査期間内に1人が1食毎に消費した食品の量を計算する。
>   - 食品成分データおよび上記段階での食品消費データを用い、各食事毎の栄養物質の摂取量を計算する。その際、調査期間に摂取された栄養素の量を人食の数で割って計算する。
>   - 各自がそれぞれの食事で摂取した栄養物質の平均摂取量の合計（参加した食事の）として1人当たりの1日摂取量を計算する；
>   - 各世帯員の年齢、性および体重に関する情報が入手可能であれば、各自の平均カロリー必要量に従って全体としての1人当たりの摂取量を割り当てる。
>   - 栄養物質の1人当たりの摂取量の平均（恐らく年齢、性およびライフステージ別の集団毎に）をその調査における世帯での1人当たりの摂取量の分布として得る。

5.2.2　国家または地域の利用可能なデータ

　国家のバランスシートまたは地域食が利用可能な消費データにおける最善のデータ源である場合には、習慣的摂取量分布の上側のパーセンタイルから1人当りの摂取量の平均値に関する情報が推測できる場合がある。しかしながら、これらの推定値は非常に不正確であり、実際に試験するのが難しい強い仮定に基づかなければならないことに注意しておくことが重要である（Dowler and Ok Seo, 1985；Gibson, 2005；Lee and Nieman, 2003）。

　例えば、1人当りの摂取量が正規分布すると予測され、他の国から「借りた」情報によって変動係数（CV）が決定できれば、摂取量の標準偏差（SD）を計算することができるであろう。その後、SDに2を掛け、1人当りの平均摂取量にその積を加えて摂取量分布の97.5パーセンタイルを得ることができる。

　次のアプローチは、もう少し精巧な方法であり、大部分の栄養物質にとって、摂取量の分布は歪んでいるという周知の事実によるものである。この2番目のアプローチでは、上側裾部のパーセンタイルを推定するために対数正規分布その他の分布の形状を想定する。どの例においても、摂取量分布のCV（またはSD）の推定値は、利用する必要があるか、または仮定しなければならないだろう。

　上記のいずれのアプローチによっても、集団における栄養物質の上限摂取量に対する非常に不正確な推定値となると思われる。このような推定値は、世界において個人または世帯レベルでの摂取データさえ入手できない地域のよう

な、他の代替手段がない場合にのみ利用するべきである。コラム5-7では、習慣的摂取量分布における上側のパーセンタイルを推定するために、利用可能な国家または地域データを使用する方法について詳述する。

コラム5-7　実践のための推奨事項：摂取分布の上側のパーセンタイルを推定するために国家または地域で利用可能なデータの使用

- 最初に、食品バランスシートまたは地域食の各食品を、利用可能な成分データのうちの最善のものと関連つける。(注：大部分の例では、水および栄養補助食品からの摂取は、国家または地域のデータに含まれない。さらに、多くの国では、加工、出荷、保管および調理時に発生する腐敗および廃棄物に対する補正は行われていない。これは、栄養物質の1人当たりの消費量の過大評価の原因となり得る)。
- 次に、それぞれの年齢／性／ライフステージ別集団の1人当たりの栄養物質摂取量の推定には、個々の人口統計学的集団の栄養物質摂取量測定を行うための要因を導くために平均エネルギー必要量を用いる。摂取量はエネルギー摂取量と同等な比率で年齢／性／ライフステージ別集団に分布すると仮定する。例えば、小児のエネルギー必要量が成人男性に必要とされるエネルギーの3分の1であると推定される場合、小児のビタミンおよびミネラルの摂取量もまた、成人男性のビタミンおよびミネラルの摂取量の3分の1になると考える。(注：このような仮定は、これらの限定されたデータでは試験不可能であり、不正確な推定値となる結果、偏りが生じる可能性がある)。
- 第3に、対象とする各集団において推定された栄養物質摂取量の平均値を用いることにより、ある様式の分布(正規分布または対数正規分布など)による習慣的摂取量分布の複数の上側裾部のパーセンタイルおよび想定される摂取量のCVまたは、SDを導くことができる。
- 最後に、総栄養物質量の分布を推定する――これには、栄養補助食品から摂取する栄養素または食品バランスシートや地域食に含まれるもの以外の主要摂取源からの栄養素の分布が含まれる。これは、食品バランスシートから得られたパーセンタイルを、その国における栄養補助食品（または他の主要な摂取源）の出荷または販売データから求めた量によって移動させることによって行うことができるであろう。

　すなわち、出荷または販売データが入手可能で、かなりの割合の人々が栄養補助食品を摂取していることが示唆される場合は、リスク評価者は代表的な用量、例えば最も販売量が多い会社間での加重平均により、パーセンタイル分布を補正することができる。最悪のシナリオは、食品の需給から得られたパーセンタイルに販売データから得られたある上側のパーセンタイルと等しい栄養補助食品からの摂取を加算することにより得られるものである。このことは、食品源からの栄養素消費量が多い人は、さらに栄養補助食品も摂取する傾向があることを暗に示唆している。人々が食糧援助パッケージを通じて栄養補助食品を受けている国々では、これとは反対の仮定が成立する可能性がある。

　結果として表されたデータを用い、非常に大まかな方法ではあるものの、各年齢／性／ライフステージ別集団においてULまたはULを超過する習慣的摂取をしている個人の比率は特定できる。食事摂取評価におけるこうしたアプローチは、以下の理由によってリスクを負う集団の比率を過大評価することになる。(i) 食品消費の1人当たりの推定値は、国家または地域で利用可能な食品のデータに基づくもので、食品廃棄物、腐敗およびその他の重要な損失源は含まない、

（ii）栄養補助食品源、およびおそらく高度に強化された食品からの摂取量の推定値は、そのような食事品目の摂取をその製品利用者にではなく、すべての人によるものとしている。

過大評価の大きさは知られていない。短期的には、この様式の評価を較正することは、少なくとも地域によっては有用である。

補正は、国家の1人当りの摂取量のみが食料バランスシートから導き出される場合に必須となる広範な仮定のうちのいくつかを試験するために必要とされる情報の提供を目的とした、小規模で焦点を絞った摂食調査からのデータを用いて行うことができるであろう。

5.2.3　出荷および販売データ

出荷および販売データは、高度に集約されたものであり、広く利用可能な商品（通常食品バランスシートに含まれる食品）よりも特定の製品を一般に反映するため、その摂取量推定の主な使用は総摂取量の推定において行われる。つまり、出荷／販売データは、さらに完全な総摂取量の推定値を提供するために追加されるのである。摂取の推定には、出荷および販売のデータを直接用いてもよいが、一般にこれは、これらの製品が摂取量推定および出荷の特定の標的である場合にのみ、およびこれらのデータが製品の消費に関する主要なまたは唯一の情報源である場合に限られる。製品が非常に広範に摂取されるのでなければ、1人当りの平均摂取量に関するデータは分布曲線を平坦化させる。その摂取が集団における利用者の比率を原因とするとされる場合には、何らかの補正を行うことができるであろうが、そのような補正は、許容上限摂取量の特質を適切には反映しない可能性がある。

5.2.4　その他

データが非常に限定される場合であっても、国家または地域のための食事ガイドラインに基づいた食事をモデル化することにより、大まかに栄養物質の摂取量を推定することは可能である。[1]仮定は、利用可能な食品、およびありそうな消費パターンに関する何らかの情報をガイドラインが反映しているであろうということである。明らかに、食事ガイドラインに基づいて作られた食事を用いて推定した摂取量は、食品消費データを用いるものほど正確ではないが、消費データが入手できない場合や、安全性に関する問題を扱う必要がある場合には、このような推定値は多少の手助けとなる。

最後に、データがない事態に直面した場合には、観察、販売された食品の種類に関する情報、またはその他の仮定を用いて食事のシナリオをモデル化することは可能であろう。
　本質的には、リスク評価者は対象とする亜集団のための食事を作成し、このシナリオを用いて栄養物質摂取の推定を開始する。これはまさに最後のアプローチである。

6　第5段階：評価に伴なう不確実性

　どの様式のリスク評価に対しても重要な要因は、結果を出す際における不確実性の明確化である。本グループでは、WHOの既報（WHO, 1997）を基に、摂取量の推定値に不確実性を持ち込むと思われる要因、およびその要因がリスク判定におよぼす潜在的重大性について再検討した。習慣的栄養物質摂取分布の推定における不確実性および偏りは、成分および消費のデータにおける不正確さを原因とし、用いる分析法または統計的方法における弱点となる可能性がある。食物摂取評価に伴なう不確実性は、重要な欠点となりかねない。
　摂取量の推定値に関連するリスク評価の不確実性については、あまり調査されておらず、考慮されないことも多い。この理由の1つには、ハザードの特定と解析（第4章4.3参照）を行うデータの非栄養素リスク評価では、控えめな（つまり大きな）不確実係数を使用できるということがあるであろう。従来の評価では、食事の曝露評価段階に伴なう不確実性に対する補正の必要性を除去するためハザードの特定と解析の際に、不確実性に対する比較的控えめな補正をしばしば行った。
　しかしながら、栄養素リスク評価の新たな分野では、栄養物質には生物学的に不可欠な要素を満たすか、または健康への実証された影響を与える能力だけでなく、リスクも伴なうという点において異なる。そのため、栄養素リスク評価の場合には、ハザードの特定と解析に用いられる不確実係数には、過度に大きいという「贅沢さ」はなく、そのため非常に控えめとなる。むしろ、それらは、栄養物質の「健康ベネフィット」を達成するために必要とされる摂取量よりも低いULを設定しないよう、十分に微調整されなければならない。栄養素ハザード特定および解析の中で用いられる不確実係数は、過度には大きくはならないため、食物摂取評価に伴なう不確実性を圧倒するか、取るに足らない物にすることは

ないであろう。

このように、今度は食物摂取評価に伴なう不確実性が重要性を帯びてくる。理想的には、栄養素リスク評価の過程は双方の様式の不確実性を組み入れる働きをするであろう。

6.1 成分データ

質の高い成分データベースであっても、多くの理由によって多少の数量化できない誤差を摂取量の推定値に持ち込む。

- 化学分析に用いる検体数は、実際の含有量を反映するほど十分に多くはないことから、食事品目の平均含有量は不正確となる。特定の栄養物質の含有量に関して、過大評価および過小評価によって食事品目全体でどの程度相殺されているのかは不明である。
- 成分データが存在する食事品目は、摂取量の報告があるものとあまり類似していない場合がある。この場合には、その品目が記録に加えられる場合に、栄養物質含有量は不正確となる。
例えば、ある商標のコーンフレークシリアルの成分は、データベースに「シリアル、コーンフレーク」と特定されている成分とはかなり異なる場合がある。
- 栄養物質の成分は、時代遅れである場合もあり、このように不正確または不完全となる場合がある。強化食品や栄養補助食品のような特定の重要な製品に対する改良スピードの早さ、およびこれらの変化の追跡や変更点の特定の難しさによって、データベースがすぐに時代遅れとなる傾向が高まっている。
- 栄養物質の生物学的利用能は、食事品目の素材、食事の他の成分および消費者の生理的特質によって変化する可能性がある。さらに、すべての形状の栄養素を生物が等しく利用できるとは限らない。
- ラベルに表示されている成分表示の信頼性は、表示されている必要量が最低量の表示に焦点を当てるものである場合、または製造上の工程で余剰量が追加される場合には、成分の過少評価につながる。

6.2 消費データ

データが食事品目の実際の消費を把握したものでない場合には、不確実性が生じる。影響をおよぼす要因の例を下記に示す。

- 標本サイズが小さすぎる、またはすべての年齢／性／ライフステージ別集団を含んではいない。
- 同じ人への複数回の面接または観察が行なわれなかった。
- 分布の上側裾部で推定値の精度の低下が生じる（栄養素リスク評価の分布において通常最も重要な側面）：常に裾部では、分布の中央で得た推定値ほど正確ではない。
- 食品消費量の測定における系統誤差は自己報告書によってもたらされる。成人の食物摂取量評価を、エネルギーと栄養素のバイオマーカーを用いて測定された摂取量と比較した場合、特にエネルギー摂取量に関しては、少なくとも北アメリカにおいて、食品消費量を過少申告するとの証拠がある。誤差の規模と構造は評価方法によって異なるが（Kipnis et al., 2003）、自己報告による評価方法で、この問題に影響されないと思われるものはない。消費における系統的な過大報告は、個人間でも同様に生じる場合があるが、この形式の誤差はあまり一般的でなく（Black and Cole, 2001）、現在まで研究の焦点となったことはさらに少ない。

6.3 分析方法と修正

不適当な統計的方法を解析に用いた場合には、最も正確な消費データであっても、摂取量の上側裾部では誤った推定値を生じる恐れがある。理想的なシナリオでは、亜集団を代表する個人の総摂取量に関する情報が利用可能であり、摂取量に関する測定誤差（調査に関係する要因および日間変動から生じる誤差など）の影響を弱めることができる方法を適用することが重要である。測定誤差の縮小させるのに失敗すると、推定による習慣的栄養摂取量分布において分散の拡大をもたらす（IOM, 2001）。つまり、摂取量がULを超える個人の概数が多すぎることとなるであろう。

推定の際に、世帯別または国家レベルのデータのみが利用可能な場合、およびこれらのデータを栄養補助食品の販売額のように非常に不明確なデータと組み合わせなければならない場合には、個人別での上側裾部の消費量推定値を得るためには、強い仮説（それらは試験可能でない場合がある）に頼ることが必要となる。

必然的に、こうした場合に実施できるひどく単純化された分析手法は、非常に大きな誤差を含む推定量をもたらす。

7　第6段階：食物摂取量評価の報告

透明性および有用性を増大させるためには、食物摂取量評価の報告書は完全に文書化するべきである。

文書化は、食物摂取量評価——および栄養素リスク評価一般——において不可欠な側面であるが、時に報告書から明らかに欠如している。まさに重要なことには、食物摂取量評価の報告書は、栄養素リスク評価の情報ニーズに対応しているということである。食物摂取量評価報告書のための包括的な枠組みをコラム5-8に示す。

コラム5-8　実践のための推奨事項：食物摂取量評価の報告

- 摂取量分布を以下のパーセンタイルとして
  - 亜集団に対して
  - 適切な栄養物質の形状に対して、例えば、
    - すべての摂取源からの総摂取量
    - 特定の化学構造のみ(既成ビタミンA、レチニルエステルなど)
    - 合成体(葉酸など)
    - 生物学的利用能について調整された量(葉酸同等物など)
    - 食事品目の区分
  - 推定されたパーセンタイルにおける標準誤差とともに示す。
- 調整係数またはその他の計算、例えば補正のため、国家のデータを引用した場合における分布の上側裾推定のために用いる計算を指定する。
- 分布の推定が不可能な場合は、理由を示す。
- 使用したデータベース、分析手法、およびその選択に対する論理的根拠を明記する。
- 不確実性を特に下記の事項に関して明記する：
  - 成分データ
    - 強化食品、栄養補助食品その他に関する時宜を得た組み入れ
    - データの特質：ラベル表示に基づく分析値、配合による計算
  - 消費データ
    - データの収集手段(個人による思い出し、摂取頻度データ、利用能データ、?シナリオ?など)および標本の特質
    - 総摂取量をシミュレーションするために組み合わせる情報の特質(必要に応じて)
  - 摂取量分布の推定。
- ULと比較してどのように結果を解釈するべきかについての手引き。

8 まとめ

　食物摂取評価は、対象とする(亜)集団による栄養物質摂取量の推測値を提供するものであり、それは、ULを超過すると思われる(亜)集団の比率を評価する際に必要な情報である。ここまで考察した事柄は、栄養リスク評価へのアプローチ──利用可能な最善のデータおよび摂取量を推定し、リスク管理者の手助けとなるよう知見を文書化する手法を用いるアプローチ──を調和させるための基礎となる。可能であれば、その目的のため、個人レベルでの消費データおよび最新の食品成分データを入手し、次に、摂取量の分布を評価するために適切な統計手法を用いることとするべきである。このような質の高いデータがない状況下では、食物摂取評価に関し、データの解析および解釈には注意が必要であることを認識した上で継続可能であり、継続するべきである。本グループは、使用したアプローチの全例において、明確さ、透明性、および詳細な文書化が重要である事を強調する。

1) 利用可能な食事ガイドラインを用いてモデル化した食事に基づく摂取概算量の使用も、他の方法によって得た推定摂取量のチェックとして、および現在の公的な健康推奨事項は栄養物質のリスクに関する問題と比較して問題がないことを明確にするために用いられるであろう。

【第6章】
栄養素リスクの解析

　本章では、栄養素リスク解析の役割について検討し、3つの公的機関が用いた手法について示す(第2章2参照)。続いて、栄養素リスク解析の基本的な構成部分について取扱い、栄養素リスク解析の要素を特定し、栄養素リスク管理者の意思決定のために重要な情報を提供する。強調したいことは、リスク管理者のニーズに応えるための情報としてリスクの解析が確実に伝わるようにすることである。

1　概要

　栄養素リスクの解析は、リスクの推定に焦点を合わせるものであり、栄養素リスク評価の最終段階となる。つまり、特定の(亜)集団におけるリスクを推定するために、前段階の結果を統合する過程である。さらに、推定値の強さおよび弱さについて述べ、リスクを判定するための情報を提供するものである(IPCS, 2004b)。栄養素のリスク解析の質は、それに先行する段階における科学的正確度および妥当性に大きく依存する。

　言いかえれば、栄養素リスクの解析は、初期の段階の結果を、栄養素リスク管理者がリスクマネージメントに関する決定を下すための科学的情報に対するニーズに応えるために、一つの結論に統合することである。リスク管理者には、定量的、定性的のいずれの情報とも提供される(Renwick et al., 2003)。ハザードの特定または解析のように、リスク解析には多くの場合反復して発展する過程がある。定量的情報には、異なる摂取量におけるリスクの許容上限摂取量(UL)および推定値などがあり、一方、定性的情報は、リスクがもっとも高いと考えられる(亜)集団の特定、リスクの理由、リスクの特性および重症度などに関する記述がある。さらに、リスクの解析はすべての重要な仮定の概要を明らか

にし、評価に含まれる不確実性に対して明解な説明を与えるものである。例えば、リスク評価が動物データに基づくものである場合には、そのようなデータの有効性について特定し、補足する必要がある。さらに、ヒトにおけるリスクを予測するために、動物実験で得たデータを外挿する際の不確実性についても示すべきである。最後に、科学情報は、曝露される可能性が高い、および（また）特定の生理的条件または遺伝的要因などにより影響を受けやすい亜集団について特定しなくてはならない。情報伝達をさらに改善させるために、リスク管理者に向けた情報は、リスクマネージメント選択肢として相対的なリスクを比較の形式をできるようにすると良い。

　実施される栄養素リスク解析に続いて、リスクマネージメントの決定またはさらなる解析の要請のいずれかを行う。原理的には、リスク評価の過程は終了しないであろう(IPCS, 2004b)。しかしながら、リスクマネージメントの見地から、通常は過程を終える必要性と予定表が存在する。そのため、実施に際しては、リスクマネージメントの決定が下されれば、リスク評価は終了する。リスク評価によって作成された記録は、決定が下された際には決定を正当化する根拠となる。しかしながら、補足的な情報——これまで特定されていなかった健康への悪影響、または既存のリスク評価における不確実性を低減させることが可能であるデータ——がある場合には、リスク評価は再開される場合がある(IPCS, 2004b)。

2　栄養素リスク評価の例

　非栄養素に対するリスク解析における原則は、栄養素のリスク解析の開発にとって非常に有益となりうる。さらに、リスク解析とはリスク評価者がリスク管理者に「話しかける」ことであることから、本グループでは、第2章2で示した3つの公的機関によって発表されたNR報告書に記載されている栄養素リスク解析のためのアプローチをレビューすることが有用であると考えた。本グループメンバーは、アプローチにおける共通点および相違点の理由について調査した。リスク解析は、集団に関連するため(第3章1.1参照)、アプローチの相違の特定することは有益である。比較リストは付属文書10に掲載した。

　前述のNR報告書にはリスク管理者にとって有用な基本的な科学情報が含まれているが(付属文書10参照)、各NR報告書が提示しているリスク解析は、内容および形式の双方において異なっていた。特に、これらの報告書では、リスク

解析に提供された情報に関して総合的な記述が異なっていた。欧州食品安全機関および食品科学委員会（EFSA-SCF）の内容へのアプローチおよび用いた形式は、IOMのものとは異なっている。ビタミンおよびミネラルに関する専門家グループ（EVM）は、リスク解析セクション自体を特におかなかったが、リスク解析の要素は各栄養素に対するリスク評価の要約部分の中にあることを示した。

参考文献の用語（第2章1参照）の相違は、3つの公的機関にとって目標がいくぶん異なることを示していることから、リスク解析の内容と形式がNR報告書間で異なることは、ある程度予測されるであろう。しかし、多くの場合に、各NR報告書は同一栄養素に対して異なるULを設定しており、そのことは意思決定にあたり、異なるリスク解析および勧告をする原因となっていたことは疑いない。内容の特性に関して意味ある比較をするのは困難であった。さらに、提示の形式および体系化についても識別可能な共通性は認められなかった。

とはいえ、リスク評価者およびリスク管理者の役割という点において、特にひとつの問題に注目した。それぞれのNR報告書には、規範的なリスク低減推奨事項と思われるいくつかのリスク解析要素が含まれている。その例として、妊娠を計画している女性には加熱調理された動物の肝臓を食べるべきではないとする警告を出すように、との勧告ならびに、男性および閉経後の女性は鉄分補助食品と高度に鉄が強化された食品を避けるように、との勧告などがある。これらの規範的な推奨事項は、リスク評価者がリスク管理者の役割を引き受けた結果であることが示されたものであろう。しかしながら、NR報告書に記載されている規範的な推奨事項について考慮する際に、本グループは、時にはリスク管理者からの要望がリスク解析に影響をおよぼした可能性があることに気づいた。演繹的に、リスク管理者は不注意に基づくか、または特定の理由から、リスク評価者に対する以下の問題点、(i)リスクマネージメントの領域に属すると考えられてきたもの、または(ii)リスクマネージメントに関する助言をするようリスク評価者に要請するもの、を特定したと思われる。例えば、EVMへの委託課題は、「ビタミンおよびミネラルの栄養補助食品の安全性を保証するための規制」であり、リスク評価者に対しては、「強化食品のビタミンおよびミネラルの量について勧告する」であった。

本グループは、リスク評価とリスクマネージメントとの間の線引きをするための許容範囲があり、この境界線は扱う問題および国家／地域当局のニーズによって移動する場合があることを認めた。しかしながら、栄養素リスク評価の国際的モデルについては、何らかの包括的な手引きを明確化することは、リスク

評価がその結論をリスクマネージメントに拡大しすぎないという好ましい結果を達成する手助けとなるであろう。本グループでは、リスク解析の段階で、結論の過剰拡大に非常に陥りやすいことを注意したが、栄養素リスク評価の他の段階も同様の問題に陥る可能性がある。

3 栄養素リスク解析の要素

3.1 主要な要素

本グループは、(i) 栄養素リスク解析への標準的アプローチおよび情報提示の形式、または (ii) リスク解析が必要とされる要素を確実に包含するための少なくとも1つの特定された過程の発展に価値を見い出した。このようなアプローチまたは過程は、栄養素リスク解析の基本的な科学的要素に一貫して取り組む手助けとなり、リスク評価とリスクマネージメントとの区別に役立つであろう。いずれの場合でも、解析の形式と体系化について考察する必要がある。栄養素リスク解析を行うために必要とされる科学的情報の重要な要素をコラム6-1に示す。

科学的重要な要素が解析の中にあることを確実にすることは疑いなく最も良い。さらに、リスク管理者が下さなければならない決定に関連する解析を行うこ

コラム6-1　実践のための推奨事項：
栄養素リスク解析に含める重要な科学的要素

- 健康への悪影響、特に健康への重大な悪影響の特質
- 健康への悪影響の重症度および可逆性を示す
- 用量反応関係の特性；用量反応関係がある場合には、作用の閾値を示す
- 不確実性、量的要素、摂取量、一般的な人々または多種へのデータの外挿、データの不足およびデータ間の大きなギャップ（用量反応データを含む）を始めとする重要な問題を取り巻く不確実性の程度およびその使用
- ULの導出
- 摂取量評価へのアプローチに関する記述
- ULを超過する（亜）集団の比率の推定
- 平均的摂取量がおよび高用量の人を対象とした考察
- リスクを負う特別な亜集団の識別
- 亜集団が判明している場合は、ULを超過した場合のリスクの大きさの明確化（摂取-反応モデルの使用を通じてなど）
- ULの超過が正当化される例外の指摘
- 影響の機序および状態

とが必要である。リスク管理者に関連する問題は、本グループに与えられた問題よりもさらに多くの時間および資料から利益を得る。本グループは、しかしながら、出発点としてリスク管理者による重要な様式の意思決定に関連する情報を提供するためにリスク解析の要素を特定するための表6-1を作成した（リスク管理者およびリスク管理者が下す決定の様式に関する情報については第2章3を参照）。

　国家または地域レベルのリスク管理者が問うた疑問が、評価を限定した課題に集中させる場合、その要素の中には比較的些細なものもあるであろう。しかし、栄養素リスク評価のための総合的な国際的モデルが一連の用途に役立つことを意図していることから、表6-1に列記した要素を明確化することは有用である。重要なことは、一般的なモデルに対するリスク解析は、利用可能なデータがある限り、年齢および性別の亜集団によるリスクを扱っている場合に、一連の目的のための最大限のものとなるであろう。

　一方、表6-1の包括的モデルのために特定した要素は、すべての栄養素リスク解析の必要性を満たすことは期待できない。場合によっては、リスク管理者の取る選択肢は演繹的に明らかではない場合や、状況の変化または問題に対する理解が変化した場合には、その選択肢に修正が必要となる場合がある。

　特に国家または地域のレベルでは、リスク管理者は、リスク評価者が、特定の方針または下されるリスク管理上の決定に対する補正または特定の側面に関連する別の科学的問題に取り組むよう要求することが必要となるかもしれない。つまり、リスク評価者とリスク管理者との間をさらに反復することに価値があるであろう。そのような反復する対話で栄養素評価者に提起される可能性がある問題のいくつかの例を以下にあげる。

- 摂取不足の問題に対処するために、食品への強化量が一定量増加した場合には、異なる亜集団による栄養物質摂取量の分布に何が生じるであろうか（これには異なる栄養強化量および異なる食品での反復が含まれるであろう）。
- もし集団の栄養素Xに対する曝露を低減させる目的で、特定の強化食品のまたは栄養補助食品の栄養素Xの含有量が制限されている場合には、それよりも低い摂取量の亜集団または感受性の高いサブグループの栄養摂取量の分布に何が生じるのであろうか。

表6-1 リスク管理者が下した重要な決定を通知するためのリスク解析の要素

決定[a]	要素
措置を講ずる必要あり	■健康への悪影響 ・亜重症度 ・感受性のある亜集団 ■UL、年齢および性別 ■総摂取量の分布 ・全亜集団用、ULあり ・特定の食品区分用[b] 両者共、以下を含む 　i. ULを超過する摂取量の大きさ 　ii. ULを超過する人数 　iii. 摂取量がULを超過する理由 ■リスクを負う可能性がある特別な亜集団 ■ULが確立されていない場合はその理由 ■上記それぞれに関連する不確実性、例えば過少申告の偏りなど ■摂取量がULを超過する場合は、その物質含有量が高い製品 ■摂取量データにおける全体的な偏り、摂取量がULに接近している場合
食品への含有量の低減	■データがある場合はすべての形状または特定の摂取源および食品区分別による特定[c] ■生物学的利用能、他の食品成分または他の栄養素との相互作用 ■データがある場合は、特定の製品タイプまたは部門における1日摂取量に対する相対的な寄与 ■上記のそれぞれに関係のある不確実性 ■食品または製品の区分に関するデータギャップ ■不十分な栄養に取り組むための高用量摂取介入
製品ラベル	■リスクを負うことを自分で特定できる個人的能力 ■リスクを増大または減少させると思われる方法、活動または使用条件 ■上記それぞれに関連する不確実性
教育	■リスクを負うことを自分で特定できる個人的能力および関連する不確実性

[a] 第2章3、コラム2-2～2-5参照
[b] さらに、国家・地域のレベルのリスク管理者が、対象とする食品区分を指定する場合がある。
[c] 「仮説の」シナリオの特定と開発は、栄養素リスク評価のための一般的な国際的モデルに関与するリスク評価者の役割の範囲外であるが、国家または地域のリスク管理者は、リスク評価者に対する製品成分の変更または特定の摂取源からの摂取量の変更に関する特定のシナリオの科学的評価および影響度に関係する質問を明らかにするとよい。

3.2 評価者と管理者との情報交換への考察

　本グループでは、栄養素リスク評価者と栄養素リスク管理者との間の有意義な情報伝達を進めるためのリスク解析の特質は、ほとんど注目されていないと認めた。例えば、特定の種類の情報が見過ごされる可能性があるが、それがリ

スク管理者にとって非常に貴重な場合がある。このような種類の情報は、リスク解析に必要な要素として明らかに特定されているが、入手可能なNR報告書をレビューした結果、それらが見落とされている可能性のあることが示唆された。確実に含まれなければならない種類の項目の例は以下の通りである。

- 用量反応関係に関するデータは、必要に応じて大きく制限されるとの報告
- データギャップについて、「栄養物質Xの摂取による影響はAmgとBmgの用量の間では不明確である」というように指摘する
- 特定の行動が以下の場合のようにリスクを変化させる場合があることに対して注目を促す
    - 高度に強化された食品の「[亜集団Y]による栄養補助食からの摂取および消費量は、[特定の健康への悪影響]が認められる[亜集団]の比率を増大させる可能性がある。」
    - 「高用量の栄養補助食品の利用者によっては、ULを超過する場合がある。」

本グループでは、栄養素リスク管理者のニーズに対する理解が向上すれば、関連情報が見落とされる可能性が低減されるという結論を下した。

本グループではまた、リスク解析を支援するための問題の定式化段階も、十分に注目されていなかったということを認めた。他の報告（IPCS, 2004b；Renwick et al., 2003）でも、リスク管理者にとって、リスク解析の有用性増強のために問題の定式化は有用であるということを提唱している。第2章3.4で説明した通り、リスク評価のための問題の定式化は、関連する政策担当者における対話からなり、情報がリスクマネージメントにとってどのようにして必要な支援となるかということに関する考察を含んでいる。この特異的な活動は、リスク管理者に対してリスク解析の有用性および妥当性を保証する際に重要となり得る。問題の定式化は、その後の栄養素リスク評価にもっと注意を払わなければならない。

他に取り組むべき有用な主題は、第10章の「特定された研究およびデータギャップ、必要とする考察および次の段階」で扱う。

4 まとめ

　栄養素リスク解析は、栄養素リスク評価の最終段階である。その役割は、リスク評価に先行する段階の結果を統合し、さらにリスク評価者とリスク管理者との間の重要な接点となることである。本章では、その重要な要素の観点から見たリスク解析について検討し、管理者が最大限に利用できるよう、評価者から管理者への情報伝達の計画およびリスク解析の定式化に対してさらに考慮する必要があることを明確にした。

【第7章】
栄養素リスク評価のモデル

　本グループは、ハザード特定／解析、食物摂取評価およびリスク解析の段階について考察した後、包括的なモデルを発表した。このセクションではそのモデルを紹介し、モデルに伴なう輪郭の重要な問題と活動について概要し、データに基づくモデル使用の意味について述べる。

1　包括的モデル

　図7-1に本モデルを模式的に示す。この図では、モデルはハザードの特定と解析を結びつけるものであり、両矢印を使用して評価過程における反復的な側面を強調している。食物摂取評価によって得た情報を、ハザード特定／解析からの情報と結合してリスク解析を行う。この全過程は問題定式化の段階に先行して行われる。各要素に対する重要な考察を図の右側の枠内に示す。

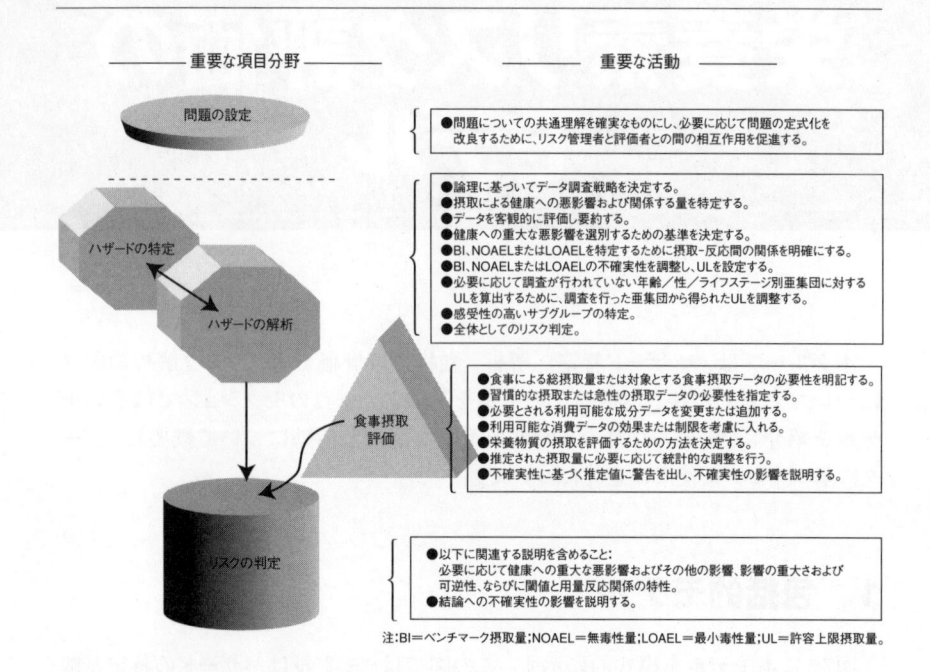

図7-1 栄養素リスク評価のモデル（図ES-1と同一）

重要な項目分野

- 問題の設定
- ハザードの特定
- ハザードの解析
- 食事摂取評価
- リスクの判定

重要な活動

- 問題についての共通理解を確実なものにし、必要に応じて問題の定式化を改良するために、リスク管理者と評価者との間の相互作用を促進する。

- 論理に基づいてデータ調査戦略を決定する。
- 摂取による健康への悪影響および関係する量を特定する。
- データを客観的に評価し要約する。
- 健康への重大な悪影響を選別するための基準を決定する。
- BI、NOAELまたはLOAELを特定するために摂取-反応間の関係を明確にする。
- BI、NOAELまたはLOAELの不確実性を調整し、ULを設定する。
- 必要に応じて調査が行われていない年齢／性／ライフステージ別亜集団に対するULを算出するために、調査を行った亜集団から得られたULを調整する。
- 感受性の高いサブグループの特定。
- 全体としてのリスク判定。

- 食事による総摂取量または対象とする食事摂取データの必要性を明記する。
- 習慣的な摂取または急性の摂取データの必要性を指定する。
- 必要とされる利用可能な成分データを変更または追加する。
- 利用可能な消費データの効果または制限を考慮に入れる。
- 栄養物質の摂取を評価するための方法を決定する。
- 推定された摂取量に必要に応じて統計的な調整を行う。
- 不確実性に基づく推定値に警告を出し、不確実性の影響を説明する。

- 以下に関連する説明を含めること：
  必要に応じて健康への重大な悪影響およびその他の影響、影響の重大さおよび可逆性、ならびに閾値と用量反応関係の特性。
- 結論への不確実性の影響を説明する。

注：BI＝ベンチマーク摂取量；NOAEL＝無毒性量；LOAEL＝最小毒性量；UL＝許容上限摂取量。

2　モデルに伴なう重要な問題および活動

　栄養素リスク評価の過程は、本報告書のこれまでのセクションで説明した各種の意思決定段階によって扱われる一連の活動によって実証される。以下の4つの表は、栄養素リスク評価のための重要な問題と、それに関連する活動について触れている。栄養物質の範囲への本モデルの適応性については、第8章で検討する。

　問題の定式化という重要な段階は、栄養素リスク評価に先行するものであり、リスク管理者を始めとする利害関係者がそれに関与する（表7-1）。この活動は評価のお膳立てに重要であり、さらに、リスク管理者に提供される情報がリスクマネージメントのニーズを満たすことを保証する手助けとなる。

表7-1　問題定式化のための重要な質問および活動

	重要な問題	活動
栄養素問題の定式化	▶栄養素リスク評価の目的と理由は何か。	政策担当者、栄養素リスク評価者と栄養素リスク管理者の間における対話を行ない、問題と評価の目的についての共通の理解を確実なものとする。 これらの相互作用に基づき、必要に応じて問題の定式化を改良する。
	▶利用可能な予備的知識の特質は何か。	リスク評価が必須かどうか判断するために、予備的知識の重要な要素を収集して評価する。

ハザード特定および解析の過程は、リスク評価者によって実行される（表7-2）。この過程は、UL算出および栄養物質の高用量摂取量に伴なうハザードの解析の結果が統合された反復的努力を反映する。

表7-2　栄養素ハザードの特定と解析のための重要な問題および活動

	重要な問題	活動
栄養素ハザードの特定および解析	▶健康への悪影響は何で、摂取量は影響に関連するか。 ▶どうやって健康への悪影響を検索し、要約するか。	再検討を狭めるのに十分に演繹的な知識があるか、あるいはその再検討をどの程度拡大しなければならないかについて考察する。 データ検索の方法を論理に基づいて定義し、文書化する。 各研究様式の結果を要約するために適切な表形式をデザインする。 各研究に対して収集して要約する情報を特定し、この情報を論理に基づいて文書化する。 方法論の質および栄養物質と健康への悪影響との関係との関連性の両者について考察する。 各研究の質を再検討する場合に用いる品質評価を特定する。
	▶栄養物質と健康への悪影響に関するどのような背景情報が必要か。	以下に関する関連情報を入手して要約する ■化学的性質、命名法および機能； ■栄養素源および形状； ■生物学的利用能および生物学的変換； ■吸収、輸送、組織分布、身体貯蔵、代謝および排泄； ■相互作用； ■恒常性維持機構； ■摂取量と結果の評価； ■毒性の発現機序； ■相対的な代謝および動態データ。

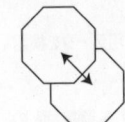

表7-2 続き

重要な問題	活動
▶[観察された健康への影響は有害か、および影響のバイオマーカー（もし用いられるならば）は観察可能な臨床結果の有効または信頼できる予測因子であるか]。	[図3-3の順番、恒常性維持機構の特性、および影響のバイオマーカーの有効性に関するデータについて考慮する。 注1:可能であれば、これは調査の前に論理に基づいて行われるが、データの知見およびデータの特性により、この活動がこの段階の一部として必要となる場合がある]。
▶上限摂取量（UL）はどうやって設定されたか。	
▶関連するデータセットの選択にはどの基準が用いられるか。	検索結果からの特定の研究を選択または除外する場合の基準および決定を下す際の証拠の重みを特定する。 人々の健康を最も保護すると思われる影響を選択する。
▶ULの根拠として用いられた健康への重大な悪影響は何か。	実際には、これは最低の摂取量で生じる影響である、または、必要に応じて、(亜)集団の最も感受性の高い一員を保護するであろう影響、または、必要に応じて、最も摂取-反応関係が急激になる影響である。 [注2:必要に応じて、異なる健康への重大な悪影響が異なる亜集団に対して選ばれる場合がある]。 [注3:「最終的」な健康への重大な悪影響の選択をする前に、1組の一時的なULの算出を通して健康への重大な悪影響のいくつかの「候補」を、すべて人々の健康保護を提供して、探求しようとするアプローチも実行されるであろう]。
▶亜集団に対するULを設定するのに十分なデータがあるか。	年齢の異なる小児、妊婦、若年成人などの集団用データを検討する。
▶健康への重大な悪影響へのNOAEL（またはLOAEL）またはBIはいくらか	摂取-反応データを検討し、十分なデータを用いて各亜集団との関係の曲線を推定する。 根拠の質と有効性だけでなく、不確実性の特質についても考慮する。
▶不確実性に対する定量的調整はNOAEL（またはLOAEL）またはBIに対して行われるか。定量的調整によっても説明づけられない不確実性の特質は何か。	観測値に対する定量的調整を行えるデータを特定する。 定量的調整係数によって扱えなかった不確実性を反映する1つの複合不確実係数を特定する。
▶ULの定量的数値は何か。	十分なデータを用いて各亜集団でのULを算出するために、NOAEL（またはLOAEL）に対して定量的調整および（または）複合不確実係数を適用し、必要に応じてBIにも適用する。
▶未研究の年齢/性別ライフステージ別亜集団が存在するか	未研究の亜集団にULを設定するために適切な方法によって、派生したULを調整する。

食物摂取評価(表7-3)は、(亜)集団における現在の摂取量に関する重要な情報を提供する。リスクをおよぼす摂取量に関する情報と組み合わせることにより、栄養素リスク評価はリスク解析へと移行することができる。

表7-3 食物摂取評価のための重要な問題および活動

	重要な問題	活動
食物摂取評価	▶どの様式の食物摂取推定値が必要か。	推定値が食事による総摂取量または対象とする食物摂取を反映するべきかどうかを決定する。 必要量が習慣的摂取または急性摂取量の推定値向けかどうかを判断する。
	▶栄養物質の食事からの摂取量推定にどのアプローチが実行可能か。	成分データの有用性改善のために必要な変更を行うか要請する。 利用可能なデータセットの強さおよび限界——摂取量分布推定のためのデータの適応性を含めて——を考慮して消費データ源を選択する。 データセットがすべての摂取源からの摂取量を確実に反映できるよう、必要に応じて、異なるデータ源からの摂取量の推定値を統合する。 バリデーションされ、文書化されたアプローチに基づき、推定された摂取量への統計的および(または)その他の調整を行う。
	▶栄養素リスク評価を助ける情報が他にあるか。	データの不確実性に関係する警告を特定し、不確実性の影響度について説明する。

最後に、栄養素リスク評価はリスク解析(表7-4)で終結するが、これはリスク評価の結果と、リスク管理者が意思決定のために必要とする情報の間の重要な接点の役割を果たすものである。

3　データに基づくモデルの意味

栄養素リスク評価のモデルは、利用可能なデータを利用するようにデザインされている。

これは、栄養素リスク評価のための完全なデータベース作成を特に課され、組織化され、適切にデザインされた研究活動が先行するという仮定に基づくものではない。むしろこのモデルは、ULに対する最善の推定値およびそのような状況下で伴なうリスクに関する不確実性を提供するよう、データセットに固有な不

確実性を認めて説明する働きがある。適切以上の情報を提供するさらに質の高いデータセットを入手するのが当然望ましいのであるが、モデルの適用は利用可能なデータを用いて進めるよう期待されている。

表7-4　栄養素リスク解析のための重要な問題および活動

	重要な問題	活動
栄養素リスク解析	▶リスクの特性は何か	閾値および摂取-反応関係の特性を解析する。
		データを統合し、重大性、可逆性および稀少性を始めとする健康への重大な悪影響の特質について解説する。
		脆弱または感受性の高いサブグループを特定し、それぞれに対するリスクとその影響度について説明する。
	▶リスクの大きさはどの程度か	対象とする各亜集団のうち上限摂取量（UL）を超過して摂取（習慣的または急性）している人の比率を決定する。
		ULを超過する人の分布に関する情報も含まれるであろう。
	▶リスク管理者にとってどの情報が最も有用か	リスク管理者が必要とする情報の様式を特定する。これは問題定式化の段階によって通知されることになる。
		リスク管理者のニーズ充足に最も情報を与える提示形式を特定し、使用する。
		リスク解析の有用性および妥当性を増大させるために、リスク管理者との相互作用について考慮する。
		不確実性が強調され、リスク管理者の目的に合わせて適切に説明されることを確認する。

本モデルにおけるデータに基づく特性、およびデータの不確実性を考慮に入れるデザイン、ワークショップの間に検討されたいくつかの意味を含む

1. *科学的判断に関する文書化は必須である。*

　利用可能なデータは限定されている。さらに、栄養素リスク評価の際に生じる意思決定は、既に利用可能な、消費者に販売されている物質および食品と関連がある。適切な摂取量に関するタイムリーな決定は、強力なデータベースがない状況においてはほとんど常に必要である。この理由から、栄養素リスク評価を目的としたデータの使用および解釈には、しばしば科学的な判断を必要とする。事実、人々の健康保護を背景とする科学的な判断は、栄養素リスク評価過程の特質である。重要なことは、評価結果の有用性および透明性は、設定された仮定および決定を実証する論理的根拠の文書化を始めとする意思決定過程がはっきりと記録されている場合には、大いに高まる。このことは、栄養

素リスク評価に関する報告書ではしばしば見落とされる。
2. *ULの不確実性に対して十分に調整する。*

　栄養物質リスクに関する利用可能なデータの多くは理想に届かないことから、ULを慎重かつ系統的に設定する過程には、データに伴う不確実性を考慮に入れる。結果として、この過程では、最も感受性の高い人を含めて、対象とする(亜)集団のほとんどすべての人に対して健康への悪影響のリスクを生じさせないと思われる習慣的摂取の最高用量とする定義を満たすULを設定する。このように、利用者はULを人々の健康を保護するものであると確信して適用できる。ULの利用者は、さらに修正を加える必要はないと思われる。

　特に、すべての不確実性を考慮することにより、健康への悪影響を伴うことが観察されている摂取量の分布における最少量よりも定量的に低いUL値を確立することができる。次に、不確実性の特質により、観察された摂取量／健康への悪影響の関係の下端と算出したUL値との差の大きさを判定する。不確実性が大きな場合には、人々の健康保護を最大限にするために、低いUL値を設定することとなる。摂取量をULよりも低く(しかし、できれば必要量以上に)維持することにより、ULが対象とする年齢層またはライフステージ全体にわたって、健康への大きなリスクを生じることなく摂取できることとなる。

　この意味で、UL確立のための基準は、栄養物質のための推奨摂取量を確立するための基準に多少似ている。両者とも、それぞれの摂取分布の末端では、事実上、対象とする亜集団の全員が保護される値を反映している。しかしながら、推奨摂取量は摂取量／必要量分布の上端に一致する値であり、一方、ULは摂取量／健康への悪影響の分布の下端に一致する値である。

3. *データに制限があってもULの必要性は低下しない。*

　しばしば十分なデータベースがない状態でも、栄養物質のUL確立の必要性は生じる。ULの目的は、人々の健康に関連する決定を下さなければならないリスク管理者を支援することであるため、ULの欠如は、特にリスクの存在が知られている場合には、リスク管理者にとって問題となる。ULが設定されない場合には、リスク管理者にはいかなる場合でも設定しなくてはならないという科学的根拠はない。そのため、データによっては入手可能であると仮定すれば、できる限りULを設定する

のが望ましいが、同様に、ULの値に関する限界および未知の事柄を説明するようにする。このアプローチでは、リスク管理者に利用可能な定量的選択肢を制限することは意図していない。リスク管理者は、人々の健康を保護するアプローチの選択肢を探すとの選択肢を持つ。

リスク管理者が不確実性について理解し、決定においてそれを考慮に入れることができるよう、十分に詳細な情報を提供しなければならない。さらに、UL値に関する不確実性の程度は、リスク管理者に提供されるリスク解析の解説を通じて最もよく伝えられる。不確実性の程度に基づいてULに異なる名称を用いることは、最終利用者を混同させる可能性があり、差のみを確実性の水準とする場合には不必要であろう。栄養物質の消費と健康への悪影響とに関連性がない状況下でさえ、リスク評価者は、リスク管理者からしばしば助言を求められる。第8章2.1で説明する通り、観察された最高摂取量（HOI）をリスク管理者に提供する過程をこの状況下で用いることが可能である。

4. *根拠の欠如は、欠如の根拠とはならない。*

本グループは、健康への悪影響に対する根拠の欠如は、健康への悪影響の欠如に対する根拠とは同等ではないことを強調した。利用可能なデータが、栄養物質の安全性の決定以外の目的のためにデザインされた研究を反映している場合には、かなり警戒しなければならない。

例えば、異なる量を摂取して物質の健康ベネフィットを研究するようにデザインされた研究が、健康への悪影響を報告していない場合には、この根拠の欠乏は、健康への悪影響の欠如を立証するのに適切であるとは考えられない。健康への悪影響の欠如は、健康への悪影響を特定する適切な方法を規定し適用する演繹的な治験実施計画書の使用を通じて決定されるべきである。

4 まとめ

栄養素リスク評価のモデルは、利用可能なデータの使用に基づく過程であり、この理由から、その限界について確かに考慮に入れるようにする。本モデルは、ULを確立し、リスクを解析し、不確実性を明確にする方法によりリスク管理者にとって有用な科学情報を提供することの中心となる活動の概要を述べるもの

である。本モデルでは、リスク管理者がデータの限界に直面した場合でも指導が必要であると予想する。そのため、このモデルにはリスク管理者に完全に通知されるように、データベースの特質に関する情報を取り次ぐ方法を組み込んである。本モデルでは、不確実性のためにかなりの補正をULに組み込むよう指示しているため、値が目的とする（亜）集団に用いられると仮定して、ULの利用者がさらなる補正を考案する必要がないと思われる値を想定している。最後に、本モデルでは、健康への悪影響への根拠の欠如は、健康への悪影響の欠如の根拠と同等ではないという理解に基づく。

【第8章】栄養物質の範囲に対するモデルの適応性

　このセクションでは、栄養素リスク評価モデルの広範な栄養物質に適応できる程度について考察する。特にこのセクションでは、モデルの一般的な適応性および本モデルの適用が限定されている以下の3つのタイプの栄養物質について扱う。(i) 健康への悪影響が特定されていない栄養物質、(ii) リスクを生じない摂取量が特定されていない栄養物質、および (iii) 利用可能なデータから、リスクを生じる摂取量の水準が、生物学的な不可欠性または健康への好ましい影響に関係する摂取量の水準と重複することが示唆される栄養物質。これらの状況に関連する方策について提示する。

1　一般的適応性および「試験栄養素」

　この考察を開始するにあたり、本グループは、栄養物質がひとつのクラスとしてよく定義されておらず、栄養的であるとみなされている特定の物質に関して、世界での規制の規定が異なる場合があることを認めた。国家または地域当局によっては、栄養物質を必須であると実証されたもののみに制限している場合がある。また、栄養物質をさらに広範なもの——必須栄養素を含むことに加えて、健康への好ましい影響が実証されている物質を含むもの——として定義している場合もある。本グループでは、そのような国家／地域での考慮に対して反論することなく、生物学上必須な物質および健康への効果が実証されている物質のいずれにも関連するモデルを開発した。

　必須な物質は合理的によく特定され、確立されている推奨摂取量と関連がある。健康に好ましい影響をおよぼす物質は、注目を浴びつつある分野を反映している。食物繊維からいわゆる「生体に影響を与える」食品構成成分までに及ぶさまざまな物質が、この部類の栄養物質の候補として提唱されてきた。さらに、

栄養物質の概念には、食品固有の構成成分であるが、ある種の炭水化物または脂肪酸のように、唯一必須であるとはみなされてはおらず、その推奨摂取量は、増加または減少のいずれかにより、健康に好ましい影響をおよぼすと特定されている主要栄養物質に含まれるであろう。このことは、次に述べるように、摂取量を低下させるようにとの推奨事項が、モデルに関して特別な意味を示す場合があることと関係している。

いずれの場合にも、モデルは第3章3で検討したリスクが二重曲線の関係となる物質に適応可能である——それは、「健康への利益」をもたらすことが知られている特定の摂取量があり、高用量の摂取によるリスクから保護されることを意図する用量とは区別されるためである。栄養素リスク評価モデルに基づき、そのような物質は、ULが「健康への利益」をもたらす推奨摂取量よりも低用量であるという無意味な結果とならないように、NOAEL、LOAELまたはBIに対して行われる不確実性の調整に関する特別な考慮を取り入れるアプローチを用いて取り扱うこととする。さらに、用いるアプローチには、必須栄養物質に対して存在することが知られている特定の恒常性維持機構に関して注意深く配慮しなければならない。

モデルの包括的な適応性以外の側面に関して、本グループは、非常に広範囲な健康への悪影響をモデルに取り入れることが可能であることを認めている。すなわち、癌、心疾患、腎機能低下および肝毒性などの多様な影響のすべてを取り組むことが可能である。つまり、エンドポイントの特性によって、モデルの適応性は変化されないことである。癌など対象とするエンドポイントに対して有効なバイオマーカーを決定することは困難であるが、一度決定できれば、モデルの適用が可能となる。

最後に、モデルの適応性に関する考察の一部として、本グループでは「試験栄養素」として、ビタミンA、鉄およびビタミンC（およびその抗酸化物質機能）の3種に特別に注目した。

参加者は、これらの3つの栄養素に対する栄養素リスク評価に取り組むことにより、モデルによって体系づけられた決定における要点や問題点について考察した。詳細な解析ができない状態で、概してこのアプローチは、これらの栄養物質に伴う健康への悪影響の決定および評価する上で、鍵となる重要な側面を扱えると思われることで一致した。

2 特別な適用

　本モデルは明白な適応性をもつが、健康への悪影響の閾値が示されていない栄養物質、またはリスクを伴う摂取量が、生物学的不可欠性または健康への好ましい影響を与える用量と重複する栄養物質に対しては、容易に扱うことができない。このような状況は、コラム8-1に列記したように、栄養物質に伴うリスクの二重曲線関係からの逸脱を反映している。本グループでは、こうした状況は、栄養摂取が不十分な（亜）集団あるいはマラリアなどの疾患を有する（亜）集団（第9章参照）の場合に、モデルを適用するために、さらなるデータの取得に焦点を合わせるような状況とは区別して考えた。コラム8-1に列記した状況では、本モデルに限界があるであろう。

コラム8-1　栄養素リスク評価モデルの適応性に制限がある状況

- 健康への悪影響は特定されていないが、リスクマネージメント当局が、ULを特定するよう求めている栄養物質。これらは、健康への悪影響を特定するための証拠は不十分であるが、不十分または過剰な摂取によるリスク評価に対する通常の概念モデルは適用できると予測される。
- 必須でない主要栄養物質で、食品固有の構成成分であるが、通常の消費量でリスクを生じる物質（そのために当局による推奨事項では摂取量を減らすよう求められている）。このような物質は、必須栄養物質の重要な摂取源である多くの食品に含まれており、それらの食品の回避は有害となり得る。
- 利用可能な根拠により、リスクに対する摂取-反応曲線と、生物学的不可欠性または健康への好ましい影響に対する曲線との分離が、たとえあったとしてもほとんどないことが示唆される物質。このような場合には、リスクに対する曲線は、「健康への利益」に対する曲線と重複するように見える。（注：恐らくこの状況は、実際の生理的機序によるものではなく、限定された相反するデータによってもたらされるものである。）

　リスク評価を概略したアプローチでは、非栄養素に対して、閾値のない影響をおよぼすことが示されている物質に対する特別な考察が含まれている（IPCS, 1994）。しかし、例えば遺伝毒性のある発癌物質および生殖細胞に対する変異原物質のように、非栄養素による重大な影響に閾値がない場合には、適切な方法論としての明確な合意はない。さらに、閾値のない非栄養素に対する上限摂取量などの値を設定する際には、用量-反応関係の解析にアプローチの基礎を置こうとする試みは、有用とは考えられない。このような状況下では、値には「許容可能な健康リスクに対する社会政治的な判断」が必要であるとされる（IPCS, 1994）。どの程度これらの考察が栄養物質のリスク評価に適用されるかについては不明である。

コラム8-1で指定した各状況では、栄養素リスク評価アプローチによってすべてを扱うためには、さらなる調査および発展が必要である。次のサブセクションでは、コラム8-1で指定した特質を立証する栄養物質を扱うために取りうる暫定的アプローチを紹介する。

この分野においてさらにかなりの仕事が必要であるため、関連する問題について第10章（「特定された研究/データの隔り、必要とされる考察および次の段階」）で取り上げる。

2.1 健康への悪影響が特定されていない栄養物質：観察された最高摂取量

栄養物質の中には、摂取または観察した最高摂取量でさえも、健康への悪影響に対する信頼できる根拠を示せなかったものもある。ビタミンB12はそうした栄養物質の1つである（IOM, 1998b）。このような例では、健康への悪影響に対する生物学的閾値は、それが存在するのであれば、試験した最高摂取量より何倍も高い場合もある。しかしながら、データはないため、その量については不明である。

栄養物質による健康への悪影響を示した研究が存在しない場合でも、リスク管理者は上限摂取量に関する科学的助言を必要としていることから、リスク管理者を指導する際に観察された最高摂取量（HOI）を用いることができる。本グループでは、HOIに関しては次のように明記している。

> 観察された最高摂取量（HOI）は、健康への悪影響が特定されていない場合に限って求められる。これは、容認できる質の研究の中で報告された、観察または投与された最高摂取量である。

リスク評価者が適切に判定する限り、栄養素リスク評価過程の別の側面として、不確実性の考察およびデータが利用できない亜集団に対するHOIのスケーリングを含め、本モデルに伴う原則を適用することによって取り扱うことが可能となるであろう。しかし、リスクに関するデータが欠如する場合には、モデルの要素のほとんどはどちらかと言えば適切ではないであろう。HOIはULとは異なる種類のデータに基づくものであり、リスクを大幅に過大評価する可能性がある値であることから、HOIの説明は記述的なものとなるであろう。さらに、決定方法に対するHOIとULとの間の根本的な相違により、HOIはHOIとして示し、そ

れをULとは呼ばないことが望ましい。

2.2 リスクを生じない摂取量が未知の固有な主要栄養物質

　食品に固有ないくつかの主要栄養物質は必須でないが広く流通しているか、または食品供給に含まれている。これらの物質の中には、リスクをもたらすことが知られている用量を摂取するものもあるが、リスクを生じないと考えられる同定可能な消費水準はない。リスクによっては、さまざまな摂取量で生じるため、リスクに明白な閾値がないものもある。

　これは栄養素リスク評価における新たな領域である。米国医学研究所（IOM, 2002-2005）では、健康への悪影響に対して文書による十分な裏づけのある栄養物質である飽和脂肪酸のULを設定する試みにおいて、この状況に取り組んだ。

　データは、飽和脂肪酸摂取量が少しでも増加すれば、冠動脈性心疾患のリスクが増大することを立証した。

　IOMは、ある摂取量未満ではリスクが確立されなかったという閾値は確立されないことを明らかにした。さらに、0をULに指定することはできないとした。食事から飽和脂肪を排除することは、必須栄養素の主要な摂取源を含め、非常に多くの食品を排除することを意味するであろう。このように、ULを0と指定することは、人々の健康的観点から実践的ではないと思われる。特に、それは飽和脂肪酸を含む食品から十分に得られる他の栄養物質（タンパク質、必要脂肪酸、微量栄養素など）を得るのを妨げることになるであろう。

　この例で取りうるひとつのアプローチは、この場合「モデル化する」こと、または「リスクの大きい」栄養物質（例えば飽和脂肪と食事性コレステロールなど）の摂取量を最小限にする一方で、必要量の必須栄養素を得られる食品の最少摂取量を決定するための食事パターンのシミュレーションを行うことである。続いて、リスク管理者にとって有用となりうる定量的な摂取量を確立することが可能かもしれない。本グループでは、「UL」は、そのような水準の摂取量にとって適切な表示であるのか、また、栄養素リスク評価モデルにおいてどの程度まで他の原則を適用するのかについて熟慮したが、結論には達しなかった。

2.3 リスクを伴う摂取量と「健康ベネフィット」との間の明白な重複

　少なくとも1つの栄養物質——ビタミンA——では、一般に認められている「健康上の利益」に関係する現在の摂取推奨量と、骨密度の低下および大腿骨頸部

骨折リスクの増加によって反映されるリスクを伴う摂取量への理解の高まりとの間には重複があることが根拠をもって示されている。この問題に関する情報は、第2章で述べた3つのNR報告書から得ることができる（EC/SCF, 2002；EVM, 2003；IOM, 2001）。

　報告書のひとつ（EC/SCF, 2002）では、因果関係が立証されていないとする結論を下しているが、健康への悪影響と思われる作用機序は実験動物を用いた試験によって説明されるであろう（EVM, 2003）。いずれの例でも、データはリスクに対する段階的反応曲線を特定するために使用できる。この反応曲線は、リスクを伴なう摂取量がビタミンAの推奨摂取量に非常に近接していることを示している。

　3つの国家／地域当局のいずれも、低用量の摂取量で生じるこの健康への悪影響に基づくULを設定していない。ある報告書による評価（IOM, 2001）は、関連するほとんどの根拠の発表に先立って完了している。他の2つのNR報告書のうち、ひとつ（EC/SCF, 2002）は、骨密度に関する相反するデータを引用し、ULの根拠として肝毒性などの別の影響を使用していた。もう1つの報告書（EVM, 2003）では、それぞれの健康への悪影響に対する不十分な根拠を挙げ、ULではなく指針となる用量を設定することを選択した。

　ビタミンAに対するような状況下における栄養素リスク評価のニーズに取り組む場合には、科学的判断に大きく依存するこうした判断では、当然のことながら利用可能なデータは極めて時期尚早であり、このように勧告を出すための基礎としては疑わしく、人々の健康を保護するための必要性に対する考察も必要であるとの結論を下した。ここでは、いくつかの選択が可能となるであろう。(i) 健康への悪影響の重大性およびそれに対する懸念が確立できる（既知の機序があるなしとも）、(ii) 摂取-反応に関するデータは限定されており、推奨摂取量とリスクとの間に重複があると思われる、

　(iii) 健康への悪影響に対する考慮の遅れは不適切と思われる。

　リスク管理者を支援する目的のために、こうした条件下においてULの設定が望ましいとするならば、最初にULは推奨摂取量と同等またはそれ以上（大いに高い場合でなくても）であると明示しておくのが賢明であろう。ハザードの解析では、リスク管理者が用いるアプローチに関して、リスクが重複する可能性について扱うよう通知する必要があるだろう。

　UL超過によって生じるリスクに関する決定についてリスク管理者に通知する手助けとなると思われるいかなる科学情報も、リスク解析の段階に含めるべき

である。

　いずれの例でも、異なる健康への悪影響がULの基礎となる重大な影響として用いられても、ハザードの解析には、そのような重大となる可能性がある健康への悪影響に関係する科学情報を含めるべきである。

3　まとめ

　開発されたような栄養素リスク評価モデルには順応性があり、広範な栄養物質に必要な評価に対応できる。用いられるエンドポイントの特性は、モデルの適応性に影響を与えない。しかし、健康への悪影響に対する摂取量の閾値は示されない、または利益を得られる摂取量とリスクを伴う摂取量とが重複すると思われる栄養物質が存在する。このような例では、モデルの適応性は限定される。代わりとなる方策を考え、さらに発展させることが必要である。

【第9章】
栄養摂取が不十分な(亜)集団に対するモデルの適応性

　栄養素リスク評価は、栄養摂取が適切かつ「全般的に健康」な(亜)集団で、多くの強化食品、特別に調製された食品、「機能性食品」および栄養補助食品を摂取する(亜)集団へよく適用される。国家／地域レベルでの栄養素リスク評価を対象とする既存のモデルは、このような(亜)集団の特質に適合するよう作成されている。しかし、こうした食品および栄養補助食品を摂取すると思われる(亜)集団のすべてが十分に栄養を摂取し、「全般的に健康」であるとは限らない。

　本章では、栄養摂取が不十分な(亜)集団に対するモデルの適応性に関する概要を示す。続いて、恒常性に対する考慮および栄養摂取が不十分な(亜)集団におけるULの設定に関係する問題についてレビューする。感染症の影響についても、本報告書の範囲外であるが簡潔に検討する。

1　概要

　世界における特定の集団、あるいは栄養摂取が十分な集団内においても多くの(亜)集団が適切な水準の栄養素を得ていない場合があり、栄養不足が認められ、疾患または他の条件が代謝状態に悪影響を与える環境にある場合がある。重要な疑問は、「栄養摂取が不十分なこの(亜)集団では、高用量の栄養物質の摂取に曝露された時にリスクが生じるか」ということである。本グループは、栄養摂取が不十分な(亜)集団に役立つ多くの良い栄養介入および補給プログラムがあることを認めた。しかし、ここでの本グループの関心は、そのような(亜)集団に対する栄養素リスクの評価において意思決定に関与する要因について、さらによく理解することであった。関心は、栄養不良の人々における生体異物の代謝および薬物動態の影響に関する研究に基づくものであるが、独自のものである。

本グループでは、まず「栄養摂取が不十分な」という用語の意味について検討し、それが主として栄養不足によって特徴づけられるとの結論を下した。継続的な栄養不足は、そのタイプによって、単一の栄養素または複数の栄養素が不足する結果として生じる。広範な用語である「栄養不良」は、栄養過多と栄養不足の両方の意味を持ち、さらに栄養素リスク評価モデルの適応となる意味を持つと認識した。栄養過多では、吸収などの生理的機序を促進または阻害する場合には、栄養素間の相互作用が重要となる。しかし、栄養不足（不十分な栄養摂取）は、依然として「栄養摂取が不十分な人々」に関する本グループの議論の焦点となった。それに加えて、本グループでは、不十分な栄養状態では、感染症が流行する傾向が高いことを始めとして、有害な環境環境における居住を通常伴っていると認識している。この理由から、本グループでは、栄養素リスク評価に対する感染症の影響の問題についても簡単に扱った。

　本グループは、総合的に見てこうした状況が栄養素リスク評価におよぼす重大な影響に関する研究を行うための科学的知識が大きな関心事であることを認識した。ULの設定のために確立された一般的な過程は、栄養状態に関係なく適切であることについて合意した。

　しかしながら、栄養摂取が不十分な人々に対して適切なULを示すには、その過程は、こうした（亜）集団での代謝状態に関するさらに優れた科学的情報が必要である。

2　恒常性に対する考察

　文献には、栄養素リスク評価と関連性がある、不十分な栄養状態における重要な代謝上の変化について記載された多くの研究が含まれている。一言で言えば、栄養的欠陥に対して保護作用を示す恒常性維持機構は、栄養摂取が不十分な（亜）集団では作用しない可能性がある。恒常性維持機構における限界の徴候は、タンパク質エネルギー不足状態下（PEM）での栄養素輸送タンパク質の血漿貯蔵プールの枯渇（Morlese et al., 1997）から、肝機能の低下（Elia and Lunn, 1997）にまでおよぶ。栄養素リスク評価の際に恒常性維持機構の役割に関するこれまでの考察（第3章3参照）から、不十分な栄養状態が代謝におよぼす大きな影響は、摂取-反応傾向、不確実係数などの一連の結果に影響する可能性がある。

栄養不足の条件下における栄養物質の高用量摂取の結果に関する臨床報告として、タンパク質エネルギー低栄養状態下における鉄輸送タンパク質産生抑制に起因する遊離鉄の存在に対する懸念が報告されているが、それは例外的でありそれ以外は限られている(Dempster et al., 1995；Golden, 1985)。

　本グループでは、利用可能な科学文献の多くに大きな限界があると認め、さらに進んだ研究の必要性を強調した。栄養摂取が不十分な(亜)集団に対する栄養素リスク評価に関する研究が不足しているだけでなく、栄養不足に伴なう代謝状態の変化を特徴づけるためのデータもほとんどない。Dunipaceら(1998)によって行なわれた研究は、栄養素リスク評価のこの領域において有用性が高い様式の研究の例として有名である。著者らは、栄養摂取が不十分なラットを用い、タンパク質エネルギー不足またはカルシウム不足、あるいは双方が不足する状態において、フッ化物の投与量の変化による効果について検討した。

　既存の文献のほとんどが、単一の栄養素不足とそれによる代謝への影響に焦点を合わせている。複数の栄養素の不足は、単一栄養素の不足よりも世界的には一般的であるにもかかわらず、複数の栄養素の不足についてはあまり知られていない。Grandeら(1958)による古い研究は、十分な食糧を得られない人では代謝が低下することを示唆している。代謝の低下は、さまざまな生理学的機能(腎臓活性の低下など)の変化に反映される。生理学的な機能低下が恒常性維持機構の正常な保護作用を妨害する場合、そのような結果は、栄養物質の高用量での習慣的摂取および急性の摂取を補正すべき身体的能力を障害するかもしれない。さらに、年齢の相違が不十分な栄養状態に対する身体の補正能力――例えば、若年の成人と比較して、小児および高齢者では、低栄養下でどのような影響が生じるか――についてはほとんど明らかにされていない。

　以下は本グループが討議した主題である。

- タンパク欠乏下では、ULの決定に関して特別な考慮を必要とする。ビタミンAは、タンパク欠乏によって影響を受ける栄養素の一例である。輸送および結合タンパク質の生成がいずれも低下することにより、ビタミンAの多量摂取を処理する正常な機序が障害される。それにより、遊離したレチノールまたはレチノイン酸が血液循環に入り込む可能性がある。その結果、栄養が十分な(亜)集団に対して指定されたULは、栄養不良の(亜)集団に対しては高すぎることになる。
- 栄養物質に対する吸収能力の低下は、栄養素の特定の摂取量によって

生じるリスクに影響を与える可能性がある。栄養不足および（または）慢性的な感染状態では、鉄の吸収が減少する。平均的用量または高用量の鉄の摂取では、腸内に未吸収の鉄が残留するため、感染を始めとする健康への悪影響を生じる。それに続いて、感染は鉄吸収を減少させる。このような情報は、栄養摂取が不十分な人々に対する栄養素リスク評価にとって重要である。

● 栄養摂取が不十分な（亜）集団では、食事から大量のフィチン酸塩を摂取する。フィチン酸塩は特定のミネラルの吸収を妨げる。これらのミネラルに対してULを設定する場合、栄養摂取が不十分な（亜）集団に対しては、フィチン酸塩の摂取量を考慮する必要がある。

3 栄養摂取が不十分な（亜）集団に対する上限摂取量の確立

　本グループでは、栄養摂取が不十分な（亜）集団用のULと、栄養が十分な（亜）集団のために確立されたULとが相違する可能性について考慮した。この相違は必ずしも一貫していない。時には、栄養摂取が十分な（亜）集団よりも不十分な（亜）集団のほうが、ULの値が低くなる場合もあれば高くなる場合もある。Majumdarら（2003）の研究によれば鉄不足の小児の鉄に対するULは、鉄が充足している小児のULよりも高い場合があるということを示唆している。インドで行なわれたこの研究では、鉄不足の小児と比較して、鉄が充足している被験者に対する鉄療法の悪影響を立証した。この反対は、マラリアまたはヒト免疫不全ウィルス（HIV）（下記参照）などの感染症のある人の例である。このような人では、さらに低いULが必要な場合がある。

　本グループは、栄養摂取が十分な（亜）集団を対象に確立されたULは、栄養摂取が不十分な（亜）集団に転用する場合には妥当性が予測できないという結論に達した。

　栄養素リスク評価における意思決定での基本的過程では、なおも対象とする（亜）集団の栄養状態に関係なく等しいとするが、本グループは、栄養摂取が不十分な（亜）集団では代謝に重大な相違があり、この相違に起因する感受性の結果、異なる一連のULを設定することが必要であると考えた。しかし、本グループではさらに、不十分な栄養摂取が栄養物質の吸収、分布、代謝および排泄に

およぼす影響についてほとんども知られていないことから、栄養摂取が不十分な(亜)集団へULを適用するための補正に関する考察を明確化することはできないという結論を下した。

4　感染症の影響

　新たに発表されるデータは、少なくともひとつの栄養素の高い摂取量が感染性の反応を悪化させる場合があるということを示唆している。この主題はワークショップの範囲外であったが、栄養素リスク管理者が直面する多面的な問題の例を示すものである。鉄欠乏は広域に分布し、多くの国々がこの問題に対して取り組む政策を有している。その例として、妊婦および幼児における鉄の状態を改善するためのプログラムが実施されている。このようなプログラムによる利益はよく確立されているが、マラリアおよび(または)栄養不足を伴う小児では、経口鉄の補給が感染症の重症度を増大させるリスクを伴うということを示唆する多くの根拠がある(Oppenheimer, 2001)。簡単に言えば、鉄欠乏と鉄補給による感染症への感受性の複雑な一連の相互作用があると思われる。

　本グループでは、ワークショップ時に印刷中であった栄養補給プログラムに関する最近の報告書(Sazawal et al., 2006；Tielsch et al., 2006)について認識していた。特に、この研究者らは、マラリアの伝播が盛んで、一年中発生する特定の地域と、マラリアへの被曝が低い他の地域の幼児の罹患率および死亡率に対する鉄および亜鉛補給の影響を比較した。その評価では、補給はその目的に対しては有効であることを示した。しかし、マラリア常在地域の臨床試験による情報から、鉄補給による悪影響の可能性についても明らかにされた。特に、プラセボを服用群と比較した際に、鉄補給を受けた被験者では重症による入院および死亡率がいずれも増大した。Oppenheimer (2002)は、鉄の介入(治療用量)に関する11回の比較試験における既存のデータベースを用い、マラリア感染時期にマラリア常在地域での経口鉄の補給(>2mg/kg/日)は、臨床的なマラリアのリスクを増大させることを明らかにした。経口鉄の補給は、非マラリア常在郡では感染リスクの増大をもたらすことは示されなかった。

　本グループでは、さらなる文書化の必要性を含めて、以上の知見に伴った警告を発令した。さらに、この結果は栄養強化または天然に鉄を富む食品とは関係なく、鉄を含有する栄養補助食品にのみ関係することに留意した。しかしな

がら、これらの観測は、鉄補給が伝染性の疾患（HIVまたは結核など）に影響をおよぼす他の地域に関する調査を行う必要性と共に、特定の（亜）集団に補給を行う場合、考慮すべき要因に対して一層敏感になる必要性を強調するものである。この重要な主題をさらに十分に取り組むためには、明らかにもっと多くのデータが必要である。

5　まとめ

　本グループは、栄養摂取が十分な（亜）集団を対象にして設定されたULは、同等の年齢／性／ライフステージにある栄養摂取が不十分な（亜）集団に用いるのは適切ではない場合があるとした。

　適切なデータが欠如するために、本グループは、栄養素リスク評価に強い影響を与える代謝上の相違の特質およびULの値について明確にすることはできなかったが、いくつかの例ではそれは無視できないことを認めている。この問題は、今後取り組まれるものであり、リスク評価の過程、特にリスク解析は、考察した要因および遭遇した不確実性については明確に文書化しなくてはならない。

【第10章】
研究／データギャップの特定、必要とされる議論および次の段階

栄養素リスク評価は、利用可能なデータに基づいて許容上限摂取量（UL）を設定する。関連するデータがもっと入手できれば、これらの結果は補強されるだろう。さらに、もし作業がデータ解析、解釈および提示のための国際的に適用可能なガイドラインの作成に着手するものであれば、栄養素リスク評価はさらに容易に調和され、容易に実行することができるであろう。

本ワークショップ参加者は、将来考察が必要となるデータギャップの数および必要とされる分野を特定した。しかしながら、彼らは一覧表は包括的ではないことを警告する。特定されたギャップおよびニーズは、ワークショップの時に検討された包括的な主題の下に体系化される。

1 栄養素ハザードの特定と解析

本グループは、栄養物質代謝を解明し、健康への悪影響を特定または説明するために、この主題分野の必要性が研究を成功させると断定した。データの評価および不確実性への取り組み方および指針については、さらなる注意を要する。

1.1 栄養物質の一般的な代謝

恒常性維持機構を明確にし、栄養物質代謝に関する情報をさらに得る必要性は、大きな関心事であった。本グループは、栄養素代謝に関連するいくつかの研究が現在行なわれているが、結果はしばしば未発表または研究報告書に記載されていないいことを認めた。本グループでは、研究者らにこれらの結果を利用可能にするよう奨励している。

以下のニーズが特定された。

- 栄養素および関連物質の代謝を解析するよう特別にデザインした研究を実施し、「影響なし」ということを示すデータを含めてすべての関連データの発表
- 被験者が栄養物質の摂取量を「通常量」から「高用量」へと変更した場合、またはその逆の場合における代謝への影響に関する調査
- 代謝研究に対する理解および有用性を強化するため、高用量の摂取に適応できるバイオマーカーの使用について調査し、新たに利用が広がっているゲノミクスやプロテオミクスなど「ゲノミクス」技術を通じたそのようなバイオマーカーの特定
- 栄養素-栄養素間の相互作用、および非栄養物質を含む栄養物質の相互作用の明確化
- 単離された純粋な物質に対し、「通常」の食事に含まれる栄養物質における生物学的利用能の特質の明確化
- 同一の栄養物質の化学的形状の相違における生物学的利用能の同等性に関する測定
- 必要な研究をヒトで行なうことができない場合の、栄養物質代謝研究のデザインおよび動物／in-vitroモデルの開発
- 動物とヒトとの間の感受性を比較するためのアプローチの特定

本グループは、栄養摂取が十分または「全般的に健康」とみなすことができない（亜）集団に関して議論し、このような条件下での代謝の機序に関しては、データが不十分であるとの結論を下した。そのため、以下のことが緊急に必要とされる

- 比較的多量に摂取した栄養物質の吸収、代謝および排泄に対する栄養不足状態の影響に関する研究
- 感染症、慢性の不十分な栄養状態および比較的大量の栄養物質の食物摂取における相互作用の特質の明確化

1.2 健康への悪影響の特質（影響のバイオマーカーを含む）

本グループは、栄養物質の高用量摂取に伴うリスクに関する臨床データの欠如に注目した。

ヒトでの臨床試験は有用性の高い情報を提供することを認めたが、限定された情報源、研究プロトコールにおける混乱、および、最もありうるものとして、民

【第10章】 研究／データギャップの特定、必要とされる議論および次の段階

族的問題によってそれが困難であることを認識した。一言で言えば、データギャップを扱うためには、創造的な方法が必要である。

この理由から、本グループでは次のニーズを特定した。

- ヒトにおいて高用量の栄養物質の摂取に伴なう健康への悪影響の理解を増大させるため、動物、in-vitro系、コンピューターシミュレーション、および（または）その他の統合されたまたは革新的な手法を用いて栄養物質による健康への悪影響を特定し、研究する方法を開発する。

さらに、本グループは考察により以下の研究のニーズに焦点を当てた。

- 影響へのバイオマーカーの有用性を増大させるために、ヒトの系における栄養物質測定の際の恒常性の範囲を明確にする；
- 臨床的に明白な健康への悪影響に必然的に伴なうバイオマーカーに対する作用機序を特定し、確認して明らかにする。
- 影響のバイオマーカーにおける変化の時間的経過を含め、特定の健康への悪影響の発生に要する時間の長さを特定する。
- ハザードを解析するために、摂取量の分布と、バイオマーカーまたは健康への悪影響の感受性との関係をさらによく説明するためのアプローチを開発する。

さらに、本グループは、高用量の栄養物質摂取に伴なう健康への悪影響の蓄積——時にエンドポイントの指標化と呼ばれる——にはさらなる注意が必要であることに注意した。

健康への悪影響を分類するための体系化された努力や欠如していることは、栄養素リスク評価の過程を実行し、調和させる努力を妨げるものである。

そのため、グループでは、以下のニーズを特定した。

- 栄養物質に伴なう健康への悪影響で合意がなされているものを分類するために、固有の国際的データベースを作成するか、または既存のデータベースを拡大して統合する。可能であれば、各物質の栄養素リスク評価を改善するために必要となる研究努力の一覧と同様に、リスク評価が特に必要な栄養物質を優先的に示した表を加えることは有用である。

1.3 データの評価および不確実性

本グループは、利用可能なデータの選択および解釈に関するガイドラインを明確にするために、作業に取り掛かるべきであると強調した。

取り組む主題には以下が含まれる。

- 組み入れ／除外基準の明確化および各研究、特に観察データへの重みの追加
- 例えば摂取-反応を推測するために、データを増強し、利用可能なデータを適切に結合させるためのメタアナリシスで使用できるようにする方策および指導指針の特定
- 現在における根拠に基づく系統的なレビューの実施と栄養素リスク評価とがさらに関連性を高めるように適応する方法の調査。

BIの確立に必要なデータベースを大きくするためには、さらに注意を向けることが必要である。生物学的な理解が不十分な状態において、本グループは、不確実性、および不確実性に対して行われる補正に対して注意が向けられるべきであるということを示した。

関連する研究および考察により、データベースの妥当性、毒性の特性、LOAELからNOAELへの外挿、異種動物からの外挿、未研究の亜集団へのULのスケーリング、ヒトにおける個人間でのばらつきなどに取り組むための方法などに関して主題をカバーする。全体として、異なる状況下における不確実係数の大きさを決定するための有効な基準を開発する必要がある。本グループは次のギャップを強調した。

- 動物、in-vitroの系、または関連する亜集団から得た根拠を、データが欠如している対象とする亜集団で推定するための方法の特定および確認
- 不確実性の定量的補正の使用増大を可能にするための栄養物質の動態学および動力学の検討
- 摂取-応答の評価またはスケーリングを可能にするための、栄養物質に特定される動態学および動力学の調査
- 研究対象となった亜集団(例、成人)において確立されたULを、小児などの未研究の亜集団のULへ補正するための生理学的に適切な方法の特定および確認

2 食物摂取評価

　食物摂取の推定を目的として世界的に適用できる方法を強化するためには、研究および関連する活動が必要である。もし下記の項目に取り組めば、食物摂取評価は有益となる。

- 一般に、統計的補正の必要性を単純化し減少させる栄養物質摂取量のデータの入手方法を改善し確認する
- 「習慣的摂取の合算分布」(集団においてULを超過する栄養素を2種類以上習慣的に摂取をしている個人の比率を推定するためのもの)を推定するためのアプローチを含めて、習慣的摂取を推定するための統計学的アプローチを強化し、発展させる。
- 習慣的摂取分布上側のパーセンタイルを推定するために平均の1人当りの摂取量データを用いる際の、最も正確な選択肢を決定する。
- 地域／地方での有用性を改善するため食事の評価手法を発展させ、確認する。
- 食品成分データベースの全般的な発展、強化、更新を継続し、さらに強化食品、栄養補助食品、特別に調整された食品、「機能性食品」、生理活性成分上のデータおよび関連物質(例、リグニン、フラボノイド、植物ステロールおよびポリフェノール)を含めるために一層活動的に働く。
- 地域的条件下での成分データベース開発を継続させる。

　これに加え、生物学的尺度を現在の使用されている自己報告書などの摂取量の尺度と併用または部分的に代用することができれば、栄養物質摂取量の推定は非常に改善されるであろう。生物学的尺度は、摂取量に関する報告書がない状態にも有用となる。このためには、以下の行動が有利となるであろう

- 栄養状態のバイオマーカーと同様に栄養物質、摂取量のバイオマーカーも特定して確認する。

3 リスク解析

 リスク解析は、リスク評価者とリスク管理者との間の重要な接点である。
 この接点を定義し明確にするためには、さらなる考察が必要である。ニーズには以下が含まれる

- リスク管理者のニーズおよび予想をさらに明示するための問題の定式化過程における重要な要素の特定。
- リスク評価の初期の段階から得たデータの徹底的な再検討に対する戦略的な積み重ねの価値に関する調査、例えば、
  - ULと現在の摂取量の概算との間の定量的な差が小さい場合、リスク判定は、摂取量データが過少または過大報告となる可能性がある全体的な偏りを確実に調査するのか、また、摂取量データの収集で用いた異なる方法の重みを検討する必要性について検討するのだろうか。
  - ULと現在の摂取量の概算値との間の定量的な差が大きな場合、摂取量データがそれ以上の加工を必要としないと決められるのか。
  - 摂取量評価により、(亜)集団における摂取量がULより大きいことが示された場合、高用量の摂取に寄与している可能性のある製品の調査をするべきか、など。
- リスク管理者にとって最も有用となると思われる情報の様式、例えば(i)食物摂取評価の不確実性、(ii)リスクが増大した個人、(iii)2種類以上の栄養物質の同時に高用量で習慣的に摂取、および(iv)栄養物質摂取量の異なる持続期間および様式、について明確化する。
- リスク管理者の情報ニーズを扱うが、評価と管理の適切な分離を考慮に入れる解説的なリスク評価の記載における特質の明確化および(または)指導。
- 以下を特定するリスク判定の結果に関する特別な研究、(i)どの情報を、どのように用い、その結果はどうか、(ii)解析のどの側面が有用ではなかったか、または、混乱をもたらしたか、および(iii)どの面が二次リスク評価を必要とする結果へ導いたか。

4 モデルの適応性

　本グループは、健康への悪影響に対する閾値を示さない栄養物質またはリスクを伴う摂取量が不可欠な摂取量または健康に好ましい影響を与えることが立証されている摂取量と重複すると思われる栄養物質などの容易に取り扱える栄養物質を対象とはしないとの結論を下した。そのため、研究および将来における検討は、これらの種類の栄養物質を扱うことが可能な方法を調査する方向に進むべきである。特定のニーズには以下のアプローチが含まれる。

- 食品供給に固有な、リスクを示さないと考えられる特定可能な用量が存在しない栄養物質に対する方法を明確にする。
- 特定の物質に対し、不可欠性または健康への好ましい重要な影響に関係する推奨摂取量が、リスク増大をもたらす摂取量と重複することが根拠によって示唆された場合に、栄養素リスク評価の実施のためにガイドラインを提供する。

5 次の段階

　ワークショップで開発されたモデルは、栄養素リスク評価に国際的な科学的アプローチを提供するものである。このアプローチは、多くの栄養物質に個別に適用可能である。次の段階――コーデックス委員会によってFAO/WHOに要請されたULの設定――には、多くの情報源、科学的な専門技術、および技術的サポートが必要である。モデルの使用を進めて改良することを目的とした活動を行なうことは興味深いことであろう。これらは、特定の代表的な栄養物質のための栄養素リスク評価における側面の調査を目的とした小規模な事例研究を始めとするいくつかの方法で遂行できる。これらの研究とそれに伴う議論は、産業界、民間組織および専門家協会からの代表者を含む一連の科学者および利害関係者が参加することにより実行できるであろう。

　さらに、栄養素リスク評価の協調は、興味をもつ国際的団体の中からこの目的のために特別委員会を編成することにより利益が得られる。最終の目的は、協調およびさらなる考察の機会を明らかにすることである。

【第11章】
参考文献

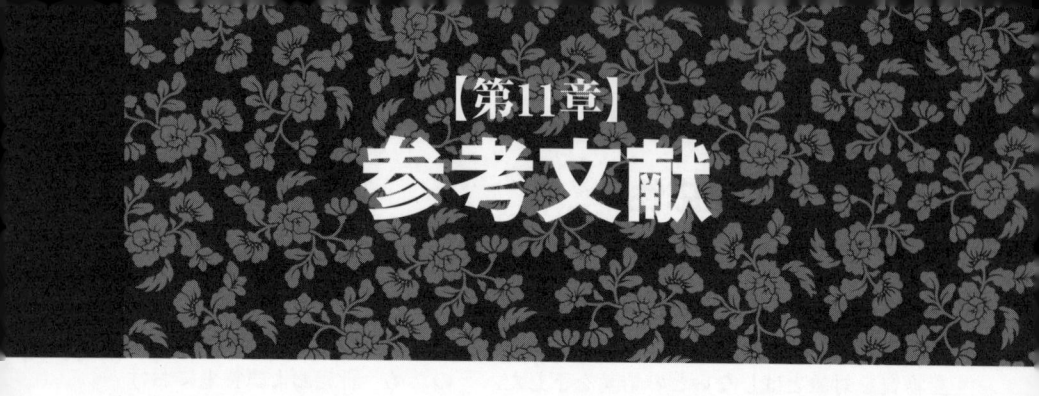

Arab L et al. (2003). Ethnic differences in the nutrient intake adequacy of premenopausal US women: results from the Third National Health Examination Survey. *Journal of the American Dietetic Association,* 103:1008-1014.

Bingham SA (1987). The dietary assessment of individuals: methods, accuracy, new techniques and recommendations. *Nutrition Abstracts and Reviews (Series A),* 57:705-742.

Biro G et al. (2002). Selection of methodology to assess food intake. *European Journal of Clinical Nutrition,* 56(Suppl 2):S25-S32.

Black AE, Cole TJ (2001). Biased over- or under-reporting is characteristic of individuals whether over time or by different assessment methods. *Journal of the American Dietetic Association,* 101:70-80.

Calabrese EJ, Gilbert CE (1993). Lack of total independence of uncertainty factors (UFs): implications for the size of the total uncertainty factor. *Regulatory Toxicology and Pharmacology,* 17:44-51.

Cameron ME, van Staveren WA (1988). *Manual on methodology of food consumption studies.* New York, Oxford University Press.

Carriquiry AL (2003). Estimation of usual intake distributions of nutrients and foods. *Journal of Nutrition,* 133:601S-608S.

Codex Alimentarius Commission (2004). *Procedural manual,* 13th ed. Rome, Food and Agriculture Organization of the United Nations, World Health Organization.

Cooper H, Hedges LV (1994). *The handbook of research synthesis.* New York, Russell Sage Foundation.

Counsell C (1997). Formulating questions and locating primary studies for inclusion in systematic reviews. *Annals of Internal Medicine,* 127:380-387.

de Zegher F et al. (1985). Successful treatment of infantile type I primary hyperoxaluria complicated by pyridoxine toxicity. *Lancet,* 2:392-393.

Dehne LI et al. (1999). The German Food Code and Nutrient Data Base (BLS II.2). *European Journal of Epidemiology,* 15:355-359.

Dempster WS et al. (1995). Misplaced iron in kwashiorkor. *European Journal of Clinical Nutrition,* 49:208-210.

Devaney B et al. (2004). Nutrient intakes of infants and toddlers. *Journal of the American Dietetic Association,* 104(1 Suppl 1):s14-s21.

Dorland WA (2003). *Dorland's illustrated medical dictionary*, 30th ed. Philadelphia, Saunders.

Dourson ML, Felter SP, Robinson D (1996). Evolution of science-based uncertainty factors in noncancer risk assessment. *Regulatory Toxicology and Pharmacology,* 24:108-120.

Dowler EA, Ok Seo Y (1985). Assessment of energy intake: estimates of food supply *v* measurement of food consumption. *Food Policy,* 10:278-288.

Dunipace AJ et al. (1998). Chronic fluoride exposure does not cause detrimental, extraskeletal effects in nutritionally deficient rats. *Journal of Nutrition,* 128:1392-1400.

Dwyer JT (1994). Dietary assessment. In: Shils ME, Olson JA, Shike M, eds. *Modern nutrition in health and disease*, 8th ed. Philadelphia, Lea & Febiger. Pp. 842-860.

Elia M, Lunn PG (1997). Biological markers of protein-energy malnutrition. *Clinical Nutrition,* 16(Suppl 1):11-17.

EC (European Commission) (2003). *Tolerable upper intake levels for vitamins and minerals (updated in April 2003)*. European Commission (http://europa.eu.int/comm/food/fs/sc/scf/out80_en.html, accessed 1 May 2005).

EC/SCF (European Commission/Scientific Committee on Food) (2000a). *Guidelines of the Scientific Committee on Food for the development of tolerable upper intake levels for vitamins and minerals* (SCF/CS/NUT/UPPLEV/11 Final) (http://europa.eu.int/comm/food/fs/sc/scf/out80a_en.pdf, accessed 1 May 2005).

EC/SCF (2000b). *Opinion of the Scientific Committee on Food on the tolerable upper intake level of selenium* (SCF/CS/NUT/UPPLEV/25 Final) (http://europa.eu.int/comm/food/fs/sc/scf/out80g_en.pdf, accessed 1 May 2005).

EC/SCF (2002). *Opinion of the Scientific Committee on Food on the tolerable upper intake level of preformed vitamin A (retinol and retinyl esters)* (SCF/CS/NUT/UPPLEV/24 Final) (http://europa.eu.int/comm/food/fs/sc/scf/out145_en.pdf, accessed 1 May 2005).

EFSA (European Food Safety Authority) (2004). Opinion of the Scientific Panel on Dietetic Products, Nutrition and Allergies on a request from the Commission Related to the Tolerable Upper Intake Level of Iron. *The EFSA Journal,* 125:1-34.

EVM (Expert Group on Vitamins and Minerals) (2003). *Safe upper levels for vitamins and minerals*. London, Food Standards Agency Publications (http://www.food.gov.uk/multimedia/pdfs/vitmin2003.pdf, accessed 1 May 2005).

FAOSTAT (FAO Statistical Databases) (2005). *Food balance sheets* [online database]. Food and Agriculture Organization of the United Nations

(http://faostat.fao.org/).
FAO/WHO (Food and Agriculture Organization of the United Nations/World Health Organization) 2005. *Context Paper (prepared by WHO staff, in cooperation with FAO staff). Charges and Questions.* FAO/WHO Nutrient Risk Assessment Workshop: A Model for Establishing Upper Levels of Intake for Nutrients and Related Substances, 2-6 May 2005, WHO Headquarters, Geneva (http://www.who.int/ipcs/highlights/nutrientproject_may18/en/, accessed 1 May 2005).
Ferro-Luzzi A (2003). Individual food intake survey methods. In: *Proceedings of the International Scientific Symposium on Measurement and Assessment of Food Deprivation and Undernutrition.* Rome, Food and Agriculture Organization of the United Nations.
Geleijnse JM, Kok FJ, Grobbee DE (2003). Blood pressure response to changes in sodium and potassium intake: a metaregression analysis of randomised trials. *Journal of Human Hypertension,* 17:471-480.
GEMS/Food (Global Environment Monitoring System - Food Contamination Monitoring and Assessment Programme) (2005). *Regional diets.* Geneva, World Health Organization (http://www.who.int/foodsafety/chem/gems/en/index1.html, accessed 1 May 2005).
Gibson RS (2005). *Principles of nutritional assessment,* 2nd ed. New York, Oxford University Press.
Gibson RS, Ferguson EL (1999). *An interactive 24-hour recall for assessing the adequacy of iron and zinc intakes in developing countries.* Washington, DC, ILSI Press (http://hni.ilsi.org/NR/rdonlyres/7DFFBD5B-FFA7-45ED-88E0-57C3FDB05ACB/0/Recall.pdf, accessed 1 May 2005).
Golden MHN (1985). The consequences of protein deficiency in man and its relationship to the features of kwashiorkor. In: Blaxter KL, Waterlow JC, eds. *Nutritional adaptation in man.* London, John Libbey. Pp. 169-187.
Goris AH, Westerterp KR (1999). Underreporting of habitual food intake is explained by undereating in highly motivated lean women. *Journal of Nutrition,* 129:878-882.
Goris AH, Westerterp-Plantenga MS, Westerterp KR (2000). Undereating and underrecording of habitual food intake in obese men: selective underreporting of fat intake. *American Journal of Clinical Nutrition,* 71:130-134.
Grande F, Anderson JT, Keys A (1958). Changes of basal metabolic rate in man in semistarvation and refeeding. *Journal of Applied Physiology,* 12:230-238.
Greenfield H, Southgate DAT (2003). *Food composition data. Production, management and use,* 2nd ed. Rome, Food and Agriculture Organization of the United Nations (ftp://ftp.fao.org/docrep/fao/008/y4705e/y4705e00.pdf and ftp://ftp.fao.org/docrep/fao/008/y4705e/y4705e01.pdf, accessed 1 May 2005).

Harrison GG et al. (2000). Underreporting of food intake by dietary recall is not universal: a comparison of data from Egyptian and American women. *Journal of Nutrition*, 130:2049-2054.

Hoffmann K et al. (2002). Estimating the distribution of usual dietary intake by short-term measurements. *European Journal of Clinical Nutrition*, 56(Suppl 2):S53-S62.

Holden JM et al. (1999). Carotenoid content of U.S. foods: an update of the database. *Journal of Food Composition and Analysis*, 12:169-196.

IFCS (Intergovernmental Forum on Chemical Safety) (1994). *Resolution on priorities for action in implementing environmentally sound management of chemicals* (IPCS/IFCS/94.8Res.2). International Conference on Chemical Safety - Forum I (http://www.who.int/ifcs/documents/forums/forum1/en/FI-res2_en.pdf, accessed, 1 May 2005).

IOM (Institute of Medicine) (1997). *Dietary Reference Intakes for calcium, phosphorus, magnesium, vitamin D, and fluoride.* Washington, DC, National Academy Press.

IOM (1998a). *Dietary Reference Intakes: a risk assessment model for establishing upper intake levels for nutrients.* Washington, DC, National Academy Press.

IOM (1998b). *Dietary Reference Intakes for thiamin, riboflavin, niacin, vitamin B6, folate, vitamin B12, pantothenic acid, biotin, and choline.* Washington, DC, National Academy Press.

IOM (2000). *Dietary Reference Intakes for vitamin C, vitamin E, selenium, and carotenoids.* Washington, DC, National Academy Press.

IOM (2001). *Dietary Reference Intakes for vitamin A, vitamin K, arsenic, boron, chromium, copper, iodine, iron, manganese, molybdenum, nickel, silicon, vanadium, and zinc.* Washington, DC, National Academy Press.

IOM (2002-2005). *Dietary Reference Intakes for energy, carbohydrate, fiber, fat, fatty acids, cholesterol, protein, and amino acids.* Washington, DC, The National Academies Press.

IOM (2003). *Dietary Reference Intakes: applications in dietary planning.* Washington, DC, The National Academies Press.

IOM (2005). *WIC food packages: time for a change.* Washington, DC, The National Academies Press.

IPCS (International Programme on Chemical Safety) (1987). *Principles for the safety assessment of food additives and contaminants in food.* Environmental Health Criteria 70. Geneva, World Health Organization (http://www.inchem.org/documents/ehc/ehc/ehc70.htm, accessed 1 May 2005).

IPCS (1993). *Biomarkers and risk assessment: concepts and principles.* Environmental Health Criteria 155. Geneva, World Health Organization (http://www.inchem.org/documents/ehc/ehc/ehc155.htm, accessed 1 May 2005).

IPCS (1994). *Assessing human health risks of chemicals: derivation of guidance values for healthbased exposure limits*. Environmental Health Criteria 170. Geneva, World Health Organization (http://www.inchem.org/documents/ehc/ehc/ehc170.htm, accessed 1 May 2005).

IPCS (2001). *Biomarkers in risk assessment: validity and validation*. Environmental Health Criteria 222. Geneva, World Health Organization (http://www.inchem.org/documents/ehc/ehc/ehc222.htm, accessed 1 May 2005).

IPCS (2002). *Principles and methods for the assessment of risk from essential trace elements*. Environmental Health Criteria 228. Geneva, World Health Organization (http://www.inchem.org/documents/ehc/ehc/ehc228.htm, accessed 1 May 2005).

IPCS (2004a). *Exposure assessment and risk assessment terminology*. Geneva, World Health Organization (http://www.who.int/ipcs/methods/harmonization/areas/terminology/en/, accessed 1 May 2005).

IPCS (2004b). *Principles for modeling dose-response for the risk assessment of chemicals. Draft document*. Geneva, World Health Organization (http://www.who.int/ipcs/methods/harmonization/dose_response/en/, accessed 1 May 2005).

Ireland J et al. (2002). Selection of a food classification system and a food composition database for future food consumption surveys. *European Journal of Clinical Nutrition*, 56(Suppl 2):S33-S45.

IUPAC (2005). *IUPAC Compendium of Chemical Terminology*. The Royal Society of Chemistry (http://www.chemsoc.org/chembytes/goldbook/, accessed 1 May 2005).

Johansson L et al. (1998). Under- and overreporting of energy intake related to weight status and lifestyle in a nationwide sample. *American Journal of Clinical Nutrition*, 68:266-274.

Juni P et al. (1999). The hazards of scoring the quality of clinical trials for meta-analysis. *Journal of the American Medical Association*, 282:1054-1060.

Kipnis V et al. (2003). Structure of dietary measurement error: results of the OPEN biomarker study. *American Journal of Epidemiology*, 158:14-21.

Laird NM, Mosteller F (1990). Some statistical methods for combining experimental results. *International Journal of Technology Assessment in Health Care*, 6:5-30.

Lau J, Ioannidis JP, Schmid CH (1997). Quantitative synthesis in systematic reviews. *Annals of Internal Medicine*, 127:820-826.

Lau J, Ioannidis JP, Schmid CH (1998). Summing up evidence: one answer is not always enough. *Lancet*, 351:123-127.

Leclercq C, Valsta LM, Turrini A (2001). Food composition issues - implications for the development of food-based dietary guidelines. *Public Health Nutrition*, 4:677-682.

Lee RD, Nieman DC (2003). *Nutritional assessment*, 3rd ed. Boston, McGraw-Hill.

Lewis CJ et al. (1999). Estimated folate intakes: data updated to reflect food fortification, increased bioavailability, and dietary supplement use. *American Journal of Clinical Nutrition,* 70:198-207.

Majumdar I et al. (2003). The effect of iron therapy on the growth of iron-replete and iron-deplete children. *Journal of Tropical Pediatrics*, 49:84-88.

Medlin C, Skinner JD (1988). Individual dietary intake methodology: a 50-year review of progress. *Journal of the American Dietetic Association,* 88:1250-1257.

Morlese JF et al. (1997). Transferrin kinetics are altered in children with severe protein-energy malnutrition. *Journal of Nutrition,* 127:1469-1474.

NCHS (National Center for Health Statistics) (2005). *National Health and Nutrition Examination Survey.* Hyattsville, MD, National Center for Health Statistics, Centers for Disease Control and Prevention (http://www.cdc.gov/nchs/nhanes.htm, accessed 1 May 2005).

NRC (National Research Council) (1983). *Risk assessment in the federal government: managing the process.* Washington, DC, National Academy Press.

NRC (1986). *Nutrient adequacy. Assessment using food consumption surveys.* Washington, DC, National Academy Press.

NRC (1994). *Science and judgement in risk assessment.* Washington, DC, National Academy Press.

Nusser SM et al. (1996). A semiparametric transformation approach to estimating usual daily intake distributions. *Journal of the American Statistical Association,* 91:1440-1449.

OECD (Organisation for Economic Co-operation and Development) (1998). Test Guideline 408. Repeated dose 90-day oral toxicity study in rodents. In: *OECD Guidelines for the Testing of Chemicals.* Paris, OECD.

OECD (2000). *OECD Guidelines for the Testing of Chemicals. Eleventh Addendum.* Paris, OECD.

Oppenheimer SJ (2001). Iron and its relation to immunity and infectious disease. *Journal of Nutrition,* 131:616S-635S.

Oppenheimer SJ (2002). Iron and infectious disease: a public health problem? In: Black RE, Fleischer Michaelsen K, eds. *Public health issues in infant and child nutrition.* Philadelphia, Lippincott Williams & Wilkins.

Rader JI, Weaver CM, Angyal G (2000). Total folate in enriched cereal-grain products in the United States following fortification. *Food Chemistry,* 70:275-289.

Rand WM et al. (1991). *Compiling data for food composition data bases.* Tokyo, United Nations University Press.

Renwick AG et al. (2003). Risk characterisation of chemicals in food and diet. *Food and Chemical Toxicology,* 41:1211-1271.

Renwick AG et al. (2004). Risk-benefit analysis of micronutrients. *Food and Chemical Toxicology,* 42:1903-1922.

Sazawal S et al. (2006). Effect of routine prophylactic supplementation with iron and folic acid on admission to hospital and mortality in preschool children in a high malaria transmission setting: a community-based randomized, placebo-controlled trial. *Lancet,* 367:133-143.

Schakel SF, Buzzard IM, Gebhardt SE (1997). Procedures for estimating nutrient values for food composition databases. *Journal of Food Composition and Analysis,* 10:102-114.

Schaumburg H et al. (1983). Sensory neuropathy from pyridoxine abuse. A new megavitamin syndrome. *New England Journal of Medicine,* 309:445-448.

Siong TE et al. (1997). *Nutrient composition of Malaysian foods,* 4th ed. Kuala-Lumpur, Institute of Medical Research.

SSC (Scientific Steering Committee) (2000). *First report on the harmonisation of risk assessment procedures, Part 1 and 2.* Working Group on Harmonisation of Risk Assessment Procedures in the scientific committees advising the European Commission in the area of human and environmental health, 26-27 October 2000 (http://europa.eu.int/comm/food/fs/sc/ssc/out82_en.html, accessed 1 May 2005).

Stroup DF et al. (2000). Meta-analysis of observational studies in epidemiology: a proposal for reporting. *Journal of the American Medical Association,* 283:2008-2012.

Subar AF et al. (2003). Using intake biomarkers to evaluate the extent of dietary misreporting in a large sample of adults: the OPEN study. *American Journal of Epidemiology,* 158:1-13.

Tielsch JM et al. (2006). Effect of routine prophylactic supplementation with iron and folic acid on preschool child mortality in Southern Nepal: community-based, cluster-randomised, placebocontrolled trial. *Lancet,* 367:144-152. van den Brandt P et al. (2002). The contribution of epidemiology. *Food and Chemical Toxicology,* 40:387-424.

van Staveren W, OckÄ M (2001). Estimating dietary intakes. In: Bowman BA, Russell RM, eds. *Present knowledge in nutrition,* 8th ed. Washington, DC, ILSI Press.

West S et al. (2002). *Systems to rate the strength of scientific evidence.* Evidence Report/Technology Assessment No. 47. Rockville, MD, Agency for Healthcare Research and Quality (AHRQ Publication No. 02-E016) (http://www.ncbi.nlm.nih.gov/books/bv.fcgi?call=bv.View..ShowSection&rid=hs tat1.chapter.709 96, accessed 1 May 2005).

WHO (World Health Organization) (1997). *Report of the Joint FAO/WHO Consultation on Food Consumption and Exposure Assessment to Chemicals in Food.* Geneva, Switzerland, 10-14 February 1997 (http://www.who.int/foodsafety/publications/chem/exposure_feb1997/en/index.html, accessed 1 May 2005).

【付属文書1】
ワークショップ参加者一覧

Dr Peter AGGETT, University of Central Lancashire, Preston, United Kingdom
Dr Alicia CARRIQUIRY, Iowa State University, Ames, Iowa, USA
Dr Namsoo CHANG, Ewha Womans University, Seoul, Republic of Korea
Dr Margaret CHENEY, Ottawa, Ontario, Canada
Dr Silvia COZZOLINO, Universidade de São Paulo, São Paulo, Brazil
Dr Omar DARY, Guatemala (Arlington, Virginia, USA)
Dr Cutberto GARZA, Cornell University, New York, USA
Mrs Katharine GOURLIE, Ottawa, Ontario, Canada
Dr Barry HALLIWELL, National University of Singapore, Singapore
Dr Lena HULTHEN, Göteborg University, Göteborg, Sweden
Dr Anna LARTEY, University of Ghana, Legon, Ghana
Dr Joseph LAU, Tufts - New England Medical Center, Boston, Massachusetts, USA
Dr Jean-Charles LEBLANC, National Institute of Agronomical Research, French Food Safety Agency, Paris, France
Dr Hildegard PRZYREMBEL, Federal Institute for Risk Assessment, Berlin, Germany
Dr Andrew RENWICK, University of Southampton, Southampton, United Kingdom
Dr Omid SABZEVARI, Tehran University of Medical Sciences, Tehran, Islamic Republic of Iran
Dr Bhattiprolu SIVAKUMAR, National Institute of Nutrition, Hyderabad, India
Dr Songsak SRIANUJATA, Mahidol University, Nakhonpathom, Thailand

事務局

Dr Barbara BURLINGAME, FAO Adviser, Food and Agriculture Organization of the United Nations, Rome, Italy

Dr Bruno DE BENOIST, Nutrition and Health Development, World Health Organization, Geneva, Switzerland

Dr Prakash SHETTY, Food and Agriculture Organization of the United Nations, Rome, Italy

Dr Christine TAYLOR, Project Director, International Programme on Chemical Safety, World Health Organization, Geneva, Switzerland

Dr Angelika TRITSCHER, WHO Adviser, International Programme on Chemical Safety, World Health Organization, Geneva, Switzerland

事務局臨時顧問

Dr Jeronimas MASKELIUNAS, Codex Secretariat, Food and Agriculture Organization of the United Nations, Rome, Italy

Dr Carol SUITOR, Technical Editor, Northfield, Vermont, USA

【付属文書2】
ディスカッションペーパー1：
栄養ハザード関連情報の特定に対する
エビデンスに基づくアプローチ

FAO/WHO栄養リスク評価ワークショップ用に作成
2005年5月2～6日、WHO本部、ジュネーブ

Joseph Lau, MD[1]
Alice H. Lichtenstein, DSc[2]

[1] Center for Clinical Evidence Synthesis, Institute for Clinical Research and Health Policy Studies, Tufts-New England Medical Center, 750 Washington Street, Box 63, Boston, MA 02111, USA

[2] Cardiovascular Nutrition Laboratory, Jean Mayer USDA Human Nutrition Research Center on Aging, Tufts University, 711 Washington Street, Boston, MA 02111, USA

1 背景

ハザード関連情報の特定（hazard identification）は栄養リスク評価過程の一部である。これは、ハザードによる健康被害解析（hazard characterization）と複雑に結びついているとともに、そこに情報を提供するための段階であり、あるレベルの栄養素を摂取すると危険か否かを判断するものではない。それはハザードによる健康被害解析の課題である。また、ハザードが特定された場合のリスク・ベネフィットに関する問題を取り扱うものでもない。それは本研修会で取り組む課題の範囲外である。ハザード関連情報の特定は、特定の質問に対する回答を提供し、特定の栄養摂取量に関連する臨床効果または生物学的評価項目に関するエビデンスを要約する。一部の報告によると、ハザード関連情報の特定の段階には栄養素間相互作用に関連する作用もある。

一部では、同じ栄養素でも、そのリスク評価を行う機関ごとにそれぞれ上限摂取量(UL)が異なる。背景にある食事や地域的な要素は国ごとに異なるため、推奨ULの幅は非常に小さいと予想されるが、推奨事項の基盤となるエビデンスはほとんど同じはずである。発表論文の検討では、栄養リスク評価のハザード関連情報整理の段階で、グループごとに異なるエビデンスが示されることがある(コンテクストペーパーの付属文書8、「全国的モデル比較:ビタミンAおよび骨密度に関するデータの科学的検討」を参照)。本表は、EU-SCF、EVM、IOMが推奨ULを確立するためのエビデンスとしてそれぞれ異なる研究を対象としていることを示す。この違いは、報告書の発表データを調整した後でも変わらない。ビタミンAと骨の作用に関するデータの詳細な解析を本ペーパーの付録Aに提示する。

異なる栄養リスク評価グループがそれぞれのエビデンスを一貫して使用すれば、ハザードによる健康被害解析に差が出てくると考えられる。その結果、異なる推奨ULが生じることになろう。この可能性から、国際的に適用できる栄養リスク評価モデルの作製にあたって栄養ハザードデータを特定、評価、解釈するための標準的なアプローチの必要性が指摘される。標準化されたアプローチも一貫して使用すれば、今後の評価が更新しやすい。

本ペーパーの内容は、栄養素を多量に摂取していること以外は健康な集団において、多量摂取に伴う健康上のリスクに関するエビデンスを評価するアプローチにとどめる。したがって、栄養素の過少摂取やベネフィットについては扱わない。

栄養ハザード評価に関して、ヒトの研究から得られる直接的なエビデンスはほとんどないことがわかっている。しかし、判断は下さなければならない。栄養リスク評価のハザード関連情報特定段階に対して、標準的アプローチを開発する基盤となるための本ペーパーの目的は以下の通りである:

- 栄養リスク評価に関して発表された報告を用いながら、ハザード関連情報特定過程の重要な問題を明らかにすること
- 栄養ハザード(さまざまな種類のデータを合成するために使用されることもあるもの)の特定、評価のための枠組を提案すること
- メタ分析および特定したハザード関連情報の結果の提示に関して、栄養ハザードデータの合成における問題を考察すること
- ビタミンAと骨の健康という例を用いて、エビデンスに基づいて栄養ハザードの科学的研究を検討する方法をどのように適用するか説明すること

2 栄養ハザードの特定、評価のための「エビデンスに基づく」アプローチ

2.1 エビデンスに基づく方法

　もともとは「エビデンスに基づく医療（EBM）」のために開発された方法であるが、今では医療以外の健康管理に広く用いられる（Oxman, 1993）。「エビデンスに基づく」健康管理（または、われわれの場合は栄養方針）の前提は、科学的データの系統的レビューによって、信頼できる（科学的に弁明できる）判断―すなわち、得られたエビデンスの系統的・批判的評価や合成に基づく判断を下せるようにすることである。系統的レビューには多くのステップがある。たとえば、研究課題の問いかけ（research question）の系統立てた説明、適格基準の設定、文献検索、データ要約、データの批判的評価、データ合成、結果の解釈などである（Chalmers, 1995）。研究課題の問いかけに答えることに加えて、レビュー過程では知識のギャップも特定することで、今後の研究ニーズの方向性を示す。

　系統的レビューは科学的エビデンスに透明で包括的、客観的な評価を与えるよう努める。エビデンスに基づくレビューでは、入手できる発表、研究選択の根拠および分析・解釈方法を特定する際、完全性を確保するために用いる方法について述べる。グループが違っていても、同じデータを使って同じ質問に対応すれば、系統的レビューはほぼ同じ結果になるはずである。しかし、エビデンスの評価や結果の解釈の際に主観的判断が避けられないこともある。プロトコールや判断が十分に証明されれば、生じた矛盾はすぐに確認できるはずである。結果の差は、研究課題の問いかけ、適格基準の規定、文献検索過程、合成の統計学的方法、評価対象とする転帰、またはエビデンスの解釈にばらつきがあることで説明できよう。

2.2 研究課題の問いかけの系統立てた説明

　当初の研究課題の問いかけを系統立てて説明することは系統的レビュー過程における重要な第1歩である。十分に系統立てた説明ができる質問があれば、答えが得られる可能性は高まる。質問は問題に焦点を当て、その範囲をはっきりさせるものであり、文献の評価やデータ合成の指針となるものである。EBMの世界では、研究課題の問いかけを系統立てて説明し健康管理面の介入を評価するために、「PICO」アプローチがよく用いられる。PICOとは「参加者、介入、対照物質、転帰（**P**articipants, **I**ntervention, **C**omparator, and **O**utcomes）の略

である(Counsell, 1997)。明らかにこれらの特性のそれぞれにパラメーターを規定することにより、潜在的に直接答えられるような研究課題の問いかけが生まれる。焦点を絞った質問の例は、「心血管疾患の既往歴のない50歳以上の男性(参加者)に葉酸1mgを毎日投与する(介入)と、プラセボ(対照物質)を投与する場合と比べ、全体の5年死亡率(転帰)はどうなるか？」というものであろう。質問を系統立てて説明するこのアプローチをわずかに修正すれば、ヒトと動物での栄養ハザードの研究に応用できるであろう。質問の系統立てた説明はしばしば、反復的過程であり、望ましい知識を得ようとする熱意と限られたデータという現実の間で矛盾を抱える過程である。注目すべきは、このために、系統立てて説明された研究課題の問いかけは、答えの解釈に直接影響を及ぼすということである。とくに、狭義に定義されたサブグループによる答えは、一般集団に一般化することがほとんどできない。しかし、広義のサブグループでは、一貫した結果を一般化することができるであろう。

　「ビタミンEのULはどうすべきか？」といった漠然とした質問には直接答えにくい。この質問はいくつかの焦点を絞った質問(できれば一部のデータはすぐに取り組めるようなものにする)に分解する必要がある。このように十分に焦点を絞った質問に答えることで、われわれはその結果をより広い状況に一般化することができる。研究のギャップには、関連する集団、異なる動物モデル、またはin-vitro系による間接的なエビデンスの説明が必要であろう。等級分類体系はエビデンスの解釈に役立つと思われる。有用な等級分類体系とは、エビデンスの直接性とエビデンスの方法論的質を兼ね備えたものである。この情報は、不確実係数を導くための栄養ハザードによる健康被害解析過程で用いられる。データの性質や入手可能性によって質問を修正する必要があろう。たとえば、特定の質問に対応するためのデータがない場合は、当初の質問またはレビュー基準を拡大する必要が出てくる。このような措置は、この知見と、対象となる(亜)集団とは直接関連があるという不確実性を高める。

2.3　解析の枠組 (analytic framework)

　特定の研究課題の問いかけを系統立てて説明するとともに、解析の枠組を作成すれば、系統的レビューの結果を合成・解釈する手助けとなろう。栄養ハザードのエビデンスを特定するために2つのアプローチを併用することができる。ほとんどの場合、栄養素の多量摂取により有害作用が生じることはよく知られている(例、ヒトおよび動物モデルとも、ビタミンAを大量に摂取すると骨が脆弱に

なり骨折をきたす)。多くの症例で、有害作用の生物学的機序も特定・研究されている。ある栄養素がいくつものハザードを起こすかもしれない。各ハザードは特定されなければならない。その後、ハザードによる健康被害特定段階では、ULの決定のためにどのハザードを用いるかという判断の際、なんらかのシステムが開発される。たとえば、ビタミンAのハザードには、骨折、催奇形性、高リスクグループにおける肝毒性などがある。

異なる種類のデータや異なる研究デザインが含まれる多数のさまざまなエビデンスを評価するにあたり、何が重要か、どのように情報の1つ1つを検討すべきかを判断するには明確な枠組が必要である。この情報により、モデルの各要素(すなわち、栄養素、生物学的影響、臨床転帰、考えられる効果修飾因子)間の特異的な結びつきが関連性や因果関係に対応している因果モデル(図A2-1、A2-2)を作製できるようになるであろう。

図A2-1は、栄養曝露と生物学的影響や健康への悪い結果との関連を示す一般的な因果エビデンスモデルを表している。生物学的影響と栄養曝露との関連は矢印「A」で示す。たとえば、ビタミンAの多量摂取は骨吸収量の増加と骨形成量の減少をもたらすであろう。このエビデンスを提供する研究から、その関係が裏付けられる。生物学的影響(例、骨密度低下)と健康への悪い結果(例、骨折)との関連は矢印「B」で示す。概ね「B」に対する情報は科学的知識として十分に確立されているため、さらに詳しい文献検索は通常必要ない。しかし、この情報が手に入りにくい場合はそれを探さなければならない。生物学的影響と健康への悪い結果との関連が特異的でないことがある。この場合は、その関連性を確立するために直接的なエビデンスが必要である(矢印「C」で表す)。一方、栄養素に起因する生物学的影響が健康への悪い結果の直接的な原因ではないことがある。また、栄養素の多量摂取による生物学的影響が他の生物学的影響(図A2-1の点線の矢印「D」と「E」)を介して間接的に健康に悪い結果をもたらすこともある。この両者の場合は、栄養素の摂取と健康への悪い結果(矢印「C」)を直接結びつけている研究により、たとえ機序が確立していない場合でも、因果関係(対照試験の場合)や関連性(観察研究の場合)が立証される。この一般的なエビデンスモデルはヒトと動物のいずれのデータにも適用できる(IOM, 2004)。

因果モデルにおける関連はそれぞれ、エビデンスが実験研究によるものか、それとも観察研究によるものかということを求める研究課題の問いかけ(仮説に似たようなもの)を示している。文献の系統的レビューは、これらの各質問(例、因果モデルにおける関連)に対応するエビデンスを探し求めるために実施する。

これらの関連に関するエビデンスの検討が終了すれば、その仮説は強固なものになるか、誤りが立証されるため、エビデンスの解釈に指針を与えることになろう。この過程でも、研究ギャップの領域や間接的なエビデンスを求めるべき領域（該当する場合）が特定されることになる。

生物学的影響と健康への悪い結果を関連づける一般的なエビデンスモデル

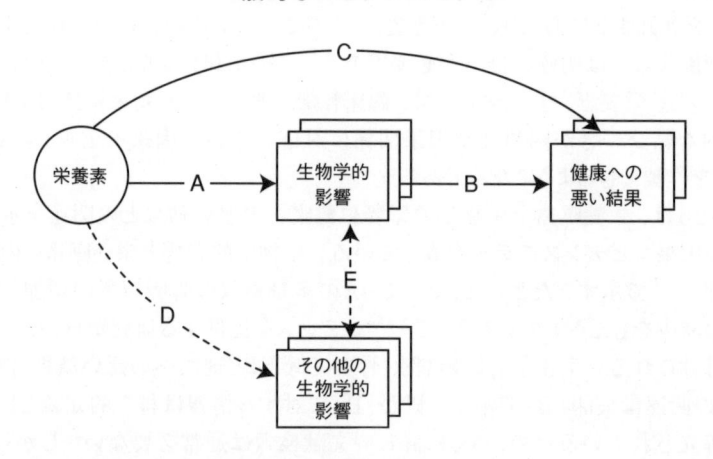

図A2-1 生物学的影響と健康への悪い結果を関連づける一般的なエビデンスモデル。矢印「A」は生物学的影響と栄養素の曝露との関連を示す。矢印「B」は生物学的影響と健康への悪い結果との関連を示す。矢印「C」は栄養素の曝露と健康への悪い結果との関連（または因果関係）を示す。点線の矢印「D」と「E」は栄養素の多量摂取による他の生物学的影響との間接的な関連を示す。

あまり知られていないハザード関連情報（例、薬物と他の栄養素との相互作用または設定ULを下回る摂取量で生じる有害作用）の特定には、ハザード信号を検出する従来の方法を用いるべきである。潜在的ベネフィットを評価する試験が実施されたとき（例、β-カロテンと肺癌の研究）またはベネフィットに関する試験のメタ分析が行われたとき（例、ビタミンE補充の利益に取り組んだメタ分析）に、時折、栄養リスクが特定されている。潜在的ハザード関連情報の特定のためには、医学文献や関連するデータベースの広範な検索を実施すべきである。信号が検出されれば、上述したように、それを研究課題の問いかけに用いることができる。

個々の系統的レビューは一般に、1個以上の質問に焦点を絞っている。栄養

【付属文書2】 ディスカッションペーパー1:栄養ハザード関連情報の特定に対するエビデンスに基づくアプローチ

ハザード関連情報の特定やハザードによる健康被害の解析には、栄養ハザードにより表出したさまざまなことを調べなければならない。このため、図A2-1で示唆されるように、対象とする主要評価項目のために因果モデルの作製が必要になってくる。たとえば、ビタミンAハザード評価を行うには、肝毒性、催奇形作用、骨作用の因果モデルをそれぞれ別に作製しなければならない。

図A2-2は、ヒトの研究、動物研究、in-vitro研究によるいくつかのエビデンスが、栄養素の摂取(曝露)と生物学的影響を関連づけるために得られることを図示したものである。個々のデータでエビデンスが弱くても、それらを統合したデータ間のエビデンスが一致していれば関連性や因果関係に関する確信は強まる。その上、関連性があるという確信は、栄養素の化学構造に関連した他の物質でも同じ生物学的影響が健康への悪い結果と結びついているというヒトのデータが得られたり、同様のことを示す動物データが得られたりすることでも強固なものになる。対象とする摂取量/曝露量についてそれぞれ繰り返して評価し、また、用量反応解析は各種のデータ個々について行うとよい。

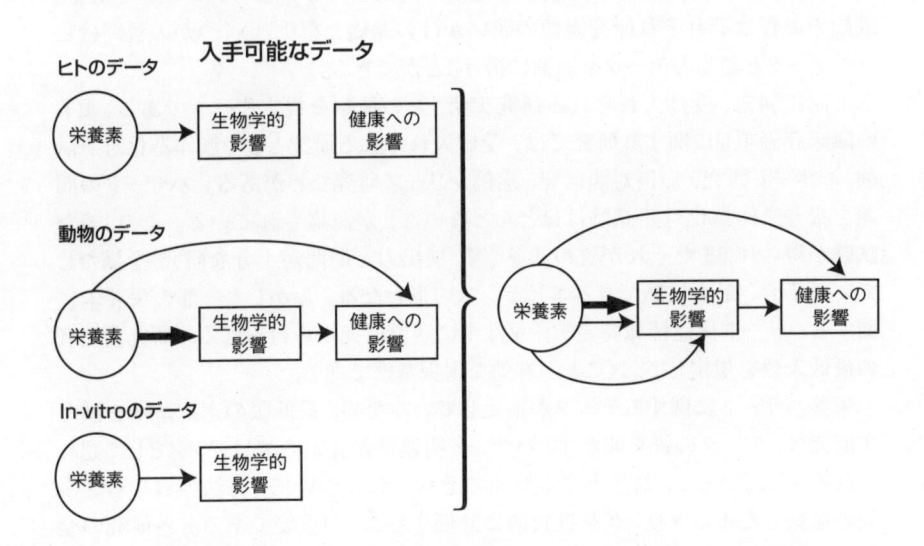

図A2-2 栄養素の多量摂取が健康に及ぼす影響を評価するために入手できるデータの種類による仮定上のシナリオ。栄養ハザードデータは乏しく完全でないことが多いため、各種データを適切にまとめることによって一貫したハザード評価が可能になる。本図において、矢印はエビデンスの入手可能性を示す。太い矢印はエビデンスがより強い部分(質および程度)を示す。

2.4　系統的レビュー基準の規定

　研究課題の問いかけではそれぞれ、一連の研究の適格基準を用いて、エビデンスの検討対象とする関連の研究を特定する。上述したPICO法を拡大して、栄養ハザードによる健康被害の解析に特異的な要素を1つにまとめることが必要である。これらの基準は、各質問に対応することができるように、受け入れられるエビデンスの規則を定める。たとえば、ヒトの研究では、対象参加者の年齢と性、および併存疾患のあるさまざまな参加者や感受性の高いサブグループを規定すべきである。動物研究またはin-vitro研究では、許容可能な動物や細胞・臓器培養の種類を定めておくべきである。

　栄養素の曝露について、研究では、用量、経路、期間などの摂取に関する情報、血漿濃度または尿中排泄量、参加者の食事歴を報告しなければならない。また、栄養摂取推定方法の説明を研究に盛り込む必要がある。

　多くの栄養素の多量摂取による影響については概ね知られている。これには臨床転帰および生物学的評価項目などがある。たとえば、Renwick (2004)による等級法はこれらの影響を分類するために提案されているアプローチである。既知の影響はそれぞれ研究課題の問いかけの基礎となり、いくつかの質問はヒトのデータと動物のデータを別個に扱うことができる。

　上記に加え、受け入れられる研究デザインの種類を規定すべきである。ヒトの臨床評価項目に関する研究では、受け入れられる研究として無作為化対照試験、コホート研究、症例対照研究、症例シリーズ研究などがある。ハザードの問題を扱う無作為化対照試験はほとんどないことが認識されている。このような試験が得られ、またそれが質の基準(例、検出力と期間が十分な研究)を満たしている場合、最も信頼できるエビデンスの形となる。しかし、一部の栄養素に関するハザード関連情報特定データは主に観察研究から得られる。研究参加者の最低人数を規定しておくことが有効な選択基準である。

　栄養ハザードに関するデータが不足しているため、最低限の選択基準を満たす研究は、データの質を問わず、ハザード関連情報特定のエビデンスとして認められる。したがって、対象とする研究のそれぞれについて、方法の質や有害事象の徹底したモニタリングを批判的に評価することが重要である。各研究の全体的な質を明らかにすべきであり、不確実係数をエビデンスに割り当てる際は、この情報を考慮しなければならない。

　適用する選択基準が研究の選択に及ぼす影響について、本ディスカッションペーパーの付録Bにその例を示す。

2.5 栄養ハザードデータのある研究を評価する上で考慮すべき特定の要素

関連があると思われる栄養ハザードデータをもつ研究を特定した場合、その研究は、演繹的に確立された評価基準に基づき評価すべきである。科学的論文は、栄養ハザード評価における各種のデータや研究デザインのメリットと限界に関して、すばらしい包括的な議論に満ちあふれている(例、IOM, 2004)。したがって、これらの問題はここで強調するにとどめる。以下のリストは、各研究の評価で考慮されるべきことである。

i. データの種類(ヒト、動物、in-vitro)
- 解析の枠組に関連するエビデンスの直接性:ヒトにおいて、対象とする直接的な結果、ヒトにおける中間結果
- データのヒトとの関連性:動物、組織培養、生化学的構造など
- ヒトデータの対象(亜)集団との関連性は、データの適用可能性または一般化の可能性を検討するものである。以下の変数を考慮しなくてはならない:食事、行動、性、年齢、国(地域)、既知の遺伝的差異(遺伝子型、表現型)など。

ii. 方法の質(研究デザイン、データの信頼性)
実験データ
- 無作為化対照試験
- クロスオーバー研究
- 臨床介入(例、代謝室[metabolic unit]での小規模な対照試験)

観察データ
- コホート(前向き、後向き)
- 症例対照
- 症例報告/症例シリーズ(例、MEDWATCH)

iii. 栄養と食事の問題
- 背景にある食事(background diet)、ベースラインの栄養摂取量(研究対象[亜]集団の比較可能性を解釈しやすくするため)
- 栄養素の化学的形態
- 曝露期間
- 曝露の程度(急性、慢性)
- 食品かサプリメントか
- 水供給源

iv. **その他の特別な要素**
- 年齢、性または民族的背景、健康状態（例、蛋白質－カロリー栄養不良）
- 代謝や生物学的利用率を変える可能性のある他の栄養素の摂取。例として、ビタミンCと鉄、食物繊維と亜鉛、トリプトファンとナイアシン、葉酸とビタミンB12などがある。
- 代謝や生物学的利用率を変える可能性のある非栄養素の摂取。例として、ビタミンAとイソトレチノイン、ピリドキシンとイソニアジドなどがある。

v. **研究評価におけるその他の一般的注意事項**
- 研究規模（ヒト／動物などの数）
- 効果の大きさ（用量、サブグループ、その他の因子との関連）
- エビデンスの重みづけ（個々の研究、すべて併せたもの）
- 複数の有害作用（用量ごとに毒性症状が異なることがある）
- ハザードの重篤度と重症度
- 影響の可逆性（回復可能性）

3 エビデンスの等級評価と合成

3.1 栄養ハザード研究方法の質の等級評価

　その方法の厳密性や完全性の程度はさまざまであるが、研究にはデザイン、実施された後の解析と報告が含まれる。この過程がなければ、結果にバイアスがかかった報告や解釈となることがある。信頼できなかったりバイアスがかかったりする可能性がある質の悪い研究を要約しても、その価値は乏しい。起こりうるバイアスの程度についてハザードによる健康被害解析を行い、それに関する情報を与えるため、ハザード関連情報特定段階において個々の研究の等級評価を行うことが望ましいが、エビデンスの質を等級に分けることは複雑な作業である。

　健康管理上の介入の評価のために用いた無作為化比較試験の質を等級評価する際、質とは「治療比較の上で試験のデザイン、実施、解析がバイアスをもたらさないまたは最小限であるという信頼性のこと」とされる (Moher, 1995)。質評価により、試験のデザインや方法が系統誤差をどの程度防いだかが示唆され、また系統的レビューの結果の違いが説明される。しかし、無作為化比較試験の質評価によく用いられる要素は、報告のあった効果の大きさの方向や規模とは

関連していないこともしばしばである(Juni, 1999、Balk, 2002)。文献で報告された情報に基づいて、発表された研究を確実に等級評価できる均一のアプローチはない。主に2つの理由から、この問題は栄養ハザード関連情報特定について幾重にも増幅される。1つには、多数の異なるデータの種類と研究デザインが組み合わされるため、もう1つは、観察研究の質を評価するアプローチ案を支持する経験的エビデンスがほとんどないためである。

　系統的レビューにおける各研究の方法の質的評価にはチェックリストや質の尺度がよく用いられる。これは一般に、研究の質に関連すると考えられる数個から数十個の要素から成る。重みは通常では任意に決定されるものであるが、評価対象の質的要素のそれぞれに割り付けられる。比較対照試験の評価でよく使われる質の指標は、無作為割り付けの遮蔽が適切か、試験中止者数の報告が正確か、報告はどの程度正確か、統計解析は適切か、転帰評価が盲検化されているかである。こうした研究の質の指標の背景にあるものは、質の低い研究は転帰にバイアスがかかることが多いという理論である。たとえば、二重盲検研究に比べて、非盲検研究では治療から得る利益は大きくなる可能性が高い(例、治癒のオッズ比、すなわち効果の大きさが大きい)。しかし、異なる尺度を用いると研究の質が相反する結論に達するなど、質尺度は数々の問題をはらむことがある(Juni, 1999)。経験的エビデンスが限られていることから、無作為化の遮蔽や二重盲検化を行わなければ、それだけで効果の大きさが過大視されることがわかる。しかし、質の指標がどの程度効果の大きさと関連するかについては、研究に差がある。これらの要素と栄養ハザード研究の評価との関連性はわかっていない。

　コホート研究や症例対照研究など、非無作為化研究の場合、質の指標のコアセットから成る要素の使用を裏付ける経験的データはない。前向きコホート研究や症例対照研究は無作為化、割り付けの遮蔽、盲検化が行われないため、無作為化対照試験に使用されるものとは異なるコアセットを定めなければならない。以下の基準は前向きコホート研究の質評価に用いられることが多い:

- バイアスのないコホート選択(被験者を前向きに募集)
- コホートの十分な説明
- 妥当性が確認された食事評価法の使用
- 摂取した栄養素の種類と量の定量
- 妥当性が確認された評価項目／臨床転帰確認法の使用

- ●併用薬剤
- ●脱落者数
- ●十分な追跡調査期間
- ●完全な追跡調査
- ●分析（多変量補正）と結果の報告

　上記の注意点にもかかわらず、論文の批判的評価後に研究の質を評価したり指摘したりする必要がある。エビデンスの等級評価に際しては、上述したように1つの測定基準で行えるような簡単なシステムが望ましいであろうが、エビデンスの質は多次元的なものであるため、1つの測定基準では、栄養ハザードデータのある研究の解釈に必要な情報を十分に得ることはできない。栄養ハザード関連情報の特定に情報を提供する上で役立つのは、1つのまとまったスコアではなく、その研究の個々の要素であろう。ハザード関連情報の特定には、その研究や全体の等級の解釈上重要な特定の項目を含むことが提案される。いずれもハザードによる健康被害解析段階で有用なものである。

　関連すると思われる、栄養ハザードデータのある研究は、研究デザイン（例、無作為化対照試験、前向きコホート研究、症例対照研究）に特異的な基準に照らして評価すべきである。特定の情報を引き出すこと以外に、それぞれの研究をその質により3つのカテゴリー（A、B、C）に割り当てることができる。このアプローチにより、研究の質（どの種類の研究デザインにも適用できる）に関する一般的な等級評価法が決まる。このアプローチを少し変えたものが多数の健康管理技術評価機関により広く用いられる。カテゴリーの定義は次の通りである：

> A. バイアスがほとんどなく、結果の妥当性が確認される。研究デザインのレベルでの質が高いという一般的な概念に最もこだわっている研究。（亜）集団または研究対象、設定、介入、比較対照群が明快に説明されている。転帰の測定が適切。統計・解析方法および報告が適切。報告誤差がない。脱落者＜20%で、脱落者について明確な報告がある。明らかなバイアスがない。
> B. 若干バイアスがかかりやすいが、結果の妥当性を否定するには至らない。カテゴリーAの基準のすべては満たさない研究。不十分な点もあるが、大きなバイアスをもたらさない。研究は情報が欠落しているかもしれない。このため、限界や考えられる問題の評価が困難になる。

C. 大きなバイアスがあり、結果の妥当性が否定されうる。デザイン、解析、報告に深刻な誤差がある研究。欠落している情報が多いか、報告に矛盾がある。

　質の等級評価法は、各研究デザイン層の中で研究の評価ならびに等級評価を行うものである。デザイン別に、比較のために異なるデザイン層の研究の妥当性を評価することはしない（例、無作為化対照試験と症例対照研究を比較しない）。したがって、ある研究の方法の質を解釈する際は、研究デザインと質の程度（等級）の両方を記載しなければならない。研究デザインの如何を問わず、同じ尺度を用いてすべての研究の質を等級づけすることが望ましいであろうが、このアプローチの使用経験は少なく、今なお妥当性が確認されていない。事実、すべての研究に1つの等級評価尺度を用いるといろいろな問題が起こりうる。たとえば、無作為化比較試験をコホート研究の上に位置づける研究デザインは一般に受け入れられるが、無作為化試験に深刻な不備がある場合は、良好に実施されたコホート研究よりも、その結果にバイアスがかかる可能性がある。

3.2　エビデンスを合成するメタ分析

　同じ研究デザインをもついくつかの研究では、同一のまたは類似した栄養素の研究課題の問いかけに取り組み、栄養ハザード情報を提供することがある。この場合、ハザードの推定値をより正確に提供する目的で、また用量関係を調べる目的でメタ分析を実施できる。分析のためのデータが十分にある場合、メタ分析は通常、系統的レビュー過程の終盤で実施される（Lau, 1997、Lau, 1998）。たとえば、最近、135,000人以上の参加者を対象とした19件の臨床試験を分析したメタ分析が発表され、ビタミンEの高量補充があらゆる原因による死亡率を増加させるとの報告があった（Miller, 2004）。これらの試験の主目的は、ベネフィットの評価であり、栄養ハザードの発見ではなかった。このメタ分析を行うにあたり、著者らは、ビタミンE 400IU/d以上の補充はあらゆる原因による死亡率を増加させるため、避けるべきだと指摘した。また、投与量と全死亡率を関連づけるメタ回帰（各研究が分析単位の場合）分析を行い、150IU/d以上でリスクが増加し始めることを示唆した。

　メタ分析とその後の統計方法の選択において、複数の研究を統合すべきかに関する判断は難しく、批判を受けやすい。ビタミンEのメタ分析の場合は、種々のグループ間でのデータ統合は適切だという考えや解析に用いる統計モデル、また

その結果の一般化について批判する投書(http://www.annals.org/cgi/eletters/0000605-20050104000110v1#1443)が多く寄せられた。この論文が発表されてまもなく、米国立衛生研究所は、論文とそれに派生した結果について議論するための特別研究会を開催した。

多くの健康科学分野における科学的な研究(栄養研究含む)の結果を合成する上で、メタ分析がますます使われている。これは、その他の点で明らかでない情報を発見する強力なツールであろう。サブグループ分析やメタ回帰法を、用量効果を調べるための栄養ハザード関連情報特定の重要な要素として用いることもできる。しかし、メタ分析は適切に行うとともに、その限界も理解しておかなければならない。メタ分析の方法や項目に関する詳細な検討は本ペーパーの範囲を超える。この情報は多くの書籍(Cooper, 1994)や学術論文(Laird, 1990; Stroup, 2000)の中で容易に得られる。

4 結論

栄養ハザード関連情報の特定を行うにはエビデンスに基づく方法が適している。栄養ハザードの評価において特有の要素はいくつかあるが、基本的な方法は同じである。以下にこのアプローチをとる上で鍵となる指針原則を述べる:

- 系統立てて十分に説明される研究課題の問いかけおよびエビデンスの系統的レビューに関する明快な基準により、栄養ハザード関連情報特定の作業は大幅に進行する。
- 因果モデル(解析の枠組)は、問題の組み立てとこの段階で認められたエビデンスの報告を促すのに役立ち、多様なデータを統合する上での手助けとなる。
- 栄養ハザードがわかっていれば、栄養評価作業部会の専門家は特定の研究課題の問いかけを行うことができる。その他のハザードは広範な文献検索を通じて特定すべきである。
- 選択基準を満たす研究のみを解析し、特定の質問に対応するためのエビデンスとして含めるべきである。研究課題の問いかけに直接答えない研究や選択基準を満たさない研究は検討すべきでない。研究課題の問いかけの周辺にある研究は背景情報として用いてもよいが、エビ

デンス検討の一部とすべきではない。当然の結果として、ある研究が最初に制定した研究課題の問いかけを満たさないにもかかわらず、専門家がその研究を対象とすべきだと考えている場合、研究課題の問いかけを新たに行うか、レビュー基準を修正すべきである。

●ハザード関連情報特定段階では、詳細な情報および特定の質問に関連することが認められたエビデンスの解析を提供しなければならない。この情報には以下を含める:研究デザイン、データの種類(ヒト、動物、in-vitro)、研究対象(亜)集団の特性、研究方法の質、対象(亜)集団へのデータの適用可能性、効果の程度、エビデンスの質(または不確実性)。

●十分なデータがある場合、ハザード関連情報特定の不可欠な部分として、考えられる効果修飾因子を調べる感度分析および用量効果の解析を実施すべきである(例、サブグループデータのメタ分析やメタ回帰)。

参考文献

Balk EM, Bonis P, Moskowitz H, Schmid CH, Ioannidis JPA, Wang C, Lau J. Correlation of quality measures with estimates of treatment in meta-analyses of randomized trials. *Journal of the American Medical Association* 2002;287:2973-82.

Chalmers I, Atlamn DG (eds). *Systematic Reviews*. BMJ Publishing Group. London, 1995.

Cooper H, Hedges LV. *The handbook of research synthesis*. New York: Russell Sage Foundation, 1994.

Counsell C. Formulating questions and locating primary studies for inclusion in systematic reviews. *Annals of Internal Medicine* 1997; 127:380-7.

Harris RP, Helfand M, Woolf SH, Lohr KN, Mulrow CD, Teutsch SM, Atkins D. Current methods of the U.S. Preventive Services Task Force: A review of the process. *American Journal of Preventive Medicine* 2001; 20:21S–35S.

Ioannidis JPA, Lau J. Can quality of clinical trials and meta-analyses be quantified? Lancet 1998;352:590-91.

IOM. *Dietary supplements: a framework for evaluating safety.* Committee on the Framework for Evaluating the Safety of Dietary Supplements, Food and Nutrition Board [and] Board on Life Sciences. Institute of Medicine, The National Academies. The National Academies Press, Washington DC, 2004.

Juni P, Witschi A, Bloch R, Egger M. The hazards of scoring the quality of clinical trials for metaanalysis. *Journal of the American Medical Association* 1999;282:1054-60.

Laird NM, Mosteller F. Some statistical methods for combining experimental results. *International Journal of Technology Assessment in Health Care* 1990; 6:5-30.

Lau J, Ioannidis JPA, Schmid CH. Quantitative synthesis in systematic reviews. *Annals of Internal Medicine* 1997;127:820-26.

Lau J, Ioannidis JPA, Schmid CH. Summing up evidence: One answer is not always enough. Lancet 1998;351:123-27.

Miller ER, 3rd, Pastor-Barriuso R, Dalal D, Riemersma RA, Appel LJ, Guallar E. Meta-analysis: High-dosage vitamin E supplementation may increase all-cause mortality. *Annals of Internal Medicine* 2004;142:37-46.

Moher D, Jadad AR, Nichol G, et al. Assessing the quality of randomized controlled trials: An annotated bibliography of scales and checklists. *Controlled Clinical Trials* 1995;16:62-73.

Oxman AD, Sackett DL, Guyatt GH. UsersÅf guides to the medical literature. I. How to get started. The Evidence-Based Medicine Working Group. *Journal of the American Medical Association* 1993;270:2093-95.

Renwick AG, Flynn A, Fletcher RJ, Muller DJG, Tuijtelaars S, Verhagen H. Risk-benefit analysis of micronutrients. *Food and Chemical Toxicology* 2004;42:1903-22.

Stroup DF, Berlin JA, Morton SC, Olkin I, Williamson GD, Rennie D, Moher D, Becker BJ, Sipe TA, Thacker SB for the MOOSE group. Meta-analysis of observational studies in epidemiology: A proposal for reporting. *Journal of the American Medical Association* 2000;283:2008-12.

付属文書2の付録A：作業部会ごとのビタミンA データ検討の違い：どのようにして作業部会 ごとに異なる質問を行い、エビデンス検討の際に 異なる選択基準を用いていたかの説明

ビタミンAと骨密度の表A2-1に27の研究を列挙した。これらの研究は、3つの栄養リスク評価作業部会（EU-SCF、EVM、IOM）が参照として掲載したもので（コンテクストペーパーの付属文書8、「作業部会によるビタミンAと骨密度に関するデータの科学的検討の要約」）、各作業部会が、報告書に用いる研究を選択する際に、異なる文献レビュー基準を適用していたかもしれないということを説明するために用いている。共通の研究課題の問いかけとレビュー基準がなければ、異なる研究を選択していたのではないかと考えられる。さらに、評価対象の特定の転帰に関してあらかじめ定めた解析の枠組がないこと、使用した研究の種類が異なること、およびエビデンスに重みをつけていることも、エビデンスとハザードによる健康被害解析の解釈が異なる原因であったかもしれない。

本ペーパーの表A2-1に研究を時系列に列挙する。同研究はコンテクストペーパーの付属文書8にも提示されている。この付属文書8の情報を各欄に記入した。付属文書8にない情報は原論文のアブストラクトの検討により得た。本表中の右の3列は、その研究がどの作業部会報告書で用いられたかを示している。27の研究はいずれも全文を検討していないことに注意すべきである。したがって、本表に示す情報が完全に正確だとは限らない。付録の表A2-2は、各作業部会が検討のためにそれぞれの研究をどのように選択したかに着目するため、動物、ヒト、in-vitroのデータ別に研究を整理し直したものである。

表A2-2では、8つの動物の研究、14のヒトの研究、4つのin-vitro研究、1つの総説論文のあることがわかる。EU報告書はプールされていた全27研究のうち20研究を、EVM報告書は13研究を、IOM報告書は4研究を参照として掲載した。

動物の研究の使用

全部で8つの動物の研究のうち、EU報告書は5つの研究、EVM報告書はこれ

と重ならない3つの研究、IOM報告書は1つの研究（EU報告書と同じもの）を使用した。これらの報告書には明確なレビュー基準がなく、原論文の検討も行わないため、EU報告書とEVM報告書でなぜ重ならない動物研究を選択できたのかは判断しがたい。

in-vitro研究の使用

in-vitro研究はEU報告書のみで使用された。

ヒトの研究の使用

IOM報告書は主に大規模なヒトの試験またはコホート研究のデータを使用したようである。この報告書は2001年に発表されたため、2001年と2002年に発表された研究は含まれない。EU報告書はビタミンAと骨評価項目に関するデータを報告しているヒトの研究を受け入れているようである。この総説論文は、もともとのデータについても報告しているかどうかは不明である。EVM報告書は症例報告や小規模な研究を除外しているようであるが、別の面では、厳格でない基準を用いているようである。また、同じ研究にビタミンA摂取評価と骨評価項目の両方が含まれない3研究（No. 11、12、13）を使用している。

解釈

各報告書で用いられた研究の種類から、各作業部会でとられていたと思われる一般的なアプローチを推定することができる。他の報告書でも重複して用いられているものもあるが、作業部会が異なる研究を用いたことを考えると、各作業部会がビタミンAのULについて異なる判断を下したとしても驚くに値しない。ULを導き出した過程の詳細については、本ペーパーの範囲を超える。ハザード関連情報の特定段階で認められたそれぞれのハザード情報に加え、評価しなければならないその他の要素に含めるものには、ハザードの重篤度と重症度、感受性の高いグループに関する懸案事項、リスクのあるサブグループの人数、

ベネフィットに関して考慮すべきことなどがある。決定樹やコストベネフィット解析の使用などの正式な方針解析の枠組は、UL閾値を明確に決定するために用いられる。より多くみられるのは、ここで解析した3報告書の場合のように、この作業が専門家の判断により行われることである。

　検討用論文の選択とその解釈が異なることは、詳細に記述された文献検討プロトコールがないことを表すか、または作業部会のメンバー構成およびその専門分野を反映すると思われる。明確な解析の枠組と事前に作成された研究課題の問いかけがあれば、ビタミンAのリスク評価で確認された矛盾は最小限に抑えられるであろう。

付属文書2の付録A、表A2-1 ビタミンAと骨密度——3報の報告書で引用されている参考文献(年代順)

	著者	年	研究デザイン	タイプ	特性	転帰	EU	EVM	IOM
1	Nieman	1954		A	「動物」	骨脆弱性	×		
2	Leelaprute	1973		A	ラット	骨吸収		×	
3	Dhem	1984		A	ラット	骨脆弱性、骨折	×		
4	Freuden-heim	1986	縦断的・横断的解析	H	女性99人を対象としたCa^{++}サプリメントの臨床試験	ビタミンAとBMD	×	×	×
5	Frankel	1986		A	ラット	ビタミンAとPTH		×	
6	Hough	1988		A	サル	骨吸収、形成		×	
7	Biesalski	1989	症例報告	H	小児数人	骨変化	×		
8	Sowers	1990	?コホート	H	閉経後	ビタミンA摂取、橈骨量、骨折歴	×	×	
9	Scheven	1990		I	骨培養	破骨細胞の作用	×		
10	Hathcock	1990		A	「動物」	病理組織学的変化	×		
11	Cruz	1991	食事摂取	H		骨の転帰なし		×	
12	Johnell	1992	全国骨粗しょう症登録	H	MEDOS研究群	ビタミンAデータなし		×	
13	Melton	1995	書籍の章、?元データ	H		北米と北欧の股関節骨折率比較		×	
14	Kindmark	1995		I	マウス頭蓋冠	破骨細胞形成、骨吸収	×		
15	Houtkooper	1995	コホート	H	閉経前女性66人	ビタミンA摂取とBMD	×	×	×
16	Lapadula	1995		A	実験用ウサギ12匹と対照4匹	ビタミンA誘発性変形性関節症、病理組織学的変化	×		
17	Theiler	1995	症例報告	H	3症例	ビタミンA中毒は変形性関節症に関連する	×		

続く

【付属文書2】 ディスカッションペーパー1：栄養ハザード関連情報の特定に対するエビデンスに基づくアプローチ

付属文書2の付録A、表A2-1続き

	著者	年	研究デザイン	タイプ	特性	転帰	EU	EVM	IOM
18	Saneshige	1995		I		遺伝子発現	×		
19	Melhus	1998	コホート内症例対照（nested case-control）	H	247症例、873対照、女性	BMD、股関節骨折	×	×	×
20	Cohen-Tanugi	1998		I	細胞培養	破骨細胞分化	×		
21	Rohde	1999		A	ラット	ビタミンAとDの相互作用	×		×
22	Binkley	2000	総説論文	A、I、H			×		
23	Ballew	2001	NHANES	H		レチニルエステルとBMD	×	×	?
24	Johansson	2001		H	志願者9人	ビタミンAとDの相互作用	×		?
25	Kawahara	2002	RCT	H	男性40人	ビタミンAレチニルパルミチン酸7.6mg（6週間）と骨代謝回転	×		?
26	Feskanich	2002	コホート	H	女性＞72,000人を対象としたNurses'Health Study	ビタミンA摂取、股関節骨折	×	×	?
27	Promislow	2002	コホート	H	女性570人、男性388人	レチノール摂取、BMD	?	×	?

A─動物、H─ヒト、I─in-vitro、BMD─骨密度、PTH─副甲状腺ホルモン、?─この発表前におそらく報告は完了した

付属文書2の付録A、表A2-2ビタミンAと骨密度——3報の報告書で引用されている参考文献（研究のタイプ順：動物、in-vitro、ヒト）

	著者	年	研究デザイン	タイプ	特性	転帰	EU	EVM	IOM
10	Hathcock	1990	総説論文	A	「動物」	病理組織学的変化	×		
22	Binkley	2000	総説論文	A、I、H			×		
1	Nieman	1954		A	「動物」	骨脆弱性	×		
2	Leelaprute	1973		A	ラット	骨吸収		×	
3	Dhem	1984		A	ラット	骨脆弱性、骨折	×		
5	Frankel	1986		A	ラット	ビタミンAとPTH		×	
6	Hough	1988		A	サル	骨吸収、形成		×	
16	Lapadula	1995		A	実験用ウサギ12匹と対照4匹	ビタミンA誘発性変形性関節症、病理組織学的変化	×		
21	Rohde	1999		A	ラット	ビタミンAとDの相互作用	×		×
9	Scheven	1990		I	骨培養	破骨細胞作用	×		
14	Kindmark	1995		I	マウス頭蓋冠	破骨細胞形成、骨吸収	×		
18	Saneshige	1995		I		遺伝子発現	×		
20	Cohen-Tanugi	1998		I	細胞培養	破骨細胞分化	×		
4	Freudenheim	1986	縦断的・横断的解析	H	女性99人を対象としたCa^{++}サプリメントの臨床試験	ビタミンAとBMD	×	×	×
7	Biesalski	1989	症例報告	H	小児数人	骨変化	×		
8	Sowers	1990	?コホート	H	閉経後	ビタミンA摂取、橈骨量、骨折歴	×	×	
11	Cruz	1991	食事摂取	H		骨の転帰なし		×	
12	Johnell	1992	全国骨粗しょう症登録	H	MEDOS研究群	ビタミンAデータなし		×	
13	Melton	1995	書籍の章、?元データ	H		北米と北欧の股関節骨折率比較	×		
15	Houtkooper	1995	コホート	H	閉経前女性66人	ビタミンA摂取とBMD	×	×	×

続く

付属文書2の付録A、表A2-2続き

	著者	年	研究デザイン	タイプ	特性	転帰	EU	EVM	IOM
17	Theiler	1995	症例報告	H	3症例	ビタミンA中毒は変形性関節症に関連する	×		
19	Melhus	1998	コホート内症例対照 (nested case-control)	H	247症例、873対照、女性	BMD、股関節骨折	×	×	×
23	Ballew	2001	NHANES	H		レチニルエステルとBMD	×	×	?
24	Johansson	2001		H	志願者9人	ビタミンAとDの相互作用	×	?	
25	Kawahara	2002	RCT	H	男性40人	ビタミンAレチニルパルミチン酸7.6mg（6週間）と骨代謝回転	×	?	
26	Feskanich	2002	コホート	H	女性＞72,000人を対象としたNurses'Health Study	ビタミンA摂取、股関節骨折	×	×	?
27	Promislow	2002	コホート	H	女性570人、男性388人	レチノール摂取、BMD	?	×	?

A―動物、H―ヒト、I―in-vitro、BMD―骨密度、PTH―副甲状腺ホルモン、?―この発表前におそらく報告は完了した

付属文書2の付録B：
栄養ハザードの特定および評価のために解析の枠組を適用する

　この枠組は、さまざまな中間評価項目（例、遺伝子発現）および／または代用マーカー（例、BMDの変化）と臨床転帰（例、骨粗しょう症、骨折）を関連づける因果モデルを用いている。対象となる各臨床転帰では、転帰と関連する複数の中間生物学的評価項目または代用マーカーがあると思われる。栄養リスク評価の開始時に透明な解析の枠組を作成することにより、読者は検討すべきハザードの質問を認識しやすくなる。また、関連すると思われる研究を除外したり、研究課題の問いかけに直接対応しない研究を含めたり、といった問題が非常に少なくなるであろう。

　栄養リスク評価を始めるにあたり、作業部会は、栄養ハザードに関する一連の研究課題の問いかけを定めておく。これらのハザードは文献や関連データベースの系統的レビューにより取り組まれるべきものである。これらの質問は、評価対象の栄養素についてすでにわかっているハザード情報に基づき、系統立てて説明することができる。質問の1つ1つは特定の転帰に注目すべきである。複数のハザードがあるとわかっている栄養素については、複数の特定の質問に対応する必要があろう。たとえば、ビタミンAには多数の既知のハザードがある（催奇形性、肝毒性、骨代謝に対する有害作用、新生児・乳児の泉門膨隆など）。既知の栄養ハザードのエビデンスを検討することを目標とするには、作業部会がそれを特定するのではなく、潜在的なハザードを探すために文献やデータベースを検索して補充することが必要であろう。

　因果モデルにおけるそれぞれの結びつきは、得られた研究の種類にもよるが、関連性や因果関係があると仮定される。たとえば、さまざまな骨への作用との関連でビタミンAの多量摂取が観察されている。ヒトにおいてビタミンAの多量摂取と骨密度との逆相関が初めて報告されたのは1986年であった。その後の1989年には小児の症例報告が検討された。しかし、1995年までこの関連性を調べる比較的大規模な研究は現れなかった。この結果を系統立てて説明する質問は、「ビタミンAの多量摂取と骨折にはどのような関係があるか？」であろう。この質問はヒトや動物の研究を求めるために作成される。研究デザインの種類によりエビデンスをまとめることができる。たとえば、ヒトの研究には、無作為化

対照試験、コホート研究、症例対照研究、症例シリーズ研究などがある。ビタミンAと骨密度の潜在的関連を調べるためにその他の質問が考えられる。この作用を示すデータが得られればこの仮説の裏付けとなる。さまざまなサブグループを対象とした複数のヒトの研究はこの関連性を強化しうる。同様に、ヒトの実験研究や観察研究、動物モデルなど各種の研究間で一致すれば、この仮説の裏付けとなる。

評価項目／転帰の潜在的関連を明らかにする解析の枠組は、一見本質的に異なる多数のデータの合成に用いられる。この枠組には、栄養ハザードに関して直接答えられる特定の研究課題の問いかけを作成すること、研究課題の問いかけに対応するために系統的レビュー用の基準を規定すること、各研究の方法の質の評価方法やその結果を対象(亜)集団に適用できるかどうかの評価方法を開発することなどがある。ヒト、動物、in-vitroの各研究データはすべて、栄養リスク特性解析に寄与すると考えられる。しかし、このアプローチを意味のあるものにするには、検討中の研究の種類(例、ヒト、動物)が類似した特性をもっていなければならない。同様に、ヒトのデータと動物のデータを比較して、所定の栄養素の生物学的利用率と代謝における類似点と相違点を検討しなければならない。たとえば、$β$-カロテンは、吸収されるとビタミンの形に変換されず、栄養要求量を満たすことができない。これに対して、ラットは吸収された$β$-カロテンを肝臓でビタミンAに変換する。これにより栄養要求量を満たすことができる。いくつか特定の質問に答えるためのエビデンスはないが、それにもかかわらずこれらの質問を提示しなければならない。これによって、データギャップの明らかな認識と不確実係数の設定が可能になる。

例：ビタミンAのハザード関連情報の特定
因果モデルの作製

答えられるような系統的レビューの研究課題の問いかけをするためには、異なる転帰／評価項目の因果モデルを作製してこれを用いるべきである。因果モデル作製過程には、一部、対象とすべき転帰とそれらの関連性を規定することがある。このモデルは、互いに関連があり、つながりのある質問でも、これらの関連性を示す図でもよい。

評価のために転帰／評価項目を規定する

ビタミンAの多量摂取に伴うとされている主要毒性(転帰／評価項目)は何

か？ この質問の根底にあるのは、ビタミンAの毒性が十分に知られているという合意である：

- ●骨
- ●肝臓
- ●その他

それぞれ関連する転帰／評価項目のために特定の質問を系統立てて説明する

骨研究の評価のために考えられる質問（これらの質問は専門作業部会と協力して作成すべきである）：

- ●ビタミンAの多量摂取は骨折にどのような影響を与えるか？
- ●ビタミンA摂取と骨代謝マーカー（骨密度［BMD］、骨吸収／形成）にはどのような関連があるか？
- ●ビタミンAはその作用とどのような用量関係があるか？

これらの質問はヒト、動物およびin-vitroの研究で生じると考えられる。実験研究や観察研究からエビデンスを求めることもある。

各質問のエビデンスのレビュー基準を規定する質問

系統立てて説明すると同時に、専門作業部会と協力しながら文献の系統的レビューの基準の設定も行わなければならない。これには以下を含めるがそれだけに限定されない：

研究デザインの種類：動物モデル、実験または観察、研究期間など
（亜）集団／対象：
対象栄養素の量：＞xxx IU/day
曝露期間：
対象となる転帰：臨床転帰または妥当性が証明されているマーカー（骨折、死亡、骨粗しょう症、BMDなど）、生物学的評価項目

以下に、研究課題の問いかけの例をあげる。この質問は栄養ハザードを評価

する作業部会の専門家が系統立てて説明することができる。質問には、少なくとも、参加者（対象）、受け入れられる研究デザイン、栄養素の曝露および評価項目といった基本的な要素を含めなければならない。収集すべきその他の情報としては、併存疾患、背景にある食事、栄養素の特徴、その他、観察された影響の解釈に関連する情報などがある。

質問1a. ヒトにおいて、ビタミンAをxxx IU/dayより多く摂取すると骨折にどのような影響があるか？

ヒトの研究の選択基準（作業部会により詳しい情報が与えられる）
　　参加者：
　　受け入れられる研究デザイン：
　　期間：
　　栄養摂取評価法：
　　転帰評価法：

質問1b. 動物において、ビタミンAをxxx IU/dayより多く摂取すると骨折にどのような影響があるか？

動物の研究の選択基準（作業部会により詳しい情報が与えられる）
　　動物モデル：
　　受け入れられる研究デザイン：
　　期間：
　　ビタミンAの摂取（形態、用量、経路）：
　　転帰の導入／測定方法：

質問2a. ヒトにおいて、ビタミンAをxxx IU/dayより多く摂取するとBMDにどのような影響があるか？

ヒトの研究の選択基準（作業部会により詳しい情報が与えられる）
　　参加者：
　　受け入れられる研究デザイン：
　　期間：

栄養摂取評価法：
　　　転帰評価法：

質問2b. 動物において、ビタミンAをxxx IU/dayより多く摂取するとBMDにどのような影響があるか？

動物の研究の選択基準（作業部会により詳しい情報が与えられる）
　　　動物モデル：
　　　受け入れられる研究デザイン：
　　　期間：
　　　ビタミンAの摂取（形態、用量、経路）：
　　　転帰の導入／測定方法：

【付属文書2】 ディスカッションペーパー1：栄養ハザード関連情報の特定に対するエビデンスに基づくアプローチ

付属文書2の付録B、質問1aの要約表：ヒトでの骨折

著者、年	被験者数	被験者背景/性、年齢、国/併存疾患	栄養曝露/用量、期間	栄養評価法	栄養摂取	背景食	転帰と評価法	バイアスの可能性	質の程度
RCT									
コホート									
症例対照									
症例シリーズ									

付属文書2の付録B、質問1bの要約表：動物モデルでの骨折

著者、年	被験動物数	動物モデル 研究デザイン	栄養曝露	栄養評価法	栄養摂取	背景食	転帰と評価法	バイアスの可能性	質の程度
RCT									
コホート									

186

付属文書2の付録B、質問2aの要約表：ヒトでの骨密度の影響

著者、年	被験者数	被験者背景／性、年齢、国、併存疾患	栄養曝露／用量、期間	栄養摂取評価法	背景食	転帰と評価法	バイアスの可能性	質の程度
RCT								
コホート								
症例対照								
症例シリーズ								

付属文書2の付録B、質問2bの要約表：動物での骨密度の影響

著者、年	被験動物数	動物モデル、研究デザイン	栄養曝露	栄養摂取評価法	背景食	転帰と評価法	バイアスの可能性	質の程度
RCT								
コホート								

【付属文書3】
ディスカッションペーパー2：
不確実性および補正

FAO/WHO栄養リスク評価ワークショップ用に作成
2005年5月2～6日、WHO本部、ジュネーブ

Hildegard Przyrembel, MD[1]

[1] Federal Institute for Risk Assessment, Thielallee 88-92, D-14195 Berlin, Germany

はじめに

「食品（栄養素）に関連する人の健康に対するハザード（危害要因）のリスク評価やリスク管理の過程に多くの不確実性をもたらす要因が存在する。利用可能な科学的情報における不確実性および変動性の程度をリスク分析できちんと検討すべきである」Codex委員会（CAC）手続きマニュアル第13版「Codex委員会の枠組の中で適用されるリスク分析の作業原則」

リスク評価には常にさまざまな不確実性がつきまとう。不確実性が生じる理由にはいろいろあるが、その理由を特定し、それに対応していくことは、評価結果の信頼性を高めるため、リスク管理の判断に際しリスク管理者を助けるため、さらには知識不足を補うことを目的とした研究を促進するための前提条件であり、あるいは定量的評価モデルを作製する上での前提条件でもある（Edler et al., 2002）。

しかし、不確実性と変動性とは区別しなければならない（NRC, 1994）。不確実性とは、動物種が異なったり体格差があったりしてどうしても外挿という段階が必

要な場合、データが不適切な場合、関連するパラメータを選択する場合、観察された作用の重症度を判断する場合に生じうる。一方、変動性とは、曝露分布の結果として生じたり、年齢、発達、性、疾患、ホメオスターシス経路や代謝経路における遺伝的異質性によって、その集団が毒性作用を受けやすいことから生じたりするものである。たとえば妥当性が確認された数学モデリングによってこの変動性を考慮に入れないと、リスク評価過程の不確実性全体に大きな影響を及ぼすことがある。データ不足による不確実性と、変動性による不確実性は、どちらもリスク評価に不確実係数（UF）を用いることで補える。

1 不確実性の種類

不確実性はリスク評価過程（ハザード関連情報の特定、用量反応評価、摂取評価、ハザードによる健康被害解析）のどの段階にも付随する。評価過程の各段階で認められる不確実性を質的・量的に説明することはリスク特性解析の一部である。
一般に、不確実性には以下の2つのカテゴリーがある

a) データベースの制限（量の少なさ）によるもの
b) 外挿における不確実性によるもの——たとえば、実験動物からヒトへ、または平均的な人間から高感受性集団への知見の外挿。これらは判断／決定の妥当性に関連する。

ポジティブリストに掲載される食品添加物や農薬などの化学物質の認可に必要な毒性試験の範囲とデザインについては、確立した指針がある（SSC, 2000）。また、NOAELがない、または動物を対象とした長期研究がないなどのデータベース不足を見越した不確実係数の使用について、一部コンセンサスも得られている（SSC, 2000）。しかし、栄養素に結びつけてヒトのリスク評価を行うことに対しての合意はまだない。さらに、栄養素に関するヒトの研究にはしばしば限界がある。これらの研究は、一般に、健常志願者集団か、ある疾患のリスクを有する（またはその疾患に罹患している）集団のいずれかで実施され、たいてい年齢層が限られていたりどちらかの性に偏っていたりするグループ構成である。また、研究期間が短いことも多い。このような研究から収集されたデータは数が少ないため、平均的な人間または未検討の年齢群への外挿において、上述のb)の不確実

性を招きやすい。

動物研究から得たデータをヒトに外挿するには、不確実係数（安全係数）＝100を感受性の最も高い動物種で確認された無毒性量（NOAEL）に適用する。係数100は係数10（動物と平均的な人間との差を考慮に入れるため）に係数10（平均的な人間と感受性の高いサブグループを考慮に入れるため）を乗じた値である（WHO, 1987）。この不確実係数の使用は今までに検討されており、多くの研究者により化学物質のリスク評価におけるその妥当性が確認されているが（SSC, 2000）、栄養素のリスク評価に日常的に適用することはできない。試験動物において、一部の栄養素は、栄養要求量に近いまたはわずかに上回る用量（mg/kg体重/dayで表す）で、毒性が観察されている。不可欠な要求量から毒性レベルまでに及ぶU字型の用量反応曲線では、必須栄養素の経口摂取量許容範囲（AROI）は谷（トラフ）の部分になる（図A3-1）。

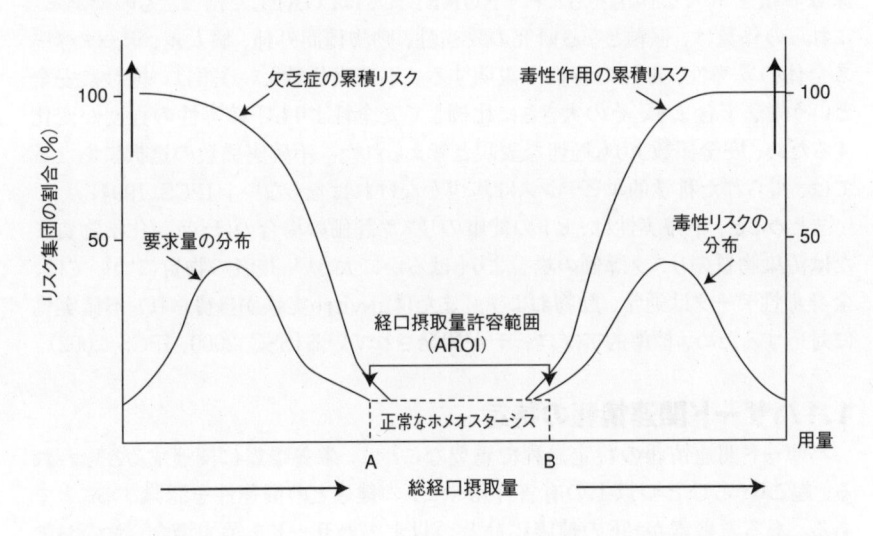

図A3-1：経口栄養摂取において欠乏症および毒性作用のリスクのある集団の割合（IPCS, 2002を改変）

ホメオスターシス制御メカニズムに関するデータが十分にあるときの正常な生理的摂取量範囲は、下限（図A3-1のA点：通常は推奨栄養所要量［RDA：検討対象集団の2.5％に欠乏症リスクをもたらす摂取量と定義］と同じ）と、上限（図A3-1のB点）の間である。理想的には、検討対象集団の2.5％に軽微な有害作用のリ

スクをもたらすベンチマーク(基準)量(BD)を示す。用量反応関係およびホメオスターシスに関するデータが十分にないとき、AROIの上端の設定にしばしば上限摂取量(UL)が使用される(IPCS, 2002)。要求量と毒性への感受性の両方について、用量反応曲線におけるトラフの幅と位置は、集団の変動性に左右される。集団における栄養要求量の分布と毒性リスクの分布を図A3-1に図示する。

化学物質の耐容UL設定に際し、不確実係数を日常的に使用することは必須(不可欠な)栄養素の場合には適切でない。耐容ULが栄養要求量以下になることがある。このためにULを下回る摂取量を維持すると、栄養不足というリスクを招きうる。したがって、栄養リスク評価では、栄養不足による有害作用が起こりうる可能性を考慮しなければならない(Renwick et al., 2004)。しかし、栄養要求量と栄養素の有益な効果を定義することは本作業部会の職務を超える。

不確実係数は「耐容摂取量(TIまたはUL)を求めるために、いくつかの単一の係数の積を重大な作用をもたらすNOAELまたはLOAELで割ったものである。これらの係数は、枢軸となる研究の妥当性、動物種間外挿、個人差、データベース全体の妥当性、毒性の特性を説明する。不確実係数という語は、絶対に安全という概念を含まず、その大きさに比例して安全性よりも不確実性の程度が変化するため、安全係数よりも適切な表現と考えられた。不確実係数の選択にあたっては、得られた科学的エビデンスに基づかなければならない」(IPCS, 1994)。

まとめると、不確実性は、ヒトの健康のリスク評価の場合のほうが、化学物質または汚染物質のリスク評価の場合よりもはるかに大きい。後者の物質については、全身毒性データは通常、動物および／またはin-vitro実験から得られ、不確実性に対応するため、標準的アプローチが開発されている(SSC, 2000、IPCS, 2002)。

1.1 ハザード関連情報の特定

ハザード関連情報の特定過程で重要なことは、栄養曝露に関連すると思われる、起こりうるひとつ以上の有害作用やヒトの健康との関連性を認識することである。ある栄養素がヒトの健康にひとつ以上のハザードを示す場合、おのおののハザードのリスク評価が必要となる。有害作用とは「ある生物の形態、生理、成長、発達または寿命が変化し、これにより機能的能力またはその他のストレスを代償する能力の障害をきたし、または他の環境の影響の悪い作用を受けやすくなることである。**どの作用が有害かの決定には専門的判断が必要である**」[太字は追加](IPCS, 1994；SSC, 2000)。

観察された作用に害があるかどうかを決定しなければならない。すなわち、適

応性の有害反応なのか、真の有害反応なのかを区別する必要がある(Dybing et al., 2002)。多量の栄養摂取により観察された作用は、機能的に重要でない生化学的作用(例、酵素活性)から臓器機能の不可逆的障害を示す臨床的作用まで幅広い。Renwick et al.(2004)は有害作用の指標を以下のように等級づけている:

ホメオスターシス範囲内にあり、有害な続発症の徴候がない生化学的変化
↓
ホメオスターシス範囲外にあり、既知の続発症がない生化学的変化
↓
ホメオスターシス範囲外にあり、過剰により起こりうる有害作用のバイオマーカーを示す生化学的変化
↓
軽微だが改善可能な変化を示す臨床症状
↓
重度だが改善可能な作用を示す臨床症状
↓
重度だが改善可能な臓器損傷を示す臨床徴候
↓
改善不能な臓器損傷を示す臨床徴候

機能的に重要でない生化学的作用を有害作用と考えてはならない(IPCS, 2002)。ある作用がどこに等級づけされるかを正確に決定するには科学的判断が必要である。

しかし、一部の栄養素では、観察された作用を有益か有害かで分けることが難しい。たとえば、ビオチンの場合、健常成人に2100μg/day(すなわち、適正摂取量の>40倍)を3週間投与すると、体外で培養した末梢血単核細胞では139個の遺伝子の発現量が増加し、131個の遺伝子の発現量が減少する。前発癌物質および前駆型変異原を活性化するチトロームP450 1B1をコードする遺伝子の発現量はかなり増加した(Wiedmann et al., 2004)。NCl-H69肺小細胞癌細胞の培養培地においてビオチンを薬理学的濃度に添加することにより、癌遺伝子の発現量は増加した(Scheerger and Zempleni, 2003)。現在、このような知見がヒトの健康に重要か、またプラスの作用またはマイナスの作用を及ぼすかを判断する明らかな基準はない。IOM(1998)やSCF(2001)は、ビオチンはヒトに有害作用を及ぼさないと

考えた。

　化学物質ハザードは通常、一連のin-vitroまたはin-vivo動物研究により特定される。これらの研究は、異なる評価項目や標的器官系に取り組むべくデザインされ、研究実施のための確立された指針に従うものである(Barlow et al., 2002)。いくつかの限界があるため、栄養素に同じ研究指針を適用できる。栄養要求量と栄養素の毒性レベルとの幅は狭いため、たとえば、栄養素の量の幅をさらに狭くする必要がある。異なる栄養素形態の異なる生物学的利用率と異なる毒性の両者、および曝露経路(食事、飲料水、大量の胃管栄養、非経口摂取)やヒトの毒性に関するこのような研究の重要性を考慮に入れる。実験動物への栄養素の多量投与は他の栄養素に対して二次作用(たとえば、ヒトでは認められない生物学的利用率)をもたらすことがある。一部の動物モデルはヒトにおける栄養素の毒性のリスク評価に適切でない。その理由は、吸収・代謝機能が異なるか、またはヒトの有害作用(例、神経行動作用やアレルギー反応)が動物では適切に誘発できないためである(Barlow et al., 2002、Renwick et al., 2003)。

　一部の栄養素(例、肝臓由来のビタミンA前駆体、飲料水中のフッ素または銅)を従来の食品から過剰摂取すると、健常人または感受性の高い人では健康に悪影響を及ぼすことが知られている。しかし、多くの栄養素では、食品強化措置が増加するか、栄養補助食品(サプリメント)摂取量が増加する場合にのみ、有害作用という問題が生じる。場合によっては、これらを行うことにより、従来の食品から得られる量をはるかに超えるレベルまで栄養摂取量が増加する。

　ハザード関連情報特定の際や、栄養素の曝露によるヒトの健康リスクを評価する際に、ヒトのデータは動物のデータよりも好んで選択される。しかし、ヒトの栄養ハザード関連情報の特定は、しばしば1症例の観察報告または投与により生じる利益の証明を目標とした介入研究または治療研究の有害作用報告に頼らなければならない。きちんと実施された無作為化プラセボ対照介入研究でさえも、いくつかの要素が、このような栄養毒性の評価のための研究の重要性に関して、不確実性をもたらす可能性がある。通常は1種類の栄養素の用量が検討され、食事から他に摂取したものの報告はなされず、有害作用の報告が体系的に行われない。

　Bradford-Hill基準(1965)を適用したとしても、報告された作用と投与した栄養素との因果関係の確立は不確実性の別の要因となる。性、年齢、疾患(リスク)、遺伝的変異性やその他の選択・除外基準などの要素は、平均的な人間にデータを適用することに不確実性をもたらす。

　適切な動物研究で特定されたあらゆる健康への悪影響は、その性質とともに

質的な説明がなされなければならない(Barlow et al., 2002)。ヒトに健康への悪影響(1種類以上)をもたらす栄養素の可能性に関連する全情報を収集・体系化・評価するとよい(Renwick et al., 2004)。ハザード関連情報の特定における不確実性は、厳密に構造化されたアプローチを事前に適用することで、ある程度最小限に抑えられる(ディスカッションペーパー1:「栄養ハザード関連情報の特定に対するエビデンスに基づくアプローチ」に概要を述べる)。このようなアプローチは、ヒト、動物、in-vitro研究からの包括的なデータ検索、強さと統計的重要性によるエビデンスの等級づけ、ハザード関連情報の特定で行う判断に関する詳細な説明に基づくものである。

1.2 用量反応評価
1.2.1 曝露評価

曝露評価はリスク評価の一環であり、用量反応評価とリスク特性解析を必要とする。リスク源または供給源に対する曝露のレベルと期間について、質・量ともに説明することが必要である。評価にはヒトの集団の性質と大きさ、曝露の経路、程度、頻度および期間を含める(ディスカッションペーパー3:「集団における通常の栄養曝露分布の推定」を参照)。

栄養素の場合、特定の栄養素—主に飲食物、水、サプリメント、および最終的には薬物からの経口摂取—に対する総曝露量および実験研究で投与された同じ栄養素の試験量の評価を行わなければならない。検討した栄養素の背景の食事摂取量の変動と分布は、用量反応評価においてかなりの不確実性をもたらしうる。

集団の食品消費データは通常、観察プロトコールから収集されるが、実験的な対照設定では収集されない。このデータは粗推定摂取量に一致し、その妥当性は評価方法に依存する。栄養習慣と食品選択は個人別に正確に評価できる。集団別には、曝露分布曲線では曲線の高パーセンタイル(大量消費者)または感受性のばらつきがあることからリスクのある特別な群について曝露を推定できない(Kroes et al., 2002)。

供給源の異なる食品成分データバンクは、食品消費データに基づく栄養摂取量の算出に用いられるが、精度と完全性がまちまちである。一部の加工済みの食品や食事、特定の栄養素に関するデータが欠けていることもある。特定栄養素のパラメータが欠けているからといって、必ずしもその栄養素がないことを示すわけではない。実際に、分析感度が低いことによる場合もあるのである。食品調理による栄養素含量の変化および成熟程度、植物品種／動物種の選択、気候や地理

的影響、貯蔵による差が生じる可能性があり、またこのような変化や差は栄養摂取推定の精度に影響を与えることになる。さらに、食品成分データバンクの質は、解析するサンプル数、解析方法の感度と妥当性に依存する。結果は研究所ごとに幅が出る可能性がある。食品由来の栄養摂取分布が求められるよう、このデータには平均値および／または中央値、範囲またはパーセンタイルを含めるべきである。

消費した食品の重複を解析する真の総摂取量研究とは異なり、すべての摂取量の計算と最も定量的な食品消費評価にはある程度の不確実性（摂取量の過少評価と過大評価を招く）が含まれる。曝露データの質の慎重な評価は、補正の必要性と程度を決定することになる。

異なる型の栄養素の生物学的利用率、たとえば、「投与部位から前駆物質として全身循環内に移行する用量の一部」に差がみられるとき（Renwick, 1993a）、外部から栄養素に曝露する（摂取）推定用量は、理想的には曝露のバイオマーカー評価により補正されるべきである（例、特定の代謝産物の1日尿中排泄量または定常状態での栄養素の血中濃度）。これは曝露評価、ひいては用量反応評価の不確実性を低下させる（Kroes et al., 2002）。しかし、尿および／または血液で測定される曝露の単純なバイオマーカーは存在しないため、この可能性は、ビタミンA、E、Dおよび銅や亜鉛など、一部の栄養素に限定される。

1.2.2 有害作用を伴う／伴わない用量の特定

1つまたは数種のハザード（評価項目）を特定したら、1）無毒性量（NOAEL）、または該当しない場合は2）最小無毒性量（LOAEL）、または3）ベンチマーク量（BD）の定義（栄養リスク評価ではめったに使用されない）を特定できるよう、動物やヒトの実験研究や疫学研究から得られる関連した重要なデータセットを選択しなければならない。

NOAELは対象とされる有害作用が観察されていない最大栄養摂取量のことである。重大な作用（通常は最低用量レベルでもたらされるヒトとの関連性の作用）に関する用量反応データから特定される。

NOAELを証明するにはデータが不十分な場合、LOAEL（有害作用が証明されている最低摂取量）が用いられることがある（Renwick et al., 2004）。ある栄養素に異なる有害作用が認められる場合、この異なる評価項目のNOAELとLOAELには違いがみられる。NOAELは健康への悪影響を誘発する最低用量に一致し、重大な作用の特定のために選択され、耐容上限摂取量（UL）を導くた

めに用いられる。

　NOAELとLOAELの両方の特定は、動物研究の質(毒性評価項目の感度およびそれを測定するための方法、研究対象群の大きさ、用量間の増分)と用量反応曲線の傾きに関連する多くの不確実性の影響を受ける。これらの要素は真の無有害作用量(no-adverse effect-level：NAEL)を表すNOAELにとって決定的なものである(Renwick et al., 2003)。反応の閾値という概念はNOAELとLOAELを特定するための根拠である。生物学的観点からすると、閾値は特定の用量範囲として認められるべきであり、それを超えると反応に相当の変化が生じうるもので、集団内のホメオスターシス制御の変動を考慮に入れるべきものである。用量閾値に影響するもうひとつの要素は、栄養素への曝露期間である。短期曝露で有害作用を誘発しない用量レベルでも、長期曝露により体内または細胞レベルで蓄積され、臨界レベルを超えると毒性反応を誘発することがある(Dybing et al., 2002)。NOAELと、とくにLOAELは、概して精度が低い。その理由は、これらが研究デザイン(すなわち、群の大きさ、検出法の感度、投与間隔)に左右されるからである。

　ベンチマーク量アプローチでは、用量反応曲線全体および検討集団内の反応のばらつきを検討する。米国環境保護庁(EPA)はベンチマーク量レベルを「有害作用について予め定めた反応率を変化させる用量に対する統計的な信頼下限で、背景と比較したもの」と紹介している。回帰関数を反応データに当てはめ、有害作用が発現し始める用量または選択した評価項目において特定の変化率(背景に対して2.5％、5％、10％増)が生じる用量を推定した(BD2.5、BD5、BD10)。統計的下限(しばしば用量の95％下限)を用いて統計的な不確実性を説明する。この下限はベンチマーク量信頼下限(LBMD)または単にベンチマーク量(BD)と呼ばれる。BDは、不確実係数を適用することで、摂取限界(すなわちUL)の特定に用いられることもある(Crump, 1984、Edler et al., 2002、IPCS, 1994、2002)。

　IPCS(2002)から引用した図A3-2は、NOAELとLOAELを関連づけてベンチマークアプローチの原則を図示したものである。

　本図では、背景レベルに対して2.5％の人が有害作用を経験するとき、$BMD_{2.5}$がベンチマーク量である。$LBMD_{2.5}$は$BMD_{2.5}$の95％信頼下限、すなわち、個人のわずか2.5％が95％の確実性で推定された有害作用を経験するときの用量である。図A3-2にNOAELとLOAELの位置も示す。UF_1は、UL(耐容上限摂取量)を導くためにNOAELに適用する不確実係数であり、UF_2は、AROIの上端を導

くためにLBMD$_{2.5}$に適用する不確実係数である。LMBDが計算できないときは、AROIの上端がULによって代表されると考えることができる。10%増のリスク(BD10)の95%信頼下限から求められる化学物質のBDはLOAELに一致し、また5%増のリスク(BD5)から導いたBDはNOAELに一致すると仮定されている。しかし、最近になって、データ解析から、BD10はNOAELに近いことが示されている(Herrman and Younes, 1999)。これが栄養素にも適用されるかどうかは不明である。

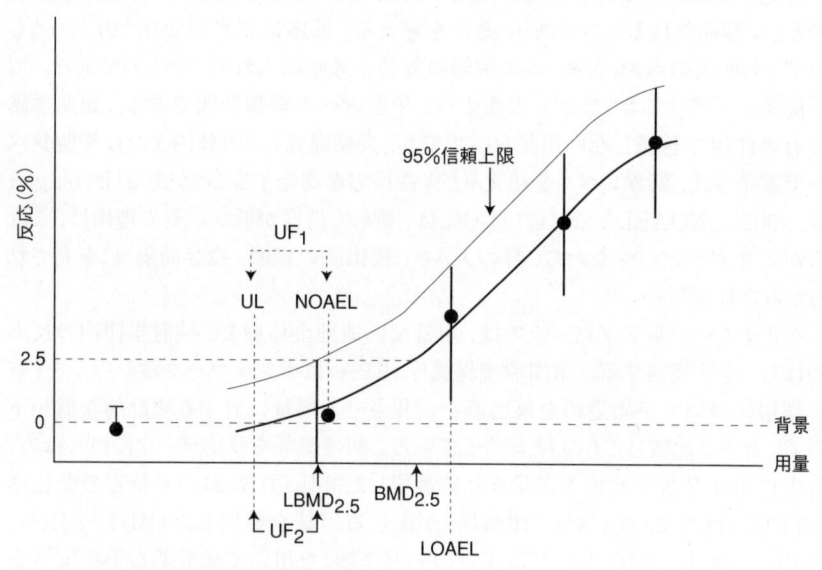

図A3-2：反応の95%信頼上限にある集団の有害作用について、用量反応曲線の下部を理論的に示した図（IPCS, 2002を改変）

ベンチマークアプローチはまれに栄養リスク評価に用いられている。利用できるデータはモデリングに適していなければならず、また3つ以上の用量範囲の測定値が必要なためである。本アプローチは、飲料水中のフッ素含量が6つのカテゴリーに分類される2つの村に住む中国人小児を対象に、飲料水中、尿中および血清中のフッ素と、歯のフッ素沈着症の関連を調べるために用いられている。歯のフッ素沈着症の有病率のLMBDは、1.01mgフッ素/ℓであることがわかった(Xiang et al., 2004)。12〜14歳児の歯のフッ素沈着症と飲料水中のフッ素含量の関連に関するDean et al.の研究(1942)データもベンチマークモデリングに役立つ。

197

図A3-3の3つのグラフは、Dean et al.(1942)のデータによるベンチマーク量モデリングを示したものである。これらのグラフは、評価項目の決定が結果にどのような影響を及ぼすかを明快に表している。歯のフッ素沈着症研究には、飲料水中のフッ素濃度が異なる(0.09～2.55mg/ℓ)3つの市に住む12～14歳の小児4429人が含まれた。その時点で飲料水はフッ素の主供給源であったため、飲料水中フッ素濃度をフッ素摂取量の代用として使用した。歯のフッ素沈着症は重症度により7つに分類した：正常、疑われる、非常に軽度、軽度、中等度、重度。研究者らは、最初の2つの分類はフッ素沈着症を表していないと考えた。この判断に基づくと(図A3-3a)、LBMDは0.559mgフッ素/ℓとなる。軽度～中等度の歯の変化が有害作用を示していると考えると、LBMDは1.499mgフッ素/ℓであり(図A3-3b)、中等度以上の変化のみが重大な有害作用と考えると、その値は2.205mg/ℓであった(図A3-3c)。

　これ以外の用量反応の定量分析法、たとえば、非癌毒性のカテゴリー回帰分析や、非閾値作用の定量的リスク推定値を得るための用量反応の外挿、または耐容摂取量を導く確率的アプローチや、経路を問わず、物質への曝露後の標的器官用量を評価する生理的トキシコキネティクス(physiologically-based toxicokinethic：PBTK)モデリング(Edler et al., 2002)などは、栄養リスク評価にはまだ用いられていない。

　NOAEL、LOAEL、BMDは、動物種内または動物種間の個々の感受性の差と変動性、および数値で表したデータセットの不確実性(「安全係数」、「デフォルト値」、「不確実係数」、「評価係数」または「補正係数」と呼ばれる)で補正する。データの科学的根拠の信頼性が低くなり、動物種によって異なる動力学的機能の差に関する知識のギャップが大きくなれば、選択すべき不確実係数も大きくなるはずであろう。

図A3-3a

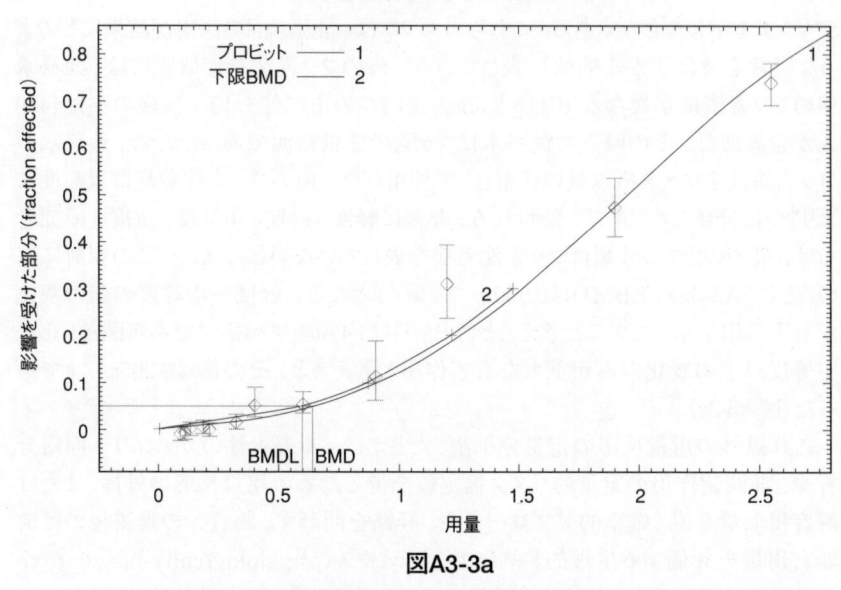

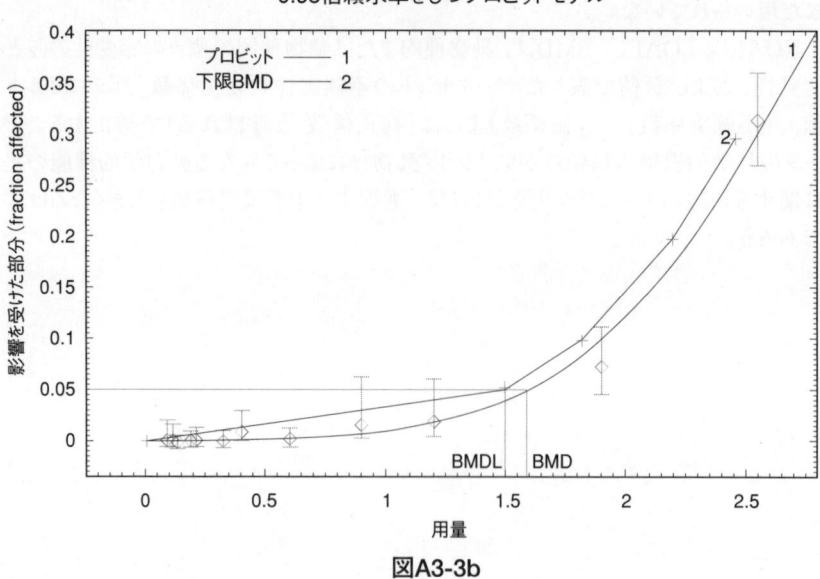

図A3-3b

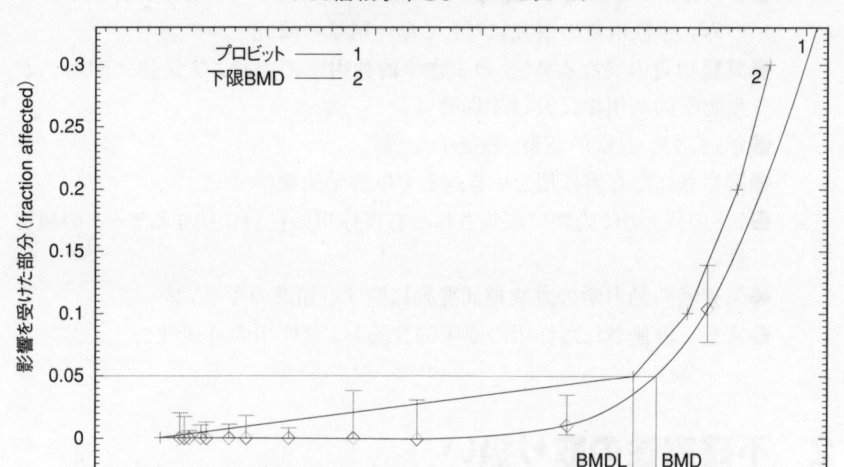

0.95信頼水準をもつプロビットモデル

[図: 縦軸「影響を受けた部分 (fraction affected)」0〜0.3、横軸「用量」0〜3。プロビット(1)と下限BMD(2)の2曲線。BMDL≈2.2、BMD≈2.3の位置に0.05のリスクを示す点線。]

図A3-3c

図A3-3：小児における3つの異なる重症度の歯のフッ素沈着症について、リスクの5%増に関連する飲料水中のフッ素濃度を求めるためのベンチマーク量アプローチ（データ：Dean et al., 1942）。a) 95%信頼下限ベンチマーク量（$LBMD_{0.5}$）は、重症度が不確かな（Deanによる分類）歯のフッ素沈着症で、フッ素0.559mg/ℓ。b) 軽度（Deanによる分類）より重症の歯のフッ素沈着症で、$LBMD_{0.5}$はフッ素1.499mg/ℓ。c) 中等度（Deanによる分類）より重症の歯のフッ素沈着症で、$LBMD_{0.5}$はフッ素2.205mg/ℓ（プロビットモデル改訂版2.1）。

考慮に入れるべき不確実性は以下の通りである：

- あらゆる供給源の栄養素への総曝露量推定の問題（とくにヒトの疫学研究で生じるが、介入研究でも生じる）。試験用量以外に（食事）摂取量が定量されていないこと。この不確実性は、使用したモデリングシステムと曝露マーカーの分析測定値の信頼性の両方に適用する
- 研究デザイン、研究実施、統計的評価に起因するデータの信頼性の問題：規模が小さすぎたり期間が短すぎたりすること。とくに感受性が高かったり感受性がなかったりする研究対象集団を選択すること。期待される有益な効果とは対照的に、コンプライアンスや有害作用の評価が十分でないこと

- データを十分に入手できない：動物データおよび／またはin-vitroデータのみ。複数用量の研究に対して単一用量の研究
- 試験物質の異なるタイプの生物学的利用率の差および食品マトリクスが生物学的利用率に及ぼす影響
- 年齢、性、遺伝的多型、投薬の影響
- 観察された有害作用を引き起こす生物学的機序
- ヒトの代わりに動物で収集された有害作用の性質に関するデータの適切性
- 栄養素の動力学の動物種間変動に関する知識のギャップ
- 観察／評価された作用の臨床的意義および作用の可逆性

2 不確実性の取り扱い

2.1 化学物質

2.1.1 外挿およびデータの不確実性での補正

　不確実性を扱う方法は、公衆衛生を保護するため、化学的ハザードまたは環境ハザードによるリスク特定に関連づけて、非発癌性物質の「安全な」、「耐容可能な」または「許容可能な」1日摂取量（ADI）を定義することによって、50年前に提案された。食事量mg/kg当たりの動物の慢性NOAEL（またはNOEL＝無影響量）に由来する添加物と汚染物質のADI（NOAELを100で割って）を初めて提唱したのはLehman and Fitzhugh（1954）であった。この係数は、感度の動物種間差（動物→ヒト）と動物種内変動の両方を説明したものである。このアプローチはWHO残留農薬専門家会議により残留農薬にも採用された（Lu, 1979）。1つの10倍係数を適用して、試験動物集団の閾値に至らない用量（mg/kg体重/day）を平均的人間の閾値に至らない用量に変換する。このとき、もう1つの10倍係数の適用により、平均的人間群の用量を感受性の高い人間群の閾値に至らない用量に変換することになる。

　動物種間変動および動物種内変動の両方について、係数10が全体的に適切であることは、小児を含め（Dourson et al., 2002）、その後の数多くの実験データ（Dourson and Strara, 1983、Calabres, 1985、Hattis et al., 1987、Sheehan and Gaylor, 1990、Lewis et al., 1990、Renwick, 1991、Calabrese et al., 1992、Naumann and Weideman, 1995、Dourson et al., 1996、Renwick and Lazarus,

1998)からその正当性が証明された。

データベース不足を補正するため、その他の不確実係数（2～10）が提案されている（Beck et al., 1993、IPCS, 1994、Vermeire et al., 1999）：

- ●LOAELしかない場合、係数は3～10
- ●2つの動物種データが得られるとき、亜慢性NOAELから慢性NOAELへの外挿時の不確実係数は3～10
- ●検討対象が1種類の動物のみのとき、追加の係数は2

図A3-4は、異なる不確実係数を適用してNOAELまたはLOAELからULを導くことを示した略図である。

個々の不確実性は互いに独立しているとみなされるため、全体的な不確実係数は個々の不確実係数をすべて掛け合わせた積である（Dourson and Stara, 1983）。このように、不確実係数がすべて独立しているのかは疑問視されている（Calabrese and Gilbert, 1993）。追加の不確実係数の大きさを選択するには、得られるエビデンスの強さに関する科学的判断を要する（Dourson et al., 1996）。この判断に至る推論については、追加の不確実係数が推進される政策であるという印象を避けるため、明確にきちんと述べるべきである。10,000を超える不確

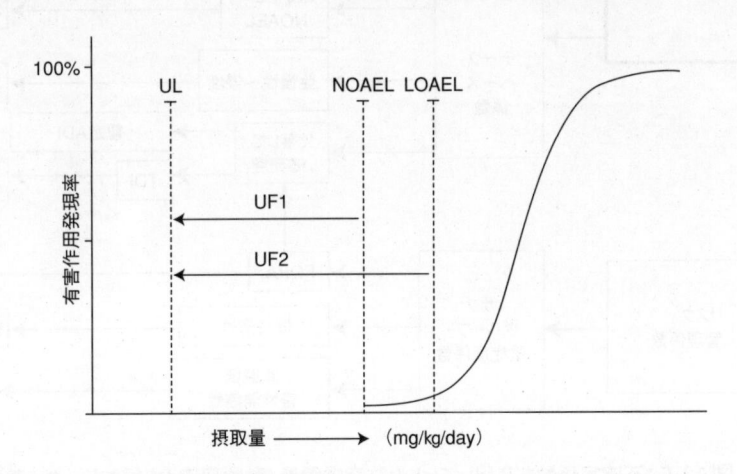

図A3-4：異なる不確実係数（UF1またはUF2）を適用してNOAELまたはLOAELから
　　　　ULを導くための略図

実係数は、信頼できるリスク評価のためのデータベースが不十分であることを示すため、適用すべきでない(IPCS, 1994)。

図A3-5(SCC, 2000より引用)に、動物のデータベースに基づく化学物質、環境物質、微生物(microbiological agents)に対するヒトの許容曝露量を確立するため、異なる機関で適用されたそれぞれ異なる不確実係数を示す。実線で示す係数は、EUが食品添加物や農薬の評価に通常使用しているものである。その他の係数は、EU以外の機関や団体が汚染物質のような他の化学物質に使用することがある。図A3-5の一番下のブロックは、リスク管理という理由で、催奇形性や非遺伝毒性発癌性などの影響の重症度に対応するため、特別な係数を適用できることを示す。後者の例は、米国食品品質保護法(FQPA)の下、乳幼児などの特別なサブグループの保護に用いられている。

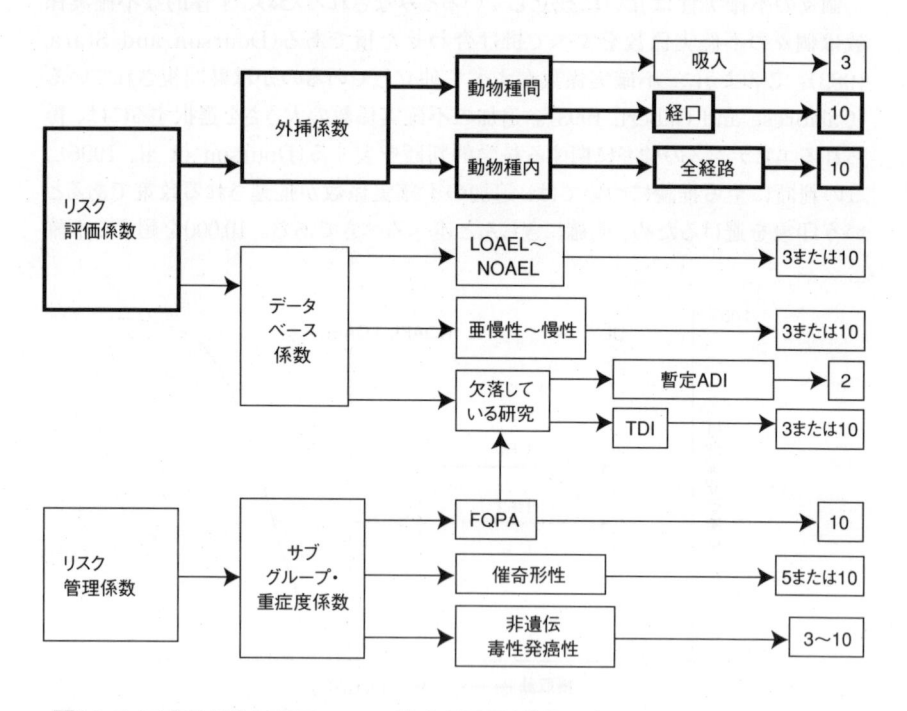

図A3-5：不確実係数を適用してヒトの許容曝露量(動物研究から得たデータに基づく)を確立するための略図

2.1.2　不確実係数（デフォルト値）の置き換え

　動物種間および動物種内の差を補正するための10倍係数は、その構造や代謝動態にかかわらず幅広い化合物に適用される。また、動物種間の動力学的過程の差にかかわらず、異なる動物種の器官に対する異なる影響に適用される。これらの係数が全体的に適切かどうかは確認されていないが、これに関する知識が得られたら、異なる動物で化合物の動力学的側面を説明する、より特異的な係数に置き換えるべきである(Renwick, 1991；1993b)。

　トキシコキネティクスとトキシコダイナミクスにおける差を別個に評価するため、これらの10倍係数をそれぞれ2つの成分に分けることが提案された。トキシコキネティクスには、物質の吸収の速度および程度、生体内活性化の分布、速度および経路、排泄の速度、経路および程度の検討を含める。トキシコダイナミクスは、毒性の実体（親物質か代謝産物のいずれか）およびその分子標的、標的組織の感受性、ならびに活性化・保護・修復の各メカニズムを考慮するものである。トキシコキネティクスの動物種間差は一般に、トキシコダイナミクスの種間差よりも大きく、体重差に起因する部分があるだろう。化合物特異的データがない場合、一般的な動態のデフォルト係数4.0($10^{0.6}$)が提案された。これにデフォルト係数2.5($10^{0.4}$)を掛けて種間係数10を求める。動力学の過程での変動性が化合物特異的データのデフォルト値となるよう、個人内変動の10倍係数も同じように割ることができる(Renwick and Lazarus, 1998)。

　国際化学物質安全性計画(International Programme on Chemical Safety)(IPCS, 1994)は、この原則を採用している。動力学のために種内変動の不確実係数10を均一に3.16($10^{0.5}$)で割り調整するのである。この調整は、ヒトにおける60の化合物の動態データによって裏付けられる(Renwick and Lazarus, 1998)。感受性のある人間とは、曝露の内部用量（動態）が集団の>3.16倍違い、反応の個々の内部用量閾値は、集団平均値の>1/3.16であるというように、動力学的特性をもつ人である(Renwick, 1999)。動力学のための標準的なデフォルト係数で補えない集団における個人の有病率は、関連するパラメータの分布の変動に依存する。

　動物種間変動および個人内変動で適用される最終的な不確実係数は、動態や力学（該当する場合はそれぞれ動物とヒトのデータ）の化合物特異的係数の掛け算の結果であろう。このような係数は不確実係数に代わり、修正係数(Edler et al., 2002)または補正係数(IPCS, 2002)と名付けられた。

2.1.3 体重での補正—倍率調整 (scaling)

定量的外挿は上限量確立の一環であり、これには2つの段階がある。第1段階は、試験動物とヒトの体格差で補正すること、第2段階は、データ不足および感受性の動物種間変動や動物種内変動を補うため、不確実係数を適用することである。1つの特定年齢群についてのみULを確立するときや他の年齢群について補正(倍率調整)が必要なとき、他の定量的外挿の段階を要する。

2.1.3.1 動物とヒトの間の体格での補正

実験動物とヒトの体格差の補正は、体重、エネルギー要求量および体表面積に基づき実施することができる。3つの場合のいずれも、開始点では体重が用いられ、体重、「代謝」体重または(基礎)代謝率、体表面積に基づき、倍率調整用にそれぞれ1乗、0.75乗、0.67乗が用いられる。

最も簡単なアプローチは体重に基づく倍率調整(等長の倍率調整)である。このアプローチは、生物学的パラメータが体重との線形相関を示すと仮定したものである(Davidson et al., 1986)。生理的過程、器官の灌流、クリアランスの定量による種間差も体重に基づく種間関係に影響する(Renwick, 1991、1993b)。体重に基づき倍率調整した場合、ラットのNOAELから導き出したヒトのNOAELは、代謝率や体表面積に基づき倍率調整した場合よりも4～6.5倍高い(Feron et al., 1990)。

体重と体表面積の関連は種ごとに異なり、この差は提案されている種間不確実係数10で補う。動物とヒトの同等量を求める一般原則が、薬理学的研究で示された。すなわち、毒性作用を徐々に誘発する代謝可能物質の排泄能は、代謝(体表面積または体重$^{0.75}$による)に比例するというものである。したがって、マウス、ラット、ビーグル犬で明らかになった用量(mg/kg体重)をそれぞれ8.4、4.6、1.6で割ると、60kgのヒトと同等の用量に達することができる(Zielhuis and van der Kreek, 1979)。

吸収、血漿蛋白結合、胆汁排泄などの生物学的反応は体重とは関係がなく、むしろ体表面積との相関が強い。体表面積は体重$^{0.67}$で計算できる(Calabrese et al., 1992)。この代わりに、動物の用量(mg/kg体重)を、平均的なヒトの体重(例、60kg)を実験動物の体重(w)で割った立方根として計算した係数で補正することもできる：

$$\sqrt[3]{\frac{60}{w}}$$

この補正係数はイヌでは2、マウスでは13と幅がある(Dourson and Stara, 1983)。これは非比例的倍率調整法であるため、化合物の特異的代謝プロファイルが動物の代謝率全体と相関せず、したがって体表面積とも相関しない場合、正確でない結果を導く可能性がある(Dybing et al., 2002)。このことは、貯蔵や特定の代謝機能のために特別な身体器官を標的とした栄養素で考えられる。

体格差に関して摂取量を補正する別の非比例的倍率調整法には、カロリー要求量に基づく方法がある。この方法は、各動物種の基礎代謝率(BMR)は体重$^{0.75}$の関数だという基本前提をもつ。1880年代にBMRとボディマス$^{0.66}$、すなわち体表面積との比例関係が報告された(Rubner, 1883)。1930年代になると、BMRとボディマスの関係は、これよりかなり大きな指数0.75を用いて倍率を調整することが報告された(Kleiber, 1932、1947)。正確な指数に関する議論は今でも続いており(White and Seymour, 2003、West et al., 1997、2002)、0.6と0.8の間で考えられているようである(Rucker and Storms, 2002)。この倍率調整法は、多くの生理的機能(細胞代謝率を含む)における動物種差を考慮し(West et al., 1997)、またトキシコキネティクスの種間差を考慮に入れている(Vermeire et al., 1999)。動物からヒトのNOAELへの倍率調整に対して、従来の10倍係数の代わりに、体重$^{0.75}$に由来する補正係数を使用することで、当然ながら不確実係数全般の大きさを減少させることができる。

倍率調整にはこの他2つの可能性がある：1つは、動物とヒトでの長期発癌評価の外挿に関する機能的活動(動物種ごとの寿命の差)に基づくこと、もう1つは複数の動物種の回帰分析に基づくこと(ただし、ヒトにおける同等の用量を推定するには少なくとも4種類の動物種から得た十分なデータが必要)(Dybing et al., 2002)。

2.1.3.2 異なる年齢群別のULの補正(倍率調整)

栄養リスク評価では、成人以外のサブグループのデータはほとんどない。成人のULの倍率調整は体格、体表面積、カロリー要求量(すなわち、体重$^{0.75}$に相当する代謝体重)に従って行うことができる。しかし、(若年)小児や成人の生理やトキシコキネティクスの違いを理解した上で、これに基づくモデルを用いることが望ましい。

体重に基づく倍率調整(UL小児) ＝ (UL成人)(体重小児/体重成人)が最も簡単な方法であるが、これは中間代謝率、カロリー摂取量、BMRを考慮に入れていない。この方法で外挿されたULは、体表面積または体重$^{0.75}$で倍率調整されたUL

よりも一貫して少ない。つまり、体重に基づき倍率調整されたULは必要量よりも少ない可能性がある。

体表面積または体重$^{0.75}$に基づく倍率調整

(UL小児)＝(UL成人)(体重小児/体重成人)$^{0.75}$

では、体重に基づき倍率調整したULよりも値が大きくなる。これについては、表A3-1に成人の体重または成人の体表面積と小児の体重または体表面積の比[1]の比較(小児の年齢別)として示す。

[1] 本表に示す比は、式に示す比とは逆であることに注意。

表A3-1 成人の体重または体表面積と小児の体重または体表面積の比の比較(小児の年齢別)

年齢	成人体重 / 小児体重	成人体表面積 / 小児体表面積
出生時	21.2	9.1
生後6ヵ月	9.7	5.4
1歳	7.3	4.3
10歳	2.2	1.7

倍率調整法間の差は年齢が高くなるにつれて小さくなる。体重$^{0.75}$に基づく倍率調整は動物のNOAELからヒトのNOAELへ補正する望ましい方法として受け入れられ、次に体格の違うヒトで、体重$^{0.75}$に基づき個体内補正を行うことは理論に適っている。しかし、この補正では、吸収、排泄について、栄養素における適応機序やホメオターシス機序の差は考慮に入れない。特定の栄養素に対して、2つの倍率調整法のうちのどちらかを選ぶにあたり、科学的エビデンスに基づいて正当化する必要がある。

2.2 栄養素

栄養リスク評価は、リスク評価の一般原則に従う。この原則には、耐容上限摂取量(UL)は「一般集団のほぼ全員に対して健康への悪影響リスクをもつ可能性がないと判断され」(SCF 2000)導き出されたもので、栄養要求量または推奨摂取量よりも低いはずがないという制限がある。こうした制限が、種間変動や種内

変動に関する補正、および利用可能なデータベースの不足に関する補正のための不確実係数の選択に影響を及ぼすことになる。可能であればヒトの研究から、NOAEL、または適切なデータがない場合はLOAELを導き出すべきである。NOAELやLOAELが動物の研究で特定された場合は、ヒトで観察された有害作用の適切性を評価しなければならない。

いくつかの研究施設、当局、著者らは、自身でプロトコールを作成・発表し、これに沿った体系的な栄養リスク評価を実施している。その一部を発表年順に以下の段落で簡単に述べる。4つの機関については本ディスカッションペーパーの付録1に要約する。

2.2.1 フランス公衆衛生高等審議会
(Conseil Superieur d'Hygiene Publique de France)、1995

すべてのビタミンとミネラル（亜鉛、鉄、セレン、フッ素）を評価した。文献の検討後、ヒトと動物の研究によるNOAELまたはLOAELが特定された。これらの研究で報告された栄養素量は、大きさ(magnitude)と観察された有害作用に従って変動する。NOAELまたはLOAELが特定された。ヒトの研究から特定されたNOAEL、LOAELは両方とも安全係数10で割り、通常の食事由来の摂取量以外の「安全な閾値量」を求めた。例外として、このようにして求めた安全な閾値量が推奨栄養所要量(RDA)よりも低い場合があり、この推奨用量は安全な閾値量として選択した。

2.2.2 全米科学アカデミー医学研究所・食品栄養委員会、1997〜2004

1997年に医学研究所(IOM, 1997)がカルシウム、リン、マグネシウム、ビタミンD、フッ素の食事摂取基準(DRI)に関する初の報告を発表し、これ以降、他のビタミンや必須（一部必須でないものもあるが）ミネラルもすべて評価され、その結果が報告された。作業の一環として、「耐容上限摂取量」(UL)、すなわち「一般集団のほぼ全員に対して健康への悪影響リスクをもつ可能性がない1日栄養摂取量の最大用量」が導き出された。

そのほとんどがピアレビュー誌に発表された観察研究・実験研究の検討、ならびにエビデンスの分析を実施した。科学的判断により、値を確立するための基準を明らかにした。ULを導くために使用した方法は、一般にすべての栄養素に適用されうる数学モデルに絞り込まれるという可能性が考えられたが、否定された。

標準的なリスク評価法は各栄養素を別々に追跡し、2種類の不確実性を認めた。1つはデータに関連したもの、もう1つは影響に関連したもので、直接応用できるデータがないときに必要とされるものである。リスク特性解析では、ULと推定摂取量の両者に関連する科学的不確実性を述べる。

ULは、因果関係、実験データ(動物対ヒト、曝露経路、曝露期間)の適切性、毒性作用機序、データベースの質と完全性、異なる高感受性サブグループの特定を考慮しながら、なるべく確認されたNOAELから導き出された。

用量反応評価では、ヒトのデータのほうが動物のデータよりも好まれ、選択した曝露経路・期間はヒトの毒性反応に最も適切なものであった。不確実係数の選択は、感受性の個人間変動に関する科学的判断によって決定した(1～10)。すなわち、動物データからヒトへの外挿(～10)、NOAELがない場合は、有害反応の重症度と発現率、および用量反応の傾きを考慮してLOAELを使用(～5)、長期(慢性)NOAELがない場合は中期(亜慢性)NOAELについての補正を行った。

ULはデータが得られた年齢群別に求めた。小児と青年のデータが得られないときは、以下の式を用いて、体重差に基づき、成人のULから外挿してULを求めた：

(UL小児) = (UL成人) (体重小児/体重成人)

ただし、ナイアシン、ビタミンB_6、葉酸、コリンの場合は、代謝の大きさに基づく式を用いる：

(UL小児) = (UL成人) (体重小児/体重成人)$^{0.75}$

2.2.3　食品科学委員会／欧州食品安全機関、2000～2005

ヒトにおける微量栄養素の有害作用評価および一般集団において有害作用が生じる可能性のないULの確立に関する一般原則の枠組を、2000年に指針として策定した。入手できた文献報告に基づくものであった。

ULは推奨される摂取量ではないと述べている。しかし、すべてのライフステージを通して、感受性の高いサブグループを含む一般集団に適用された(医師の指導の下で栄養補給されている場合を除く)。しかし、ある特定のサブグループ(例、遺伝的素因がある、または特定の疾患を有する場合)は、各栄養素の評価時に除外することとした。可能な範囲で、年齢群、ライフステージ群別にULを設定した。その後に通常のリスク評価段階を続けた。データベースの不確実性はリスク特

性解析で述べることとした。

作用の有害性や、栄養素と影響との因果関係、実験データの適切性、および有害作用のメカニズムについて科学的判断を下した。データはヒトのデータを選択し、ヒトのデータがない場合は、ヒトに最も近い生物学的反応と最も適切な曝露経路をもつ動物種を選択した。

質の高いデータがあり、きわめて軽度で可逆的な有害作用の場合は低い不確実係数を選択した。不確実係数は個人間変動と感受性について適用した（1～10）。すなわち、動物からヒトへ、LOAELからNOAELへ（用量反応曲線の勾配による）、および亜慢性NOAELから慢性NOAELへの外挿時にそうした。

異なる年齢群に外挿するためのULを導き出すデータがない場合、体格、生理、代謝、吸収、排泄の既知の差に基づき外挿するよう提案した。成人ULから小児・青年のULへの外挿は、通常、体重差に基づいていた。基準体重は男女別に9つの年齢群で求めた。成人ULから小児への倍率調整は、ナイアシン、ビタミンB_6、葉酸、フッ素、銅、モリブデン、セレンでは体重基準、およびビタミンA、E、ヨウ素、亜鉛、ホウ素では代謝体重基準（体重$^{0.75}$）により行った。

データが十分でなくULが確立できない場合、リスク特性解析には、有害作用がないデータに正当な信頼性があるときに最大摂取量とする旨の指示を含めた。

2.2.4 英国食品基準庁ビタミン・ミネラル専門家グループ（EVGM, 2003）

専門家グループの基準という語は、IOMとSCF/EFSAで用いられているものとは若干意味が違う。すなわち、食品法の下で販売されているビタミンやミネラルのサプリメントの安全性を確保するための規制に基づく原則を確立すること、ならびに有害作用に関連する個々のビタミン・ミネラルの量を検討した後に、該当する場合はサプリメントによるビタミン・ミネラルの最大摂取量を推奨することである。急性毒性研究や単回投与研究など、動物研究およびヒトの研究の両方を評価した。

成功したと考えられるリスク評価の体系はひとつもなく、各栄養素は別個に評価された。十分なデータがある場合は、一般集団において、1日当たりならびに体重1kgにつき（成人の標準体重60kgを用いて）1日当たりの生涯にわたる安全な上限摂取量（SUL）を確立した。一方、十分なデータがない場合は、有害作用を引き起こさないと予想される安全な摂取量の指針値を明らかにした。不確実係数が適用されるのは、LOAELからNOAELへの外挿時（通常は3）、データベースが不足しているとき（亜慢性曝露、被験者数例のみ）、および有害作用の重症度に

対してである。係数の程度は、推奨下限摂取量を上回る安全レベルに達するよう注意しながら、科学的判断に基づき決定する。

以下の式を用いる：
 SUL（総摂取量）−（食事からの摂取量および他の既知の曝露量）＝得られるサプリメントまたは新たな強化供給源によるその他の摂取（曝露）量の限界
 SUL（補充摂取量）＋（食事からの摂取量および他の既知の曝露量）＝推定SUL（総摂取量）

具体的に、小児が、とくに懸念される作用に対して感受性が強いかまたは要求量がさらに多いことが示されない限り、体重または体表面積（該当する場合）で倍率調整すれば、SULは小児にも適用可能である。

2.2.5 非政府機関による評価

いずれも1997年に発表された2つの報告書について触れる（Hathcock, 1997, Shrimpton, 1997）。両報告書は、推奨食事摂取量を上回るレベルで、ある特定の栄養素を摂取するベネフィットに対するエビデンスを考慮しながら、安全域確立のためのリスク評価の原則を適用した。

2.2.5.1 米国栄養評議会（Hathcock, 1997）

得られた文献の検討から、すべてのビタミンおよびカルシウム、リン、マグネシウム、クロム、銅、ヨウ素、鉄、マンガン、モリブデン、セレン、亜鉛のNOAELとビタミンA、D、ニコチンアミド、ニコチン酸、ビタミンB_6、鉄、セレン、亜鉛のLOAELが特定された。

NOAELは安全な摂取量であると考えられるが、LOAELはすべての人に安全とは限らないと考えられる。安全摂取量の算出には安全係数の適用が必要であろう。

著者は、NOAELが特定できない場合、栄養素の安全域をLOAELと推奨摂取量の中間量として算出するよう提案した。

2.2.5.2 欧州健康食品団体連合（European Federation of Health Product Manufacturers Associations）（Shrimpton, 1997）

目標は、あらゆる供給源によるビタミン／ミネラルのSUL（重大な有害作用が確

実に報告されている量をかなり下回る)のベースを作ることである。得られた文献の検討から、2つのタイプの摂取量が考えられた。ひとつは、安全な長期UL、もうひとつは短期ULである。リン、クロム、鉄、マンガンを除き、安全な長期ULは、Hathcock(1997)が確認したNOAELと同じである。これに対して、ビタミンB6、鉄、セレン、亜鉛で提案された短期ULは、この参考文献のLOAELよりも若干少ない。

2.3 ビタミンとミネラルのリスク評価および不確実性

本ディスカッションペーパーの付録1に、セクション2.2.1～2.2.4に記述したリスク評価の結果の要約を盛り込む。本付録で、以下の通り、手法や結果の差を説明する:

- データベースの選択(評価時点でデータが入手できなかったと説明されるケース)。これが適用されるのは、ビタミンA、ビタミンD、ビタミンE、ナイアシン(ニコチンアミド)、ビタミンB6、ビタミンC、カルシウム、リン、マグネシウム、鉄、フッ素、マンガン、ニッケル、亜鉛である。利用できるデータの選択、評価、等級づけの指針を作成すべきである。
- 重大な有害作用の選択。これが適用されるのは、カルシウム、リン、フッ素、ニッケルである。科学的判断の問題であり、ルールによる管理は難しい。
- LOAELまたはNOAELの特定。これが適用されるのは、ビタミンE、ビタミンB6、葉酸、ビタミンC、カルシウム、マグネシウム、フッ素、ヨウ素、ニッケル、セレン、亜鉛である。指針という形での構造的アプローチにより、一貫性が一層高まると予想できる。
- ULの確立。これが適用されるのは、ビタミンD、ビタミンE、ナイアシン,ビタミンB6、マグネシウム、フッ素、ヨウ素、銅、モリブデン、セレン、亜鉛、ホウ素である。しかし、ニコチン酸、ビタミンB6、マグネシウム、ヨウ素、銅、モリブデン、セレン、銅、ホウ素について少なくとも一部で同じデータベースが使用された。科学的判断とエビデンスの重みづけがこれらの矛盾の原因である。
- サブグループに対する特定のULを確立するために選択した倍率調整法。何に基づいて倍率調整法を選択したか、報告書からは明らかでない。栄養素特異的アプローチの確立が可能である。

●不確実係数の選択。これが適用されるのは、ビタミンE、ビタミンC、ヨウ素、銅、モリブデン、セレン、ホウ素である(同じデータベースを使用し、同じNOAELまたはLOAELを特定した場合でも)。

　表A3-2に、異なる作業部会による不確実係数の選択について栄養素別に示し、コラムA3-1にその数値と程度の要約を示す。コラムA3-1に記載した情報は、その選択が恣意的ではないかとの誤った印象を与えるかもしれないが、本報告書の中で、各ケースにおける異なる科学作業部会の審議と個々の不確実係数に対する正当な根拠を見いだせる。しかし、一部の栄養素について、不確実係数の選択が、科学的判断によってではなく、推奨摂取量を上回るULを目標にすることによって行われていたことは無視できない。表A3-2は、とくにヒトのデータを基準にULを確立する際、不確実係数の選択が個々のアプローチに左右されているという印象を確認するものである。

表A3-2 栄養素に対する不確実係数の使用の比較(機関別)

栄養素	機関	LOAEL ヒト	LOAEL 動物	NOAEL ヒト	NOAEL 動物	UF	LOAEL→NOAEL	動物→ヒト	感受性のある亜集団	UFの構成 動物種内変動	その他の正当な根拠
ビタミンA	IOM,2001	成人+				5	5			+	作用の重症度
		♀		+		1.5				1.5	
		乳児+				10	10			+	回復可能な作用
	SCF,2002	+				1					
	CSHPF,1995					?					
ビタミンD	IOM,1997	成人		+		1.2					データの不確実性
		乳児		+		1.8					データの不確実性
	SCF,2002	成人		+		2				2	
		生後0〜24ヵ月				1					
	EGVM,2003¹					1					
	CSHPF,1995	成人+				10					
		<2歳+				2					
ビタミンE	IOM,2000		+			36	2	3		3	亜慢性→慢性:2
	SCF,2003			+		2				2	
	EGVM,2003					1					
	CSHPF,1995	+				10					
ビタミンK	EGVM,2003¹			+		10				10	
ビタミンB1	EGVM,2003¹			+		1					
ビタミンB2	EGVM,2003¹			+		10				10	
ナイアシン	IOM,1998	+				1.5	1.5				回復可能かつ一過性の作用
	CSHPF,1995	+				3					
ニコチン酸	SCF,2002	+				3	3				軽微な作用、少数の対象被験者
	EGVM,2003¹	+				3	3				

続く

表A3-2 続き

栄養素	機関	LOAEL ヒト	LOAEL 動物	NOAEL ヒト	NOAEL 動物	UF	LOAEL→NOAEL	動物→ヒト	感受性のある亜集団	動物種内変動	その他の正当な根拠
ニコチンアミド	SCF,2002			+		2					小児→成人
アミド	EGVM,2003			+		3				3	少数の特別な集団
ビタミンB6	IOM,1998			+		2					少数のデータ
	SCF,2000	+				4					不十分なデータ:2
	EGVM,2003			+		300	3	10			亜慢性→慢性:2
	CSHPF,1995	+				10					
葉酸	IOM,1998	+				5	5				+作用の重症度
葉酸	SCF,2000	+				5	5				LOAEL+NOAEL
	EGVM,2003[1]			+		1					間のデータ不足
	CSHPF,1995	+				5					
パントテン酸	EGVM,2003[1]	+				10					
ビタミンB12	EGVM,2003[1]	+				1					
ビオチン	EGVM,2003[1]	+				10					
ビタミンC	IOM,2000	+				1.5	1.5				
	EGVM,2003[1]	+				3	3				
	CSHPF,1995			+		1					
β-カロテン	EGVM,2003	+				3					
カルシウム	IOM,1997	+				2			2		
リン	SCF,2003			+		1					
リン	IOM,1997			+		2.5(成人) 3.0(1〜8歳)			2.5 3.3		データ不足
マグネシウム	IOM,1997			+		3			3		
	SCF,2002			+		1					
	EGVM,2003[1]			+		1					回復可能な軽度の作用

続く

表A3-2 続き

栄養素	機関	LOAEL ヒト	LOAEL 動物	NOAEL ヒト	NOAEL 動物	UF	LOAEL→NOAEL	動物→ヒト	感受性のある亜集団	動物種内変動	その他の正当な根拠
フッ素	IOM,1997	+0~8歳				1					
	EFSA,2005		<8歳(閾値量)	+>8歳		1					
			<8歳(閾値量)			1					
						1					
	CSHPF,1995					5					
セレン	IOM,2000			+>19歳		1					
				+0~6歳		2	2				2×RDA
	SCF,2000			+		1					成人と同じレベルの結果残りの不確実性
	EGVM,2003	+				3					
銅	CSHPF,1995			+		2	2				
	IOM,2001			+		10				10	
	SCF,2003			+		1			2	2	対象被験者のない亜慢性研究
ヨウ素	EGVM,2003				+	100		10		10	NOAELで支持される少数の対象被験者、ほとんど短期性研究
	IOM,2001			+		1.5	1.5				
	SCF,2002	+				3					
鉄	EGVM,2003[1]			+		1					
	IOM,2001	+>19歳				1.5	1.5				
				+0~8歳		1.0					
マンガン	EGVM,2003	+		+		3	3				
	IOM,2001			+		1					
	EGVM,2003[1]			+		1					

続く

表A3-2 続き

栄養素	機関	LOAEL ヒト	LOAEL 動物	NOAEL ヒト	NOAEL 動物	UF	LOAEL→NOAEL	動物→ヒト	感受性のある亜集団	動物種内変動	その他の正当な根拠
モリブデン	IOM,2001				+	30		10		3	
	SCF,2000				+	100			10		残りの不確実性
亜鉛	IOM,2001	+>19歳				1.5				+	
	SCF,2003			+生後0〜6ヵ月		1					少数の対象被験者、短期研究
				+		2					
ホウ素	EGVM,2003	+				2					UL=RDA
	CSHPF,1995	+				1.6	2				
	IOM,2001				+	30		10		3	
	EFSA,2004				+	60		10		6	
	EGVM,2003				+	60		10		6	
ケイ素	EGVM,2003				+	100		10		10	
ニッケル	IOM,2001				+	300	3	10		10	
	EGVM,2003[1]		+			300	3	10		10	3つの生殖に関する作用
バナジウム	IOM,2001	+				1		10		10	
ナトリウム	IOM,2004			+		1					
カリウム	EGVM,2003[1]		+			1000	10	10		10	UL>AIを維持する
コバルト	EGVM,2003[1]		+			100		10		10	
スズ	EGVM,2003[1]				+	100	10	10		10	
クロム	EGVM,2003[1]										

a 米国医学研究所
b 欧州委員会・食品科学委員会／欧州食品安全機関
c 英国ビタミン・ミネラル専門家グループ
d フランス公衆衛生高等審議会
1 指針値

> **コラムA3-1　不確実係数の選択のまとめ（評価者別）**
>
> ヒトの研究によるNOAELは39回特定された。以下の不確実係数（UF）が適用された：
> 　19回：UF＝1
> 　3回：UF＝1.2、1.5、1.8
> 　7回：UF＝2
> 　1回：UF＝2.5
> 　4回：UF＝3
> 　5回：UF＝10
> ヒトの感受性は変動するため、ビタミンK、ビタミンB₂、パントテン酸、ビオチン、セレンについてはヒトNOAELからのULを確立するために高い不確実係数＝10が適用された：
> ヒトの研究から30のLOAELが特定された。
> 　4回：UF＝1
> 　5回：UF＝1.5
> 　1回：UF＝1.6
> 　4回：UF＝2
> 　6回：UF＝3
> 　1回：UF＝4
> 　5回：UF＝5
> 　4回：UF＝10
> 不確実係数＝10は、ビタミンD、ビタミンE、ビタミンB₆について日常的に適用された。
> 動物研究から9つのNOAELが特定された。UL確立には以下の不確実係数が適用された：
> 　2回：UF＝30（動物種間外挿：10、動物種内変動：3）
> 　2回：UF＝60（動物種間外挿：10、動態の変動：6）
> 　4回：UF＝100（動物種間外挿：10、動物種内変動：10）
> 　1回：UF＝300（動物種間外挿：10、動物種内変動：10、繁殖に関する有害作用：3）
> ホウ素の場合、IOM、EFSA、EGVMはすべて同一の動物データをもとに評価したため、動物からヒトへの外挿のための不確実係数＝10に加えて、不確実係数＝6が2回、不確実係数＝3が1回、動物種内変動として考慮された。
> 動物研究から6つのLOAELが特定された。UL確立には以下の不確実係数が適用された：
> 　1回：UF＝36（LOAEL→NOAEL：2、動物→ヒト：3、動物種内変動：3、亜慢性［中期］→慢性［長期］：2）
> 　1回：UF＝100（動物→ヒト：10、動物種内変動：10）
> 　3回：UF＝300（LOAEL→NOAEL：3、動物→ヒト：10、動物種内変動：10）
> 　1回：UF＝1000（LOAEL→NOAEL：10、動物→ヒト：10、動物種内変動：10）

3　まとめおよび未解決の問題

　栄養リスク評価は、確立された指針に沿って行われたとしても、不確実性の影響を受ける。この不確実性は、主に得られるデータが少ないことと、望ましい特徴（明確な用量範囲、十分な期間、予め定めた有害作用の発現を評価するデザイン、有害作用に対する妥当性が確認されたバイオマーカー）をもった系統的研究が比較的不足していることによってもたらされるものである。リスク評価の方法

に関する指針は存在するが、科学的判断を下さなければならない過程(たとえば、信頼性の高い決定的な研究の選択、重大な有害作用の特定、不確実係数または補正係数の選択、体格差での補正のための倍率調整)で、どのようにしてそこまで進めていくのか、に関するコンセンサスも不十分である。

　栄養素は、体内での吸収、消失、生物学的機能に大きな違いをもち、また臓器や細胞の種類によっても異なる異質な物質の一群である。同じ栄養素でも、形態の違いによって異なる生物学的利用率をもつことができる。しかし、リスク評価では生物学的利用率の差はほとんど考慮されず、1つの形態のみが考慮の対象となる。

　結果として全体的な不確実性が生じる大きな原因は、異なる科学的作業部会が行ったリスク評価の結果に付随する変動性にある。両データの不足とアプローチのばらつきによる不確実性の程度を考えると、確立された耐容ULの程度は驚くほど高い。

　栄養リスク評価に関するワークショップでは、以下の疑問を検討する：

- 栄養消費によるリスク評価に必要な最低限のデータは何か？
- 栄養素の各形態や、生物学的利用率が同等の形態群に対して評価を行うべきか？
- 構造化された評価方法は、すべての栄養素に適用することができるか、またはそれが望ましいか？
- どのような基準によって不確実係数の程度を決めるべきか？
- 用量の倍率調整法を決定するには、栄養素の動態特性や力学的特性に関してどのようなデータが必要か？
- 曝露分布や感受性分布の分散をどのようにリスク特性解析に組み込めばいいか？

参考文献

Barlow SM, et al. (2002): Hazard identification by methods of animal-based toxicology. *Food and Chemical Toxicology* 40: 145-191

Beck BD, Conolly RB, Dourson ML, Guth D, Harris D, Kimmel C, Lewis SC (1993): Improvements in quantitative noncancer risk assessment. *Fundamentals of Applied Toxicology* 20: 1-14

Bradford-Hill A (1965): The environment and disease: association or causation? *Proceedings of the Royal Society of Medicine* 58: 295-300

Calabrese EJ (1985): Uncertainty factors and interindividual variation. *Regulatory Toxicology and Pharmacology* 5: 190-196

Calabrese EJ, Beck BD, Chappell WR (1992): Does the animal to human uncertainty factor incorporate interspecies differences in surface area? *Regulatory Toxicology and Pharmacology* 15: 172-179

Codex Alimentarius Commission (2004): *Procedural Manual*. 13th edition. Food and Agriculture Organization of the United Nations. World Health Organization, Rome

Conseil Supérieur d'Hygiène Publique de France (CSHPF) (1995): *Safety levels of vitamins and minerals*. ISBN 2-11-089437-7

Crump KS (1984): A new method for determining allowable daily intakes. *Fundamentals of Applied Toxicology*. 4: 854-871

Davidson IW, Parker JC, Beliles RP (1986): Biological basis for extrapolation across mammalian species. *Regulatory Toxicology and Pharmacology* 6: 211-231

Dean HT, Arnold FA, Elvove E (1942): Domestic waters and dental caries. V. Additional studies of the relation of fluoride domestic waters to dental caries in 4425 white children, age 12-14 years, of 13 cities in 4 states. *Public Health Reports* 57: 1155-1179

Dourson M, Charnley G, Scheuplein R (2002): Differential sensitivity of children and adults to chemical toxicity. II. Risk and regulation. *Regulatory Toxicology and Pharmacology* 35: 448-467

Dourson ML, Felter SP, Robinson D (1996): Evolution of science-based uncertainty factors in noncancer risk assessment. *Toxicology and Pharmacology* 24: 108-120

Dourson ML, Stara JF (1983): Regulatory history and experimental support of uncertainty (safety) factors. *Regulatory Toxicology and Pharmacology* 3: 224-238

Dybing E, Doe J, Groten J, Kleiner J, O'Brien J, Renwick AG, Schlatter J, Steinberg P, Tritscher A, Walker R, Younes M (2002): Hazard characterisation of chemicals in food and diet: dose response, mechanisms and extrapolation issues. *Food and Chemical Toxicology* 40: 237-282

Edler L, Poirier K, Dourson M, Kleiner J, Mileson B, Nordmann H, Renwick A, Slob W, Walton K, Würtzen G (2002): Mathematical modelling and quantitative methods. *Food and Chemical Toxicology* 40: 283-326

Expert Group on Vitamins and Minerals (EGVM) (2003): *Safe upper levels for vitamins and minerals*. Food Standards Agency. ISBN 1-904026-11-7

Feron VJ, van Bladeren PJ, Hermus RJJ (1990): A viewpoint on the extrapolation of toxicological data from animals to man. *Food and Chemical* Toxicology 28: 783-788

Hathcock JN (1997): *Vitamin and mineral safety.* Council for Responsible Nutrition, Washington, DC

Hattis E, Erdreich L, Ballew M (1987): Human variability in susceptibility to toxic chemicals: A preliminary analysis of pharmacokinetic data from normal volunteers. *Risk Analysis* 7: 415-426

Herrman JL, Younes M (1999): Background to the ADI/TFI/PTWI. *Regulatory Toxicology and Pharmacology* 30: S109-S113

Institute of Medicine (IOM) (1997): *Dietary reference intakes for calcium, phosphorus, magnesium, vitamin D and fluoride.* National Academy Press, Washington, DC

Institute of Medicine (IOM) (1998): *Dietary reference intakes for thiamin, riboflavin, niacin, vitamin B6, folate, vitamin B12, pantothenic acid, biotin, and choline.* National Academy Press, Washington, DC

Institute of Medicine (IOM) (1998): *Dietary reference intakes: A risk assessment model for establishing upper intake levels for nutrients.* National Academy Press, Washington, DC

Institute of Medicine (IOM) (2000): *Dietary reference intakes for vitamin C, vitamin E, selenium and carotenoids.* National Academy Press, Washington, DC

Institute of Medicine (IOM) (2001): *Dietary reference intakes for vitamin A, vitamin K, arsenic, boron, chromium, copper, iodine, iron, manganese, molybdenum, nickel, silicon, vanadium and zinc.* National Academy Press, Washington, DC

International Programme on Chemical Safety (IPCS) (1994): Assessing human health risk of chemicals: derivation of guidance values for health-based exposure limits. *Environmental Health Criteria* 170. WHO, Geneva

International Programme on Chemical Safety (IPCS) (2002): Principles and methods for the assessment of risk from essential trace elements. *Environmental Health Criteria* 228. WHO, Geneva

Kleiber M (1932): Body size and metabolism. *Hilgardia* 6: 315-353

Kleiber M (1947): Body size and metabolic rate. *Physiological Reviews* 27: 511-541

Kroes R, Müller D, Lambe J, Löwik MRH, van Klaveren J, Kleiner J, Massey R, Mayer S, Urieta I, Verger P, Visconti A (2002): Assessment of intake from the diet. *Food and Chemical Toxicology* 40: 327-385

Lehman AJ, Fitzhugh OG (1954): 100-fold margin of safety. Assoc. *Food and Drug Officials U.S. Quarterly Bulletin* 18: 33-35

Lewis SC, Lynch JR, Nikiforov AI (1990): A new approach to deriving community exposure guidelines from no-observed-adverse-effect levels. *Regulatory Toxicology and Pharmacology* 11: 314-330

Lu FC (1979): Assessment at an international level of health hazards to man of chemicals shown to be carcinogenic in laboratory animals. In: *Regulatory Aspects of Carcinogenesis.* Coulston F (ed.) Academic Press, New York, pp. 315-328

National Research Council (NRC) (1983): *Risk assessment in the federal government: Managing the process*. National Academy Press, Washington, DC

National Research Council (NRC) (1994): *Science and judgement in risk assessment*. National Academy Press, Washington, DC

Naumann BD, Weideman PA (1995): Scientific basis for uncertainty factors used to establish occupational exposure limits for pharmaceutical active ingredients. *Human and Ecological Risk Assessment* 1: 590-613

Renwick AG (1991): Safety factors and establishment of acceptable daily intakes. *Food Additives and Contaminants* 8: 135-150

Renwick AG (1993a): Toxicokinetics. In: *General and Applied Toxicology*. Vol. 1. Ballantyne B, Marrs T, Turner P (eds.) Stockton Press, New York, pp 121-151

Renwick AG (1993b): Data-derived safety factors for the evaluation of food additives and environmental contaminants. *Food Additives and Contaminants* 10: 275-305

Renwick AG (1999): Subdivision of uncertainty factors to allow for toxicokinetics and toxicodynamics. *Human and Ecological Risk Assessment* 5:1035-1050

Renwick AG, Barlow SM, Hertz-Picciotto I, Boobis AR, Dybing E, Edler L, Eisenbrand G, Greig JB, Kleiner J, Lambe J, Müller DJG, Smith MR, Tritscher A, Tuijtelaars S, van den Brandt PA, Walker R, Kroes R (2003): Risk characterisation of chemicals in food and diet. *Food and Chemical Toxicology* 41: 1211-1271

Renwick AG, Flynn A, Fletcher RJ, Müller DJG, Tuijtelaars S, Verhagen H (2004): Risk-benefit analysis of micronutrients. *Food and Chemical Toxicology* 42: 1903-1922

Renwick AG, Lazarus NR (1998): Human variability and non-cancer risk assessmentÅ\an analysis of the default uncertainty risk factor. *Regulatory Toxicology and Pharmacology* 27: 3-20

Rubner M (1883): Über den Einfluss der Körpergrösse auf Stoff- und Kraftwechsel. *Zeitschrift für Biologie* 19: 536-562

Rucker R, Storms D (2002): Interspecies comparisons of micronutrient requirements: metabolic vs. absolute body size. *Journal of Nutrition* 132: 2999-3000

Scheerger S.B, Zempleni J (2003): Expression of oncogenes depends on biotin in human small cell lung cancer cells NCI-H69. *International Journal for Vitamin and Nutrition Research* 73: 461- 467

Scientific Committee on Food (SCF) (2000): *Guidelines of the Scientific Committee on Food for the development of tolerable upper intake levels for vitamins and minerals*. SCF/CS/NUT/UPPLEV/ 11 Final of 28 November 2000. http://www.europa.eu.int/comm/food/fs/sc/scf/index_en.html

Scientific Committee on Food (SCF) (2001): *Opinion of the Scientific Committee on Food on the tolerable upper intake level of biotin*. Expressed on 26 September 2001. http://www.europa.eu.int/comm/food/fs/sc/scf/index_en.html

Scientific Steering Committee (SSC) (2000): Working Group on Harmonisation of Risk Assessment Procedures in the Scientific committees advising the European Commission in the area of human and environmental health 26-27 October 2000. *First report on the harmonisation of risk assessment procedures*, Part 1 and 2. (Published on the internet 20.12.2000).
http://europa.eu.int/comm/food/fs/sc/ssc/out82_en.html
Sheehan DM, Gaylor DW (1990): Analysis of the adequacy of safety factors. *Teratology* 41: 590-591
Shrimpton D (1997): Vitamins and minerals. *A scientific evaluation of the range of safe intakes*. European Federation of Health Product Manufacturers Association, Brussels
Vermeire T, Stevenson H, Pieters MN, Rennen M, Slob W, Hakkert BC (1999): Assessment factors for human health risk assessment: A discussion paper. *Critical Reviews in Toxicology* 29: 3439- 3490
West GB, Brown JH, Enquist BJ (1997): A general model for the origin of allometric scaling laws in biology. *Science* 276: 122-126
West GB, Woodruff WH, Brown JH (2002): Allometric scaling of metabolic rate from molecules and mitochondria to cells and mammals. *Proceedings of the National Academy of Sciences* 99: 2473- 2478
White CR, Seymour RS (2003): Mammalian basal metabolic rate is proportional to body mass. *Proceedings of the National Academy of Sciences* 100: 4046-4049
Wiedmann S, Rodriguez-Melendez R, Ortega-Cuellar D, Zempleni J (2004): Clusters of biotinresponsive genes in human peripheral blood mononuclear cells. *Journal of Nutritional Biochemistry* 15: 433-439
World Health Organisation (WHO) (1987): *Principles for the safety assessment of food additives and contaminants in food*. Environmental Health Criteria, 70, WHO, Geneva
Xiang QY, Liang YX, Chen BH, Wang CS, Zhen SQ, Chen LS, Zhou MS, Li JF (2004): Study on the application of benchmark dose and biological monitoring indexes of fluoride in drinking water (in Chinese with English abstract). *Zhonghua Yu Fang Yi Xue Za Zhi* 38: 261-264
Zielhuis RL, van der Kreek FW (1979): The use of a safety factor in setting health based permissible levels for occupational exposure. I. A proposal. *International Archives of Occupational and Environmental Health* 42: 191-201

【付属文書3】 ディスカッションペーパー2：不確実性および補正

付属文書3の付録1．ビタミン、ミネラル、微量元素のULを導くために用いる背景データの比較
(IOM[a]、SCF/EFSA[b]、EGVM[c]、CSHPF[d]による)

栄養素	作業部会	UL	LOAEL	NOAEL	UF	有害作用	重大な決定的データ	他集団への外挿／補正の適用可能性
ビタミンA	IOM,2001	3mg	14mg		5	肝病変	Minuk et al., 1988; Zafrani et al., 1984	成人
		3mg (生殖可能年齢の女性)	4.5mg		1.5	催奇形性	Rothman et al., 1995	14～50歳の女性に適用可能
	SCF,2002	乳児0.6mg	6mg		10	頭蓋内圧亢進	Persson et al., 1965	体重0.75についで外挿
		3mg	3mg		1	催奇形性(ヒト)	Rothman et al., 1995	体重0.75についで外挿 閉経後女性には適用しない 催奇形性と骨の健康に関して、補充摂取しないよう指導
	EGVM,2003	—						妊娠中でも適用可能
	CSHPF,1995	3mg +食事摂取量	8mg		記載なし	肝障害	Geubel et al., 1991	妊娠中や授乳中にも適用可能
ビタミンD	IOM,1997	0.05mg (成人)		0.06mg	1.2	高カルシウム血症	Narang et al., 1984	妊娠中・授乳中に適用可能
		0.025mg (乳児)		0.045mg	1.8	成長	Jeans & Stearns, 1938; Fomon et al., 1966	1～18歳まで適用可能
	SCF,2002	0.05mg (成人)		0.1mg	2	高カルシウム血症＋血清25(OH)D	Tjellesen et al., 1986; Vieth et al., 2001	>10歳の小児に適用可能
		0.025mg(生後0～24ヵ月)		0.025mg	1	高カルシウム血症	Ala-Houhala, 1985; Vervel et al., 1997	3～10歳の小児に適用可能
ビタミンD	EGVM,1995	—		0.025mg	1	高カルシウム血症	Vieth et al., 2001	高カルシウム血症に関して、0.025mgを補充摂取するよう指導
	CSHPF,1995	0.025mg (成人)	0.25mg	0.25mg	10	高カルシウム血症	Annig et al., 1948; Berlin et al., 1986	—

続く

付属文書3の付録1　続き

栄養素	作業部会	UL	LOAEL	NOAEL	UF	有害作用	重大な決定的データ	他群への外挿/補正の適用可能性
ビタミンE	IOM,2000	0.05mg (<2歳)	0.1mg		2	高カルシウム血症	Vidailhet, 1991; Fraser et al., 1966	—
		1000mg	500mg/kg/d (ラット)		2X2X3X3	出血	Wheldon et al., 1983	体重について外挿
	SCF,2003	300mgTE		540mgTE	2	血液凝固	Meydani et al., 1998	体重^0.75について外挿
	EGVM,2003	540mgTE		540〜9709mgTE	1	—	Gillilan et al., 1977; Meydani et al., 1996; Stephens et al., 1996	—
	CSHPF,1995	40mg＋食事摂取量	50mg (400mg)		記載なし (10)	脳卒中リスク	ATBC Cancer Prevention Study Group, 1994	—
ビタミンK	IOM,2001	—						
	SCF,2003	—						
	EGVM,2003	—		10mg	10	—	Craciun et al., 1998	1mgを補充摂取するよう指導
	CSHPF,1995	—						
ビタミンB1	IOM,1998	—						
	SCF,2000	—						
	EGVM,2003	—		100mg	1	—	Gokhale et al., 1996	100mgを補充摂取するよう指導
	CSHPF,1995	—						
ビタミンB2	IOM,1998	—						
	SCF,2000	—						
	EGVM,2003	—		400mg	10	—		40mgを補充摂取するよう指導
	CSHPF,1995	実施なし						
ナイアシン	IOM,1998	35mg	50mg		1.5	潮紅	Sebrell & Butler, 1938	体重^0.75について外挿
ニコチン酸	SCF,2002	10mg	30mg		3	潮紅(ヒト)	Sebrell & Butler, 1938	体重について外挿
ニコチンアミド		900mg		25mg/kg/d	2	—	糖尿病における補充摂取試験	体重について外挿

続く

付属文書3の付録1　続き

栄養素	作業部会	UL	LOAEL	NOAEL	UF	有害作用	重大な決定的データ	他群への外挿/補正の適用可能性
ニコチン酸	EGVM, 2003	—	50mg		3	潮紅	Spies et al., 1998; Sebrell & Butler, 1938	補充摂取するよう指導：ニコチン酸17mg ニコチンアミド500mg
ニコチンアミド				25mg/kg/d	3	—	Fozzilli et al., 1995; Lampeter et al., 1998	
	CSHPF, 1995	33mg＋食事摂取量	100mg		3	潮紅(ヒト)	参考文献なし	—
ビタミンB6	IOM, 1998	100mg		200mg	2	神経障害	Bernstein & Lobitz, 1988; Del Tredici et al., 1985	体重$^{0.75}$について外挿
	SCF, 2000	25mg	100mg		2×2	神経障害(ヒト)	Dalton & Dalton, 1987	体重について外挿
	EGVM, 2003	10mg	50mg/kg/d		3×10×10	神経障害(イヌ)	Phillips et al., 1978	
	CSHPF, 1995	5mg	50mg		10	神経障害(女性)	Dalton & Dalton, 1987	
葉酸	IOM, 1998	1mg	5mg		5	ビタミンB12欠乏症の血液学的徴候を覆い隠す	数件の参考文献	体重$^{0.75}$について外挿サプリメントおよび強化食品に適用可能
	SCF, 2000	1mg	5mg		5	ビタミンB12欠乏症の血液学的徴候を覆い隠す	数件の参考文献	体重について外挿
	EGVM, 2003	—		1mg	1	ビタミンB12欠乏症の血液学的徴候を覆い隠す(ヒト)	Schwartz et al., 1950; Editorial NEJM, 1947	1mgを補充摂取するよう指導
	CSHPF, 1995	1mg	5mg		5	ビタミンB12欠乏症の血液学的徴候を覆い隠す(ヒト)		—

続く

付属文書3の付録1 続き

栄養素	作業部会	UL	LOAEL	NOAEL	UF	有害作用	重大な決定的データ	他群への外挿/補正の適用可能性
パントテン酸	IOM,1998	—						
	SCF,2002	—						
	EGVM,2003	—		2000mg	10	—	General Practitioner Research Group, 1980	200mgを補充摂取するよう指導
ビタミンB12	CSHPF,1995	—						
	IOM,1998	—						
	SCF,2000	—						
	EGVM,2003	—		2mg	1	—	Juhlin & Olsson, 1997	2mgを補充摂取するよう指導
	CSHPF,1995	—						
ビオチン	IOM,1998	—						
	SCF,2001	—						
	EGVM,2003	—		9mg	10	—	Maebashi et al., 1993	0.9mgを補充摂取するよう指導
	CSHPF,1995	—						
ビタミンC	IOM,2000	2g	3g		1.5	浸透圧性下痢	Cameron & Campbell, 1974	
	EFSA,2004	—						
	EGVM,2003	—	3000mg		3	—	Cameron & Campbell, 1974	1000mgを補充摂取するよう指導
	CSHPF,1995	1000mg+食事摂取量		1000mg	1	消化管	Wintermeijer, 1981	—
β-カロテン	IOM,2001	—						
	SCF,2000	—						
	EGVM,2003	7mg	20mg		3	喫煙者およびアスベストに曝露した労働者の肺癌	ATBC Cancer Prevention Study Group, 1994	
	CSHPF,1995	実施なし						

続く

付属文書3の付録1　続き

栄養素	作業部会	UL	LOAEL	NOAEL	UF	有害作用	重大な決定的データ	他群への外挿／補正の適用可能性
カルシウム	IOM,1997	2500mg	5000mg		2	ミルクアルカリ症候群	症例報告の要約	1〜18歳の妊婦・授乳婦にも適用可能・小児・青年には適用しない
	SCF,2003	2500mg		2500mg	1	有害作用のない介入試験	介入研究の要約	1500mgを補充摂取するよう指導
リン	EGVM,2003	—						
	CSHPF,1995	実施なし						
	IOM,1997	4g 3g(1〜8歳と>70歳)		10.2g	2.5 3.3	乳児では上限 通常量に必要な摂取量の外挿	Heaney, 1996	妊娠中のより良好な吸収について補正
	SCF/EFSA,2005	—						
	SCF,2003	—		750mg(補充量)	3	消化管症状	Brixen et al., 1992	指針値・補充摂取250mg、総摂取量2400mg
マグネシウム	CSHPF,1995	実施なし						
	IOM,1997	350mg(>8歳)	360mg(食品以外による)		1	浸透圧性下痢	Bashir et al., 1993; Fine et al., 1991; Marken et al., 1989; Ricci et al., 1991	1〜8歳の体重について外挿、妊娠・授乳中でも適用可能
	SCF,2002	250mg		250mg	1	浸透圧性下痢	介入研究の要約	補充摂取量に適用可能。>4歳の小児に適用可能
	EGVM,2003	—		400mg	1	浸透圧性下痢	Paolisso et al., 1992; Altura et al., 1994	指針値・補充摂取400mg
ナトリウム	CSHPF,1995	実施なし						
	IOM,2004	2.3g	2.3g		1	血圧上昇	Sacks et al., 2001; Johnson et al., 2001; MacGregor et al., 1989	乳児のULなし、小児十青年の体重について外挿
	SCF/EFSA,2005	—						

続く

付属文書3の付録1　続き

栄養素	作業部会	UL	LOAEL	NOAEL	UF	有害作用	重大な決定的データ	他群への外挿/補正の適用可能性
塩化ナトリウム	EGVM,2003	—				血圧上昇		食塩摂取量の減量
	CSHPF, 1995	実施なし						
カリウム	IOM,2004	—						
	SCF/EFSA,2005	—						
	EGVM,2003	実施なし		3700mg	1	消化管症状	Grimm et al., 1990;1998	指針値:補充摂取量3700mg
	CSHPF, 1995	実施なし						
クロライド	IOM,2004	3.6g		—	—	等モル量のナトリウム		乳児のULなし。小児十青年の体重について外挿
	SCF/EFSA,2005	—						
塩化ナトリウム	EGVM,2003	—	6000mg			血圧上昇	Mascioli et al., 1991	補充摂取なし
	CSHPF, 1995	実施なし	—					
鉄	IOM,2001	45 (>14歳)	70mg		1.5	消化管症状	Frykman et al., 1994; van de Vijver et al., 1999; Bro et al., 1990 Farquhar 1963; Reeves & Yip, 1985	指針値:補充摂取量17mg
	SCF/EFSA,2004	40mg (0〜13歳)		40mg (0〜13歳)	1			
	EGVM,2003	—	50mg		3	消化管症状	Brock et al., 1985; Coplin et al., 1991	
	CSHPF, 1995	—						
クロム	IOM,2001	—						
	SCF/EFSA,2003	—						
	EGVM,2003	—		15mg/kg/d (ラット)	10×10		Anderson et al., 1997	指針値:総摂取量10mg。ピコリン酸クロムに適用しない
	CSHPF, 1995	実施なし						
フッ素	IOM,1997	成人 10mg		10mg	1	軽度/症状発現前の骨の	Leone et al., 1955; McCauley & McClure,	>8歳および妊娠、授乳中に適用可能

続く

付属文書3の付録1　続き

栄養素	作業部会	UL	LOAEL	NOAEL	UF	有害作用	重大な決定的データ	他群への外挿/補正の適用可能性
						フッ素沈着症	1954; Schlesinger et al., 1954; Sowers et al., 1986; Stevenson & Watson, 1987	
	EFSA,2005	0.1mg/kg/d (0〜8歳) 7mg (>8歳) 0.1mg/kg (0〜8歳)	0.1mg/kg/d (0〜8歳) 0.6mg/kg		1 5 1	歯のフッ素沈着症 骨折リスク 許容可能な歯のフッ素沈着症	Dean, 1942 Riggs et al., 1982; 1990; 1994; Li et al., 2001 Dean, 1942; Fejerskov et al., 1996	体重について外挿 体重について外挿 体重について外挿
	EGVM,2003	—						
	CSHPF,1995	0.04mg/kg						
ヨウ素	IOM,2001	1100μg	1700μg		1.5	TSH濃度上昇	Gardner et al., 1988; Paul et al, 1988	体重について外挿
	SCF/EFSA,2002	600μg		1800μg	3	TSH濃度上昇	Paul et al, 1988; Gardner et al., 1988	体重0.75について外挿
	EGVM,2003	—		500μg	1		Paul et al, 1988; Chow et al., 1991	指針値:補完摂取量0.5mg、総摂取量0.9mg
	CSHPF,1995	実施なし						
銅	IOM,2001	10mg		10mg	1	肝損傷	Pratt et al., 1985; O'Donahue et al, 1993	体重について外挿
	SCF/EFSA,2003	5mg		10mg	2	肝機能	Pratt et al., 1985; O'Connor et al., 2003	体重について外挿
	EGVM,2003	10mg		16mg/kg (ラット)	10×10		Hebert et al., 1993; Pratt et al., 1985; Turnlund et al., 1989	—
	CSHPF,1995	実施なし						

続く

付属文書3の付録1　続き

栄養素	作業部会	UL	LOAEL	NOAEL	UF	有害作用	重大な決定的データ	他群への外挿/補正の適用可能性
マンガン	IOM,2001	11mg		11mg	1	血中マンガン濃度上昇および神経毒性	Greger, 1999	体重について外挿
	SCF, 2000	—						
	EGVM, 2003	—		0.07〜0.08mg/kg	1	神経毒性	Vieregge et al., 1995; Kondakis et al., 1989	指針値：補充摂取量0.5mg、総摂取量9〜12mg
モリブデン	CSHPF, 1995	実施なし						
	IOM, 2001	2mg (体重61kg)		0.9mg/kg (ラット)	10×3	ラットの生殖に影響	Fungwe et al., 1990	体重について外挿
	SCF, 2000	0.6mg		0.9mg/kg (ラット)	10×10	ラットとマウスの生殖に影響	Fungwe et al., 1990	体重について外挿
	EGVM, 2003 CSHPF, 1995	—						指針値は食事摂取量
ニッケル	IOM, 2001	1mg (体重61kg)		5mg/kg (ラット)	10×10×3	ラットの体重増加量の減少	ABC, 1998; Ambrose et al., 1976	体重について外挿、可溶性塩にのみ適用可能
	EFSA, 2005	—						
	EGVM, 2003	—	1.3mg/kg (ラット)		300 10×10×3	ラットの周産期死亡	Smith et al., 1993	指針値：0.26mg
セレン	CSHPF, 1995	実施なし						
	IOM, 2000	400μg 45μg(生後0〜6ヵ月)		800μg 47μg(生後0〜6ヵ月)	2 1	セレン中毒	Yang & Zhou, 1994 Shearer & Hadjimarkos, 1975; Brätter et al., 1991	体重について外挿
	SCF, 2000	300μg		850μg	3	セレン中毒	Yang et al., 1989; Yang & Zhou, 1994	体重について外挿
	EGVM, 2003	450μg	910μg		2	セレン中毒(毛髪、爪)	Yang et al., 1989	体重について外挿

続く

付属文書3の付録1　続き

栄養素	作業部会	UL	LOAEL	NOAEL	UF	有害作用	重大な決定的データ	他群への外挿／補正の適用可能性
ケイ素	CSHPF, 1995	150μg		1500μg	10	セレン中毒	Yang et al., 1983	
	IOM, 2001	—						
	EFSA, 2004	—						
	EGVM, 2003	700（体重60kg）		1200 mg/kg（ラット）	10×10	ラットの成長率低下	Takizawa et al., 1988	指針値：総摂取量760mg
バナジウム	CSHPF, 1995	実施なし						
	IOM, 2001	1.8mg（体重68.5kg）	7.7mg/kg（ラット）		10×10×3	ラットの腎毒性	Domingo et al., 1985; 1991	<19歳、妊娠・授乳中には適用しない
	EFSA, 2004	—						サプリメントは安全でない
	EGVM, 2003	—						
コバルト	CSHPF, 1995	実施なし						
	IOM	実施なし						
	SCF/EFSA	実施なし						
	EGVM, 2003	—	2.3mg/kg（マウス）		10×10×10	マウスの受胎能低下	Pedigo et al., 1988	指針値：1.4mg
亜鉛	CSHPF IOM, 2001	40mg 4mg（生後0～6ヵ月）	60mg	4.5mg（生後0～6ヵ月）	1.5 1	銅状態低下	Yadrick et al., 1989 Walravens & Hambidge, 1976	体重について外挿
	SCF, 2000	25mg		50mg	2	銅状態	Davis et al., 2000; Milne et al., 2001; Bonham et al., 2002	体重$^{0.75}$について外挿
	EGVM, 2003	25mg	50mg		2	銅状態低下	Yadrick et al., 1989	
	CSHPF, 1995	15mg	25mg			銅状態低下	Fisher et al., 1984	UL=RDA

続く

付属文書3の付録1 続き

栄養素	作業部会	UL	LOAEL	NOAEL	UF	有害作用	重大な決定的データ	他群への外挿/補正の適用可能性
ヒ素	IOM,2001	—						
	SCF/EFSA	実施なし						
	EGVM,2003	実施なし						
	CSHPF,1995	実施なし						
ホウ素	IOM,2001	20mg (体重61kg)		9.6mg/kg (ラット)	10×3	ラットの発達に影響	Price et al., 1996	体重について外挿
	EFSA,2004	10mg (体重62.5kg)		9.6mg/kg (ラット)	10×6	ラットの発達に影響	Price et al., 1996	体重$^{0.75}$について外挿
	EGVM,2003	9.6mg (体重60kg)		9.6mg/kg (ラット)	10×6	ラットの発達に影響	Price et al., 1996	
	CSHPF,1995	実施なし						
スズ	IOM	実施なし						
	SCF/EFSA	実施なし						
	EGVM,2003	—	22〜33mg/kg (ラット)		10×10			指針値:13mg
	CSHPF,1995	実施なし						
ゲルマニウム	IOM	実施なし						
	SCF/EFSA	実施なし						
	EGVM,2003	—						補充摂取は安全でない
	CSHPF,1995	実施なし						

a 米国医学研究所
b 欧州委員会・食品科学委員会/欧州食品安全機関
c 英国ビタミン・ミネラル専門家グループ
d フランス公衆衛生等審議会

【付属文書4】
ディスカッションペーパー3：
集団における
通常の栄養曝露分布の推定

FAO/WHO栄養リスク評価ワークショップ用に作成
2005年5月2〜6日、WHO本部、ジュネーブ

Alicia Carriquiry, PhD[1]
Valerie Tarasuk, PhD[2]

[1] Department of Statistics, Iowa State University, Ames, IA 50011-1210, USA
[2] Department of Nutritional Sciences, Faculty of Medicine, University of Toronto, FitzGerald Building, Room 326, 150 College Street, Toronto, Ontario, Canada M5S 3E2

1　はじめに

　食品中の物質（栄養素を含む）への曝露に関する評価は、対象とする（亜）集団での食品摂取分布の推定値を得ることにより非常に良好に行われる。特別な栄養曝露評価の場合、しばしば食品供給源やサプリメント、飲料水（該当する場合）から得た栄養素の総摂取量を考慮することが重要である。われわれは通常の（または習慣的な）曝露分布の推定について検討し、この分布が基本的に2種類のデータベースから得られるものであることを認めた。2種類のデータベースとは、1) 集団における食品、サプリメント、水（該当する場合）に関する情報を提供するデータベースと、2) 食品、サプリメント、水の推定栄養素含有量を提供する食品成分データベースである。WHOによる早期の研究（1997）に基づき、ここではとくに不確実性を曝露推定値に導入する因子に注目するととともに、リスク推定値に

234

対する影響を簡単に考察することにする。

われわれはまず、3つの専門作業部会、すなわち、米国／カナダ医学研究所(IOM)、英国食品基準庁ビタミン・ミネラル専門家グループ(EVM)、欧州委員会・食品科学委員会(EU-SCF/EFSA)が最近実施した曝露評価のアプローチを検討する。次にリスク評価者にとって役立つと思われる以下の5種類の曝露評価情報に取り組む：

1. 曝露分布が対応している集団のサブグループ
2. 曝露が推定されている関連栄養素の形態
3. 曝露評価が対応している時間枠
4. 推定に用いるデータベースの種類と相互に選択し合うための基準
5. 曝露推定値に関連する不確実性と生じうるバイアス

われわれは理想的な状況下での曝露評価について論じる。とくに推定摂取量とさまざまな供給源により生じたものに関連する不確実性に着目する。次に、得られるデータの限界を検討し、これらの限界がもつ、可能な曝露評価の種類とその信頼性に対する影響を調べる。最後に、曝露推定値を解釈するための指針と推奨事項の組み合わせをシナリオごとに提供する。

2　曝露評価のためのIOM、EVM、EU-SCFモデル

3つの専門作業部会が実施した栄養曝露評価の検討により、この作業は複雑であることが強調されている(コンテクストペーパーの付属文書7、「全国的モデル比較：摂取評価」を参照)。各群で、曝露分布上端の推定値と上限摂取量(UL)の推定値を比較した。しかし、曝露推定値は、食品、サプリメント、水(該当する場合)の摂取に関する異なるデータ源から得たものである。ほとんどの場合、栄養曝露上限値は、明らかにこの目的(食事評価の中でもこの分野は難しいと強調されているということ)のために計画されていた消費調査や食品成分データベースを用いて推定した。

多種多様の食事摂取評価アプローチをもつ各国の曝露推定に必要なため、EU-SCF/EFSA委員会は2日間、7日間、8日間の食事記録による摂取データや24時間思い出し法による摂取データを利用した。また、世帯調査から得た1人当

たりの摂取推定値も考慮した。EU-SCF/EFSA報告書では、平均摂取推定値および食品とサプリメント由来の摂取量の合計から算出した97.5パーセンタイル曝露推定値（通常は男女別）が提示された。一部の栄養素については、EU-SCF/EFSAは1人当たりの世帯レベルの推定値も示した。曝露リスクの質的判断が下せるように、この推定値をULと比較した。

　EVMは主に、食品由来の栄養曝露推定値に関する全国栄養調査（1986～1987年）の4日間または7日間の体重測定付き（weighed）記録から得たデータを利用した。サプリメント由来の栄養摂取量は、英国で入手できるサプリメントの栄養含量に関する製造業者情報（製品のラベル表示）および店頭販売登録による売り上げから推定した。食品由来の平均栄養摂取量および97.5パーセンタイル栄養摂取量の集団推定値を提示し、多量摂取の可能性のある集団サブグループをすべて特定した。最大栄養曝露量を算出してさらにリスクを示した。最大栄養曝露量とは、すなわち、集団全般の食品由来の97.5パーセンタイル栄養摂取量推定値、サプリメント1ユニット当たりの利用可能な最大栄養素量、および該当する場合は、水に含まれる最大許容濃度や推定1日水分摂取量に基づく飲料水からの最大栄養素量の合計である。

　IOMは主に、24時間思い出し法による食事摂取データおよび全国の母集団を代表する米国調査による水分・サプリメント摂取の定量的評価に頼っていた。カナダのデータは、24時間思い出し法およびサプリメント摂取評価などの少数の地方の調査から得たものである。これらのデータを用いて、年齢、性、ライフステージ（妊娠または授乳）群別に通常の摂取分布を推定し、日々の変動で補正した。調査で得られなかった栄養素（例、ヨウ素）については、マーケットバスケット調査から曝露推定値を導き出し、個人摂取量の日々の変動での補正は行わなかった。食品・サプリメント由来の通常の栄養摂取量の曝露推定値（特定の年齢、性、ライフステージ群別）と各群のULを比較し、集団の有害作用リスクの程度を判断した。

3　情報の必要性

3.1　集団サブグループ

　妥当なULのサブグループについて推定するとき、摂取評価の結果が最も役立つ。たとえば、栄養素の推定ULが集団内の特定のサブグループ（例、年齢、性、

ライフスタイルに基づく）で異なる場合、栄養曝露評価は各サブグループ別に実施すべきである。地域、社会経済的地位、民族的背景などもあるため、集団サブグループは、栄養素を過剰消費しやすいか否かで定義づけることもできる。理想を言えば、サブグループで得られる栄養素の曝露推定値は、そのグループに属する個人について収集された情報に基づくものである。対象のサブグループの摂取データが入手できない場合、その摂取量は、他のサブグループについて得られたデータから推論することができる。しかし、この推論にも限界があることを認識しなければならない。たとえば、成人の摂取データは、小児と成人の相対的エネルギー消費量を用いて補正することができる。この補正により、エネルギー消費量の問題は解決されよう。しかし、小児が成人とはまったく異なるメニューの食品を摂取している場合、または成人よりも食事の多様性が少ない場合、この補正によって、小児の相対的な栄養消費量は著しくゆがむことがある。

3.2 栄養素の関連型

曝露評価の対象となる栄養素は、摂取情報の種類および必要とする食品・サプリメント成分データを決定づける。ビタミンCを例にとってみよう。リスク評価者は、水、食品、その他の飲料、サプリメント、栄養素含有薬などの供給源由来の総栄養摂取量の分布に関心をもつと思われる。葉酸の場合は、強化食品やサプリメントに含まれる添加型栄養素への曝露のみが対象となるかもしれない（ハザードがその型のみと関連する場合）。米国やカナダでは、マグネシウムのULはサプリメントと薬物由来のマグネシウム摂取量であり、食品由来の摂取量ではないと定義されているため、サプリメントと薬物の摂取分布のみが曝露推定値と関連する。

　総栄養曝露量を対象とするときは、異なる食品形態に含まれる栄養素の生物学的利用率の差を考慮しなければならないだろう。これは葉酸の場合に当てはまる。たとえば、強化物質として使用される葉酸は天然型の葉酸よりも生物学的利用率が高いためである。曝露評価で、異なる栄養素型の生物学的利用率を考慮する必要がある場合、食品成分データベースには、食品に含まれる各栄養素の関連型の量が報告されていなければならない。

3.3 時間枠

　短期曝露ではなく長期曝露の評価のための方法やデータの必要性に焦点を当てる。ここでは、基準時間は自動的に約1時間とするが、他の時間枠でもわれわ

れが論じる概念の枠組の中で同様に調節される。ある物質の生涯曝露量は一部のリスク評価に用いられることがわかっている。しかし、異なる年齢、性、ライフステージ群で有害な評価項目が異なる可能性を考えると、基準時間は短いほうがより重要である。

通常の（長期）栄養曝露を推定する最良の方法は、通常の栄養摂取分布を推定することである。人が毎日摂取する食品・サプリメントの量や種類は個人によって異なるため、各群で個人別に通常の摂取分布を推定することには、多くの困難を伴う（詳細はセクション3.5を参照）。

短期栄養曝露の評価も対象となりうるが、データの必要性や統計的アプローチに大きな違いがある。習慣的なまたは長期にわたる平均栄養摂取量に関するデータは必要ない。一方、短期曝露推定値は、1日またはおそらく1回の食事のようにはるかに短時間の栄養消費量に基づいている。課題は、個人の摂取期間はどれくらいであれば評価にとって最も妥当なのかを確立することである。

3.4 推定栄養摂取量のデータベース

摂取情報には多種多様な種類がある。曝露評価では、個人レベルの摂取量を最もよく反映したデータを解析することが重要である。

一部の国では、全国食品消費調査により多くのサンプルでかなり正確に最新の栄養曝露情報が提供され、その中に含まれる個人の1日摂取量に関するデータが日常的に収集される。他にも、全国食品消費調査を定期的に実施している国がある。世帯または全国の食品消費（food disappearance）データのような他の摂取情報源も一般に入手できるが、この結果得られる曝露推定値は個人レベルのデータ源よりも妥当性は低い。

世界の多くで、個人レベルの食品消費データが得られるわけではない。しかし、全国食品消費データ、世帯別購入調査または食品在庫などの統合データやマーケティングデータが利用できる。これらのデータ源は、食品の消費というよりも食品の利用可能性を反映するものであり、通常、水の消費は省略される（WHO 1997）。明らかに、このようなデータに基づく曝露推定値は、よく計画され、よく実施された調査の個人別消費データに基づく曝露推定値よりも正確さに欠ける。曝露推定のために統合データを用いるには、必ずしも検定可能ではないと想定することが必要である。異なるシナリオで曝露推定を行うときの推奨事項についてはセクション6で述べる。

1つ以上のデータベースがあるとき、特別な栄養曝露評価で、他のデータベー

スよりもあるデータベースを選択するための基準には以下のことを含める：

- その情報がどこまで個人レベルの消費を把握しているか
- 曝露評価対象となるサブグループ別のデータベースは適切か
- 摂取評価は包括的か（すなわち、食品、サプリメント、水の消費量を含んでいるか）
- サンプルは大きな集団へ一般化できるか（サンプルの大きさと抽出デザインの関数）。
- データは時宜を得ているか：数年前のデータは今日の食習慣、食品強化業務、サプリメント使用パターンを反映しないことがある。

3.5 推定栄養摂取量に関連する不確実性

ほとんどの栄養素はさまざまな食品に広く存在する。このため、どれか1つの栄養素への曝露を評価するためには、通常、総食事摂取量または少なくとも関連栄養素型の総摂取量に関する情報が必要になる。これは、一般に、少数の生活必需品に使用されている農薬などの食品汚染物質への曝露量を決定することとは対照的である。この場合、しばしば比較的少数の飲食物の摂取情報を収集するのに十分である。

通常の栄養摂取分布を確実に推定することは難しい。多くの供給源から、食事摂取情報の収集方法、収集される食事情報の種類、食品成分データベース、データ解析用の統計的手法など、不確実性やバイアスが生じる。縮小や除去が可能なバイアスもあれば、定量可能な不確実性もある。一方で、判断できないものもあるため、リスク評価者は、大々的に検定できないということを想定しなければならない。こうした想定を明記しておくことが勧められる。最良のケースでは、適当な期間、個人の代表サンプルについて、個人レベルの食品、サプリメント、水の摂取情報が得られる。次に、調理法や食品を栄養素含量に分解した食品成分データベースを用いて、食品摂取データを栄養摂取データに変える。

以下の理由から、個人または群別の総栄養摂取量の推定は困難である：

- サブグループ間の食品消費の不均一性：食品摂取量は年齢群により異なり、性差も認められる。栄養摂取量にも地域や文化群による格差がみ

られる。食品の利用可能性、食品の選択、調理業務（例、釜の使用により食品中の鉄含量が増加する）が異なるからである。国／地域レベルでの曝露を把握するには、この不均一性を考慮する必要がある。
- 特定の個人に関する摂取量の日々の変動：通常、人が摂取する食べ物の量や種類は、季節ごとに日々変動する。短期曝露の評価では、1日の栄養消費量、あるいは1回の食事の栄養消費量でさえも重要である。しかし、通常の曝露評価には通常の栄養摂取量または長期の栄養摂取量の推定が必要となる。これは一般には直接観察できない量のことである。
- 自己報告に頼った食品摂取評価項目の系統誤差：成人の食事摂取評価をエネルギーや栄養素のバイオマーカーを用いて測定した摂取量と比較する際、とくにエネルギー摂取量が過少報告されるという強力なエビデンスがある。誤差の程度と構造は評価方法によって異なるが（Kipnis et al., 2003）、自己報告に頼った評価方法がこの問題から免れるわけではないようである。同様に、一部の人の間で摂取量が系統的に過大報告されることがあるが、この種の誤差はまれだと思われ（Black and Cole, 2001）、今までに研究の焦点となったことはあまりない。
- 食品中の栄養素含量の変化：多くの国で多様な食品を自主的に強化するケースが増えているが、このことが食品成分データベースの管理者にとって解決できない問題となっている。食品中の栄養素含量を正確に表すには、成分データベースを頻繁に更新すべきであり、同一の食品でも多数の異なる形状があるため、これに対応できるほど特異性を高くしなければならない。食品成分データが消費した食品と確実に一致するよう、食品摂取評価には加工食品の商品名の収集を含めるべきである。
- サプリメント形状の変化：形状を変えた（reformulated）製品が以前の商品名のまま販売されることもあれば、市場に出てから比較的短期間のうちに引き上げられる製品もあるだろう。

理想的には、総栄養摂取量に関する個人レベルのデータ収集とともに、適切な統計的手法の使用によって、対象サブグループにおける通常の総摂取分布または通常の曝露分布に関して確実な推定値が得られる。このサブグループの曝露分布が得られたら、特別な政策をとることにより生まれる曝露評価の変化を判定するために、「もしそうなったらという事態」の解析を実施することが可能になる。曝露分布の要約（中央値やパーセンタイルなど）しか得られない場合はこのような

解析はできない。

　理想的なシナリオであっても、推定曝露分布はそれこそ推定値にすぎない。推定値を得るための統計的手法によるバイアスはないとすると、摂取データによって個人の摂取量が正確に得られない場合には他のバイアスが生じていた可能性がある。推定値を得るために用いたサンプルの大きさは、分布の要約（パーセンタイルや平均値など）に関連する標本（サンプル）分散の大きさを決定づける。特異的なケースの通常の摂取分布では、サンプル内の人数だけでなく、サンプル内の各人を反復観察した回数によっても、推定値の精度は上がる。さらに、通常、リスク評価には通常の摂取分布における分位数上端を含める。分布両端の推定値は分布中央の推定値よりも正確でないことが実証されている。

4　(ほぼ)理想的な状況下での曝露評価

4.1　通常の栄養摂取分布の推定

　全国レベルでの通常の総栄養摂取量を推定するにあたって認められる問題を考えてみよう。理想的には、総1日摂取量（食品、サプリメント、およびおそらく水）は、集団における年齢、性、ライフステージ別群を代表する個人を大きなサンプルとして、対象期間内に数日にわたり観察される。これにより、サンプルの各人について、通常の栄養摂取量を直接推定することができる。次に、通常の摂取分布は、たとえば、通常の摂取量が、ULなどの所定の閾値を上回っている、または下回っている集団における個人の割合の推定に使用することができる。

　費用や回答者の負担という理由から、通常の摂取量を直接求められるほどの十分な日数をとって1日摂取量を観察することは現実的ではない。摂取量の日々の変動が比較的少ない主要栄養素であっても、7日間の摂取データでは通常の摂取量を個人レベルで正確に評価することはできない(Basiotis et al., 1987)。しかし、適切な統計的手法を用いれば、情報量が少ない集団またはサブグループでも、通常の摂取分布を正確に推定することは可能である。この場合の情報量とは、すなわち、サンプル内の各人については、24時間の総栄養摂取量、またサブサンプルについては、連続しない日に得た同じ情報である。

　24時間思い出し法、体重測定付き(weighed)食品記録、食事歴は個人の総1日摂取量の把握に使用できる(van Stavern and Ocke, 2004)。しかし、食事評価の目的が(亜)集団における通常の栄養摂取分布を推定することであれば、24時

間思い出し法は、回答者の負担が軽く対費用効果があることもあり、一般に最も適した手段と考えられる(Biro et al., 2003)。24時間思い出し法には、繰り返し実施しやすく、連続していない日および違う曜日や季節ごとの個人の摂取データを収集できるという利点もある。食事データ収集がこのように不定期でばらばらであることは、個人の栄養摂取量の推移が分散する主な原因を説明する上で重要である。

通常の栄養摂取分布を推定するための統計的手法は他所でも論じられている(NRC, 1986；Nusser et al., 1996、Carriquiry, 2003)。最近の発表では、Hoffman et al.(2002)が通常の栄養摂取分布を推定するいくつかの方法について、その性能を比較した。要するに、(亜)集団での通常の栄養摂取分布を推定する統計的アプローチには、個人の摂取量における日々の変動を除外する目的で、1日栄養摂取量の補正を含める。補正後は、推定した通常の栄養摂取分布には、個人内の日々の変動の影響を除外している分散があり、このため、この分布は群における摂取量の個人間変動のみを反映する。この方法には、1)年齢、性、ライフステージ別の各群の少なくとも個人のサブサンプルについて、総栄養摂取量に関する少なくとも2回の独立した観察と、2)消費した食品やサプリメント中の栄養含量を正確に反映する食品成分データベースとサプリメント製品情報が必要である。この方法の背後にある重要な仮定は、24時間思い出し法で得た1日栄養摂取量は、バイアスのない通常の栄養摂取量の推定値だということである。暗黙のうちに、次のような単純な測定誤差モデルが仮定されている。

1日摂取量＝通常の摂取量＋測定誤差

ここでは、サプリメントや水(該当する場合)を含むあらゆる供給源から1日栄養摂取量を計算する。おそらく適切な統計的変換を行うと、1日摂取量、通常の摂取量、および測定誤差は正規分布の確率変数と仮定される。標準的な統計的手法により推定値が得られる。補正の最後に行う変換は、摂取量を正規尺度(normal scale)からもとの尺度(original scale)へ戻す過程であり、通常の栄養摂取分布を推定するアプローチにとって重要な要素である。この変換がうまく行われない場合、推定される分布におそらく深刻なバイアスが生じると思われる。

推定される通常の栄養摂取分布の両端は、摂取量の個人内変動(すなわち、個人の日々の変動)および個人間(人対人)変動の相対的大きさに大きく依存している。サンプルの少なくとも一部の人を反復観察することでしか、摂取量の個人

内変動に関する情報は得られない。したがって、各人について、わずか2回の1日観察の結果が収集される通常の調査では、分散比は正確に推定されない。サンプルの大部分の人がほぼ毎日、ほぼ一定量の栄養素を摂取する場合のほうが推定値の精度は高い。このため、曝露確率の下端(tail exposure probabilities)の標準誤差はより小さいであろう。時として急速に大量摂取される栄養素(例、高度に強化された食品またはサプリメントを散発的に消費することによって)については、サンプルに含まれる人によって摂取量の個人内変動にばらつきがあるため、摂取分布の補正に用いる分散比の推定値の精度は低くなる。

1日摂取量をバイアスがない通常の摂取量の測定項目とすると、なぜ通常の摂取量分布を複数回の24時間思い出し法または食品記録から得られた個人の平均摂取量分布として、あるいは1日摂取量の分布としてでも推定しないのだろうか？　上述したモデルによると、個人の平均摂取量の分散は次のように求められる。

個人の平均摂取量の分散＝通常の摂取量の分散＋測定誤差分散／日数

ここで言う「日数」とはサンプルの各人について行った1日摂取量の観察回数のことである。

主要栄養素の個人内の日々の変動(または測定誤差分散)は少なくとも個人間変動(または通常の摂取分散)ほどの大きさであることがよく実証されている(Sempos et al., 1985)。したがって、サンプルにおける各人の1日の観察回数が非常に多くない限り、観察された個人平均値の分布には通常の摂取分散を有意に上回る分散がある(Hoffman et al., 2002)。この過剰な分散により、推定摂取分布の両端の長さは極端に長くなる可能性がある。その結果、通常の摂取量がある閾値を上回る人の割合が誇張して記載される可能性がある。平均値や中央値などの曝露分布の中央特性の推定値は、摂取分布の分散の大きさにそれほど大きな影響を受けないが、90パーセンタイルや99パーセンタイルなどの端にある推定値は、正確な推定ではない分散に対して非常に高い感度を示す。栄養素の推奨摂取量とULが互いに近い場合は、曝露分布の形状を正確に推定することがとくに重要である。

多くの国では、複雑な全国レベルの食品消費調査の中で1日摂取量が収集され、これにより食品摂取の年齢、性、ライフステージ、民族および季節ごとの変動が説明される。使用した食品成分データベースが最新のもので、消費者が入

手できる多種類の食品を網羅できるほど十分に詳しいものであるとすると、このような調査の結果、食品由来の栄養曝露の推定に十分正確な情報がもたらされることは一般に認められる。しかし、食品消費調査ではしばしばサプリメントの1日摂取量情報は収集されない。そこでわれわれは、さまざまな方法を用いてデータを収集したとき、サプリメントと食品の摂取データを組み合わせるために考えられるアプローチについて、セクション6で考察する。

曝露分布推定値およびULのような閾値を考えれば、年齢・性別群において栄養摂取量がULを上回る人の割合または下回る人の割合を求めることができる。しかし、ULを上回る栄養摂取量に関する用量反応曲線が不明である限り、ULを上回る摂取量が人にリスクをもたらすと推論することはできないことに留意しなければならない。

4.2 個人内変動での1日摂取量データ補正の重要性

摂取の個人内変動で1日摂取量を補正することは、NRC（1986）やNusser et al.（1996）が通常の曝露分布推定用に提案した方法にとって非常に重要な特徴である。分布中心では統計的補正の影響は重要ではないが、この補正により、通常の摂取分布両端にある推定値に大きな影響が生じる。

曝露分布推定の際には、1日摂取量の日々の個人内変動を除去することが重要であることを説明するため、われわれは表A4-1を作成した。本表により、19〜30歳の男女および4〜8歳の小児について、ビタミンCと亜鉛の曝露分布の上半分で一連のパーセンタイルの推定値を得るための異なるアプローチの比較が可能になる。

この例で用いた摂取データは第3次米国健康栄養調査（National Health and Nutrition Examination Survey）で収集された24時間思い出し法によるものであった。抽出した人の約5%は、2回目の独立した1日摂取量の観察を受けた。表A4-1に示す曝露推定値は4つのアプローチを用いて計算した：

1. 1回目の24時間思い出し法のみを使用し、日々の変動で1日摂取量を補正しない（1日推定値、食事のみ）。
2. 両方（得られる場合）の24時間思い出し法を使用し、ISU法により1日摂取量を補正する（Nusser et al., 1996）（補正推定値、食事のみ）。
3. 1回目の24時間思い出し法のみを使用し、これに、サプリメントを通常摂取していると回答した人から収集した情報の中のサプリメントの1日摂取

表A4-1 ビタミンCと亜鉛に関する曝露分布推定値の平均値と各パーセンタイル
(3つの性・年齢群別に4つのアプローチを用いて計算)

栄養素とサブグループ	平均	1日推定値（パーセンタイル別）						平均	補正推定値（パーセンタイル別）					
		50	75	90	95	97.5	99		50	75	90	95	97.5	99
ビタミンC														
男性(19〜30歳)														
食事のみ	124	82	167	266	368	475	613	122	115	149	186	212	237	269
食事+サプリメント	156	94	192	334	475	617	1191	151	120	158	211	274	459	1140
女性(19〜30歳)														
食事のみ	93	63	128	208	274	363	482	93	87	115	146	167	187	213
食事+サプリメント	132	81	165	267	431	555	786	128	92	131	199	260	541	693
小児(4〜8歳)														
食事のみ	102	82	136	208	248	300	365	102	98	122	148	165	182	202
食事+サプリメント	126	101	162	246	301	370	456	122	108	143	179	218	313	385
亜鉛														
男性(19〜30歳)														
食事のみ	15.5	13.4	18.6	26.3	33.2	38.8	46	15.4	15.2	17.2	19.2	20.6	21.8	23.3
食事+サプリメント	17	14.5	21.5	29.6	37	44	56	17.1	15.7	18.1	22.2	29.1	33.7	39.4
女性(19〜30歳)														
食事のみ	9.8	8.6	12.2	16.5	21.4	26.7	31.6	9.9	9.6	11.3	13.1	14.4	15.5	17.1
食事+サプリメント	12.3	9.4	14.7	25.2	13.6	38.7	45	12.3	10.1	12.5	23.2	28.9	36.2	38.8
小児(4〜8歳)														
食事のみ	9	8	11	14.6	16.9	19.1	24.4	8.9	8.7	10.2	11.7	12.8	13.9	15.2
食事+サプリメント	9.5	8.3	11.9	15.7	19.7	23.5	28.7	9.5	8.8	10.5	12.4	14.6	21.3	24.6

量推定値をプラスする(1日推定値、食事＋サプリメント)。
4. 両方(得られる場合)の24時間思い出し法を使用し、食品由来の通常の栄養摂取量(補正済み)にサプリメント由来の通常の栄養消費量(自己報告による)をプラスする(補正推定値、食事＋サプリメント)。

　本表より、1日摂取量データを個人内変動で補正すると、曝露分布の上位パーセンタイル推定値に大きな影響を与えることが明らかである。4～8歳の小児を例に、ビタミンCを考えてみよう。摂取量の99パーセンタイルを推定するために1日摂取量情報のみを用いた場合、結果は365mg/dayとなった。2回の独立した24時間思い出し法と適切な統計的手法を計算に用いた場合は、推定値は202mg/dayであった。しかし、曝露分布の平均値と中央パーセンタイル(中央値)は曝露推定値を補正してもしなくても顕著な差はない。

　毎日摂取する量が著しく違う栄養素や他の食品成分の曝露評価を行う上で、1日摂取量データから摂取量の日々の変動を除去することは、とくに重要である。摂取量の日々の変動は、栄養素間で大きく、食糧供給上、広く分布しない栄養素でより大きいことが明らかにされている(例、Beaton et al., 1979、Gibson et al., 1990、Sempos et al., 1985、Tarasuk and Beaton, 1991a, 1991b)。一例として、エネルギー(1.69)に関する個人内変動と個人間変動の比は、ビタミンA(6.09)の場合よりもはるかに低い。

　統計的観点から、NRC法およびISU法の分散補正の結果、曝露推定値は、抽出された個人の1日摂取量が長期にわたり観察される場合、得られる推定値に類似する。サンプルの各人について多数の1日摂取量の観察が可能な場合、その1日摂取量の平均値として曝露分布を推定することにより、同様の分布推定値となるであろう。個人間変動とほぼ同じ分散をもつ平均栄養摂取量を得るのに必要な日数は、栄養素によって異なるが、約3～40日間である(Basiotis et al., 1987)。したがって、通常、1週間の食品記録または日誌により収集された平均摂取量では、栄養曝露分布の上位パーセンタイルは正確に推定されない。

5　不確実性の供給源

　最初に、食糧供給における栄養曝露評価の問題を中心に取り上げ、その後、総摂取量評価という、さらに難しい問題について論じる。

5.1 得られる食品摂取データ

　全国食品消費調査の個人レベルの1日食品摂取データを収集するには費用がかかる。このように費用がかかる調査を定期的に行う国はほとんどない。食品摂取データの収集以外にも、現地の食品に合わせた、あるいはおそらく食品中の栄養素含量に影響を及ぼす可能性のある現地の食品取り扱い業務にも合わせた広範な食品成分データベースを維持することが各国で必要とされる。

5.1.1 個人レベルの摂取データ

　一般的な意味で、個人レベルの食品摂取データは、世帯レベルのデータよりも曝露分布推定値が正確である。個人レベルの食品摂取量は24時間思い出し法、数日間の食品記録や日誌(体重や寸法を記録)、および各種の食物摂取頻度調査票を用いて収集できる。一方、世帯レベルデータは地域／国レベルのデータよりも多くの曝露情報を提供する。

5.1.1.1　24時間思い出し法

　栄養曝露評価のために、熟練した面接者が複数回の24時間思い出し法を実践すれば、非常に正確に1日の食品消費情報を得ることができる。回答者は、対面による面接の間に、食品モデルの助けを借りたり、記憶を手がかりにしたりして、前日に摂取した飲食物やその量を思い出す可能性が高い。電話による面接が行われることもあるが、この方法では消費量が過少評価される結果となる。しかし、数々の研究で、摂取量をより正確に示すため、電話で収集されたデータの統計的補正の可能性が示唆されている。過少報告は、24時間思い出し法の誤差の原因として広く実証されているが、この問題の程度は文化によって異なることを示唆するエビデンスも認められている(Harrison et al., 2000)。欧米では、バイオマーカーを用いた妥当性研究によって、24時間思い出し法で収集された摂取データは実際のエネルギーや蛋白質の総消費量を過少評価する傾向にあることが明らかになっている。しかし、過少評価の程度には差があるため、食品が誤って報告されることが示唆される(Kroke et al., 1999, Subar et al., 2003)。カリウムについても検討したある研究では、これが過少報告されたことを示すエビデンスはほとんどないことが明らかになった(Freedman et al., 2004)。このため、エネルギーの系統的な過少報告が、(亜)集団で推定される栄養摂取分布にどの程度影響するかははっきりしない。

　上述のように、通常の曝露分布の推定には、年齢、性、ライフステージの各群に

属する人の少なくともサブサンプルについて、少なくとも1回の反復24時間思い出し法で得ることが必要である。反復観察により、摂取量の日々の変動や個人間変動の相対的な大きさの推定が可能になる。次に、これにより、両端の正確な推定値を得るために行う分布の統計的補正が可能になる。1日のみの思い出し法の結果、表A4-1に示すように、曝露分布の両端の摂取量の割合が過大評価される。最近では、1回しか思い出し法ができない場合は、1日摂取量を補正するために、異なるサンプルから栄養摂取量の日々の変動に関する情報を「借りる」ことが妥当だと考えられている(Jahns et al., 2005)。摂取量の日々の変動を求める食品摂取パターンが2つのサンプル間で同等だと仮定することができるならば、これは合理的なアプローチとなろう。統計的観点から言えば、このアプローチは、サンプル内(in-sample)とサンプル外(out-of-sample)の情報を1つの推定値に合体させることに等しい。特定の問題によっては、結果として導かれた曝露推定値は少なくとも適当に推測することができる。

5.1.1.2　数日間の摂取記録

数日間の食品記録または食事日誌でも個人レベルの1日食品摂取量を把握することができ、サプリメントや薬物の摂取量も得られるようにデザインされることもある。自己報告の場合、回答者の集中訓練や面接者による追跡調査(例、消費した食品の詳細情報を得るため、自宅を離れて小売店を訪問する)によって摂取データの完全性が高まったとしても、記録された食品摂取量が、消費した食品を正確に反映しないことがある(Henderson et al., 2003)。加えて、研究者の中には、食品摂取を記録するという行動が、記録期間中の個人の摂取パターンを変えてしまう可能性があると主張する人もいる。数日間の食品記録による摂取推定値をバイオマーカーと比較したとき、過少報告と過大報告の両者が報告された(Black and Cole, 2001、Goris et al., 2000、Goris and Westerterp, 1999、Henderson et al., 2003)。さらに、記録をつけることは回答者の負担が大きいため、集団の中でも、教育を受けた意欲的なサブグループの回答にバイアスが生じる可能性もある(van Stavern and Ocke, 2004)。

食品記録から得たデータを用いて、通常の栄養摂取分布を推定することができる。Hoffman et al.(2002)が検討したように、通常の摂取分布はしばしば7日間の平均摂取量の分布として推定される。数日間の食品記録による摂取データは、24時間思い出し法を用いた上述の方法に従って通常の栄養摂取分布を推定するためにも使用される(Hoffman et al., 2002)。しかし、通常、連続した数

日間の食品記録が収集されるため、1日摂取量どうしの相関で補正することを曝露分布の推定方法に組み込む必要がある(Carriquiry et al., 1995)。個人の通常の栄養摂取量を正確に把握する上で、7日間は十分とは言えないため、推定される通常の摂取分布には個人間変動を上回るばらつきが生じる傾向がある。Hoffman et al.(2002)は、フランスとベルギーの調査で収集された7日間の食品記録を用いて通常の栄養摂取分布を推定し、7日間の平均値から得た、推定される通常の栄養摂取分布の上位パーセンタイルは、ISU法のような分散補正法を用いて得た数値(Nusser et al., 1996)を上回る傾向があることを見出した。

5.1.1.3 食物摂取頻度調査票

　食物摂取頻度調査票の使用は、個人レベルの摂取データを収集・解析する上で最も費用のかからない手段である。24時間思い出し法や食品記録とは対照的に、頻度調査票は、1日の食品摂取量ではなく、通常の食品摂取量を把握しようとするものである。一般に、サンプルの1人1人に用いられるのは1つの質問票だけである。バリデーション研究以外に、複数の質問票やその他の情報を用いて回答を校正しようとすることはない。食物摂取頻度調査票には定量的なものもあれば、定性的なものもある。いずれも、摂取頻度を報告する期間は規定されているものの調査によって異なる。定量的質問票では、列挙された飲食物の摂取頻度のみならず、通常のポーションサイズも報告するよう求められる。一方、定性的質問票では、列挙された食品の摂取頻度のみが記録される。栄養曝露評価という点で、定性的質問票の有用性には限界がある。というのも、年齢、性、ライフステージ別の各群について、平均的なポーションサイズに関する大ざっぱな推定が必要だからである。さらに、定性的質問票、定量的質問票はいずれも、構成別に、限定した飲食物リストを含まなければならない。一般に、限定したリストが存在することも、収集した摂取情報の有用性が限定される要因である。他方、ある地域での栄養素の過剰曝露が少数の飲食物の摂取によるものだとわかっている場合、慎重にデザインされた定量的食物摂取頻度調査票により、低コストで非常に価値のある曝露評価情報が得られる。原則的に、通常の曝露分布推定値は、この質問票によって収集された摂取データから直接得られる。しかし、いくつかの研究から、食物摂取頻度調査票では、真に通常の栄養摂取量は得られない傾向があることが明らかにされている(Kipnis et al., 2003)。一部のエビデンスは、食物摂取頻度調査票による過少報告が、24時間思い出し法または食品記録による過少報告よりもはるかに大きな問題となることを示唆してい

る（Kroke et al., 1999、Subar et al., 2003）。摂取量の過大報告も一部明らかになっているが、この誤差の原因に対する説明は少ない（Johansson et al., 1998）。

図A4-1はFreedman et al.（2004）により提供されたもので、食事摂取データの収集・解析方法が多岐にわたることから生じると思われる曝露分布推定値の差を示したものである。本図では、食物摂取頻度調査票、1回の24時間思い出し法、複数回の24時間思い出し法、バイオマーカーにより得られた栄養摂取推定値を用いて、成人女性の通常のエネルギー摂取分布を推定した。さらに、NRCが提案する方法（1986）の変法（IOM報告書［2003］に記載）、ISU法（Nusser et al., 1996）および蛋白質補正したエネルギー摂取量（摂取量の日々の変動で補正するため）を用いるNRC法を用いて24時間思い出し法を解析した。この違いは、とくに食物摂取頻度調査票に基づく曝露分布推定値と1回の24時間思い出し法に基づく曝露分布推定値を対比させるときに顕著になる。図A4-1で明らかなのは、1回の食物摂取頻度調査票または24時間思い出し法に基づく推定値を他の推定値と比較すると、エネルギー消費量の推定95パーセンタイル（または他のパーセンタイル）が非常に大きく異なるということである。本図はまた、分布上端の推定値について、日々の変動でさまざまに補正することの影響も示している。この例はエネルギーに対するものであって、栄養素に対するものではないが、その結果は、曝露推定値の解釈の際、摂取量評価・解析法に生じるバイアスを過少評価している。

5.1.2 食品摂取に関する統合データ

個人レベルの食品摂取データがないとき、世帯レベルのデータが用いられることがある。世帯レベルでは、食品摂取量は、しばしば食品購入情報から間接的に推定され、時には食品の損傷や浪費または世帯内での食品在庫の変化についてデータが補正されることもある。その後に1人当たりの栄養曝露推定値が導かれることもある。あるいは、世帯構成がわかっている場合は、たとえば、体重と身長に対する年齢別、性別の基準値や体重維持に必要な推定エネルギー量に基づき、小児と成人の消費レベルを仮定することで、世帯レベルデータを個人レベルデータに分解することができる。このアプローチは、主要栄養素の個人レベルの消費量に近似すると思われるが、とくに食品の選択が世帯員間で大きくばらついていることを考えると、その推定に有用なエビデンスはほとんどない。世帯レベルデータは、通常の曝露分布の推定にはあまり適していないが、地理的に小さい地域または異なる社会人口統計群では、過剰な栄養曝露の考

えられる原因を明らかにする上で有用な情報となりうる。

　食品バランスシート、地域の食事、強化食品やサプリメントなどの販売といった国／地域レベルの食品摂取データからは、定量的曝露評価のための情報はほとんど得られない(WHO, 1997)。一般に、このような国レベルのデータは、食品摂取分布の要約(中央値、平均値、またはおそらくパーセンタイルなど)を指摘するためだけのものである。要約は実際の摂取パターンというよりも、入手できる食糧供給手段に基づいているため、曝露の粗推定値(通常は1人当たりの)しか得られない。小児と成人の消費パターンと平均体重を大まかに考えることで、個人の栄養曝露分布を推定するために確率的なアプローチを適用できる(WHO, 1997)。しかし、集団内の個人の食品消費パターンに関するデータがないため、感受性の高いサブグループまたは栄養素を多量に摂取しているサブグループで栄養曝露量の推定はできない。

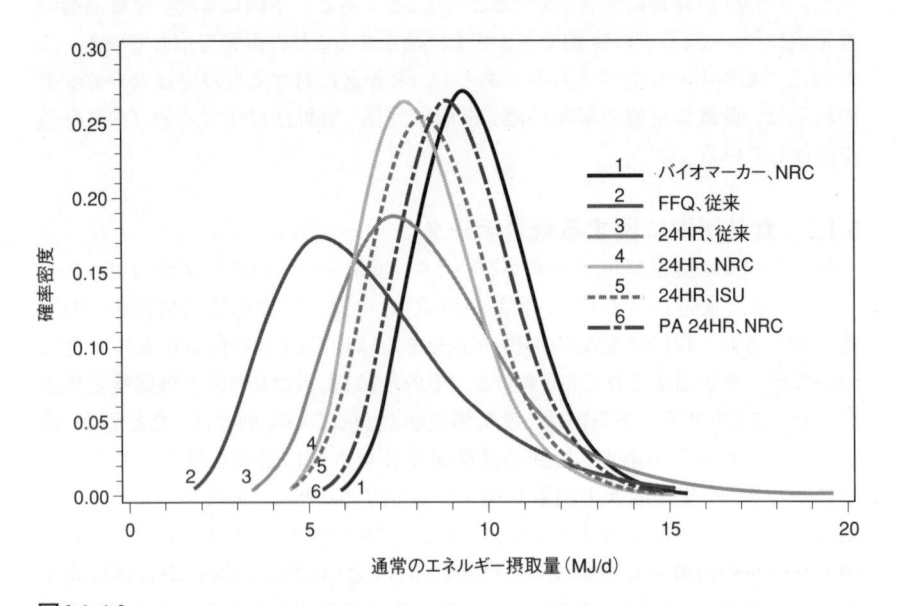

図A4-1：
(Freedman et al., 2004を改変) 食物摂取頻度調査票(FFQ)、1回の24時間思い出し法(24HR)、複数回の24時間思い出し法、蛋白質で補正した複数回の24時間思い出し法(PA 24HR)、二重標識水法からの情報を用いて得た、通常のエネルギー摂取分布の推定。

5.2 強化食品およびサプリメント由来の摂取に関する限定情報

　大部分の栄養素では、サプリメントおよび／または強化食品の消費が—従来の食品の摂取よりも—リスクをもたらす消費量を上回る閾値に達する理由となることがある。飲料水に対象栄養素が異常なほど高量含まれることも、多量摂取の一因になる。

　世界中で、強化食品およびサプリメントの影響は個人の栄養摂取量にまで増大しているが（例、Arab et al., 2002、Henderson et al., 2003）、こうした製品の信頼できる摂取データをもつ国はほとんどない。理想的には、高度に強化された食品およびサプリメント由来の栄養素の1日消費量データは、24時間思い出し法から収集され、食品成分データベースは、こうした製品の栄養素含量を正確に反映するものとなる。次に他の供給源由来の栄養素の1日消費量にこの消費量を加え、総1日栄養素摂取量を得る（通常の曝露分布推定値で統計的補正可能）。サンプルの各人に関する1日の情報は2日分しかないため、これを用いて、たまにしか消費しない人（例、風邪を引いたため、数日間ビタミンCを大量に摂取した人）から通常の強化食品およびサプリメント摂取量を得ることはできない。サプリメントの特徴によっては、サプリメント摂取により従来の食品の摂取よりも簡単にデータが収集できるものもある。たとえば、ポーションサイズを求めることはたやすい。人は通常、1錠または5cc（あるいはこれ以外の明確な量）を服用するからである。商品名やラベル表示に関する情報が正確で入手可能であり、適切な情報がすべて記録されているとすると、人が所定の日にこの種の製品から摂取する栄養素の量を求めることは、従来の食品源から摂取する同一栄養素の量を求めることよりも容易にできる。

　強化食品およびサプリメントによる栄養曝露評価における重大な懸念は、製品ラベル表示に関する製造業者情報と関連している。国ごとにラベル表示情報の規制が異なる。ラベルに表示された栄養素含量は栄養素の平均量を表しているのか、もしそうならば、それはユニットや有効期間の平均値を示しているのか？　あるいは、表示された含量は最低値を示しているのか？　後者の場合、かなりの過多量であることが予想されよう。強化食品およびサプリメントからの摂取量を正確に解釈するため、ラベル表示値がどのように算出されたのかを理解することが重要である。

　個人のサプリメント摂取情報が得られないことがある。この場合は通常の摂取分布の総量をどのように推定すればよいか？　さまざまなアプローチが用いられるが、これらのアプローチから得られるものは、よくても総曝露分布または

サプリメント由来栄養素の曝露分布の大ざっぱな推定値のみであろう。1つの方法は、摂取量(食品由来)情報と最大販売量(maximal offering)(サプリメント由来)情報の組み合わせである。たとえば、英国ビタミン・ミネラル専門家会議(2003)は、2つの数値(食品由来栄養素の摂取量の97.5パーセンタイルとサプリメント由来栄養素の最大1日摂取量)を加えて、総曝露分布上端の推定値を導き出した。後者の数値は、市販されている1種類の栄養素のサプリメントと複数の栄養素のサプリメントの中で、最高量の栄養素が含まれる製品を選択して得たものである。ほとんどの栄養素およびほとんどの年齢・性群で、このようにして得た推定値は総曝露分布の真の97.5パーセンタイルをかなり過大評価する可能性がある。

2つ目の方法は、バイアスの少ない推定値を得るものである。この方法は、最も消費された製品の栄養素量を検討し、次いで販売データを用いて平均1日量を求めるものである。3つ目の方法は、「最悪のシナリオ」による推定値である。これはサンプル内の全員が平均量を消費する場合に相当する。より現実的な推定値は、サプリメントの消費傾向がある人の割合を年齢・性群、ライフステージ群別に詳しい情報に基づき推定することで得られる。次に、この情報は、製品ラベル表示による栄養素の用量情報と組み合わせることができ、これによりサプリメント由来の1日栄養素摂取量を概算することができる。

5.3 食品成分情報

個人レベルの食事摂取データが評価に利用できるとき、曝露推定値におけるバイアスと不確実性の主原因は食品成分データベースにあるだろう。食品成分データベースは飲食物を栄養素含量に割り振るために用いるものである。以下に、食品成分推定値の不確実性の原因を示す。

5.3.1 成分データの性質

食品成分データベースは主に、栄養素含量を求めるための食品の化学的分析、複数の食品を組み合わせた料理(mixed dishes)で使用される成分別の組成情報に基づく栄養素含量の計算、類似食品の情報に基づく欠測値の補完、ラベル表示情報への依存により構成される。どのアプローチにも不確実性が生じる。

解析対象サンプル数は、食品中の平均(食品ユニット間)栄養素含量推定値の正確性と正比例する。食品中の多数の栄養素含量を求めるのに適した分析方法は費用と時間がかかるため、ふつうは比較的少数の食品サンプルが解析され

る。その後、データベースの平均栄養素含量(サンプル全体)が報告される。しかし、特定の食品では、食物の生育地域、食品の消費時期(季節)、調理時間によって栄養素含量に大きな幅がみられる。その栄養素データベースについて、米国農務省は食事に占めるカロリー比率により食品をいくつかの群に分けている。「必需食料品」とされる食品については、各地域、各仕入れ先から得たほどよい数のサンプルを解析し、平均(食品ユニット間)栄養素含量を求める。あまり消費されない食品は少数のサンプルしか解析しないため、これらの食品の平均栄養素含量推定値はあまり正確でない。

　一部データベースは、製造業者や外食産業が特定食品の栄養素含量を表すために提供する食品ラベル表示情報や栄養成分値を用いている。強化食品におけるラベル表示の数値と実際の数値の一致度は、バッチ内およびバッチ間で強化物質がどの程度均一に分布しているか、および製品を包装した国、保存期間と保存状態、含まれる栄養素に左右される。食品製造業者は食品ラベル表示要件を満たさなければならないが、強化食品の栄養素含量に関するラベル表示規制に向けたアプローチは国ごとに異なる。たとえば米国では、製造業者に求められるのは、製品中の栄養素含量分布の下端の表示である。したがって、無作為に選択した強化食品(例、シリアル1箱)では、ラベル表示に記載された数値よりも栄養素含量が相当多い可能性がある(Rader et al., 2000)。一方、英国では、製造業者は製品中の予想(または平均)栄養素含量を表示する。一部の栄養素は経時的に分解されることを見越して、製造業者は強化食品に過多量―表示量を上回る量―の栄養素を加える可能性がある。このため、これらの製品に含まれる栄養素の量の中には、一部、製造日よりも消費日の影響を受けるものもある。

5.3.2　データベースに含まれる調理法の数

　複数の食品を組み合わせた料理でよく消費されるものは、かなり異なる調理法を用いて調理されることがあり、このため、栄養含量に大きな差が出ることがある。最も完備している食品成分データベースでも、複数の成分をもつ食品の調理法をすべて網羅するリストはない。食品成分データベースには2〜3種類の調理法が含まれるが、すべての料理を網羅することはできない。24時間思い出し法に伴う面接の過程で、複数の食品を組み合わせた料理について、非常に詳細な成分情報が得られるが、この補足データ収集のリソースとしての意味合いは、しばしばそれが得られないということを表す。

5.3.3　食品強化

　食品強化が任意の国(すなわち、製造業者は食品への特定の栄養素の添加が許可されているが、そうしなければならないわけではない)では、同じ食品でも栄養素含量が異なるものが、ほぼ毎日市場に出されることがある。このため、食品成分データベースはすぐに古くなる。各国の国内強化政策の変化(例、葉酸による小麦粉強化の義務づけ)も食品成分データベースの変更を余儀なくさせる。ある集団における通常の摂取分布に対する強化業務変更の影響は、データベースの特定食品の栄養素濃度を更新するだけで、従来の食品消費データによりモデル化できる(IOM 2003、Lewis et al., 1999)。生物学的利用率が大きい(または小さい)栄養素が食品を構成する成分の強化に用いられる場合、その成分を綿密に追跡するために食品成分データベースが必要となろう。これにより、対象とする生物学的利用率を有する栄養素の含量を報告できる(添加栄養素を含む食品成分の例には、小麦粉、米、塩、ミルクなどがある)。

　このような方法を用いて行うモデル化の妥当性は、食品強化が変化しても食品選択パターンは変化しないという前提に左右される。

5.3.4　各国間での食品成分の共有

　多くの発展途上国では、食品成分データベースが得られなかったり、不完全だったりする。原則的に、各国間で食品成分データやデータベースを共有することが合理的だと思われる。しかし、食品強化政策が違っていたり、よく消費される地元産食料に関するデータがなかったり、と問題がいくつか生じる。生育環境の違い(土壌特性や気候特性など)も食品の栄養素含量にばらつきをもたらすことがある(例、米国アイダホ州で育ったジャガイモは他の地域で育ったものよりもセレン含有量が多い)。発展途上国では、多数の地元産の果物、野菜、動物が必需食料品であり、集団が消費するカロリーや栄養素の大部分を占める。地元産食料に関する正確な栄養素含有量データがなければ、曝露推定値がひどくゆがめられてしまう可能性がある。

6 長期の総栄養曝露量の評価に対する指針および推奨事項

　総栄養曝露量の評価の際、研究対象の集団またはサブグループにおける個人の通常の曝露分布を推定することが目標である。得られる情報が質・量ともに差がある場合、いかにその目標に到達するかについて論じる。この情報は表A4-2にも要約する。

表A4-2　異なる種類の食事摂取データの質とこれに対するアプローチの要約

食品摂取データ	補充摂取データ	食品成分データ	アプローチ案	推定値の信頼性
個人―複数回の24時間思い出し法	個人―複数回の24時間思い出し法	適切	●総1日摂取量を計算する ●日々の変動を除去する ●通常の曝露分布を入手する	●最も信頼性が高い ●過少報告および過多量の強化食品やサプリメントによりバイアスが生じることがある
個人―複数回の24時間思い出し法	食物摂取頻度質問票(FFQ)	適切	●日々の変動を除去するため、食品からの通常の各摂取量を補正する ●自己報告によるサプリメントの通常摂取量を追加する ●曝露分布とは補正総摂取量の分布である	●サプリメントFFQは真の通常摂取量を反映していないことがある ●バイアスの原因は上記と同様
個人―1回の24時間思い出し法	個人―1回の24時間思い出し法	適切	●食品とサプリメントの摂取量を追加する ●比較可能な国から補正係数を借りる	●日々の摂取パターンは同じでないことがある ●バイアスは上記と同じ
個人―FFQ	個人―FFQ	適切(FFQでの食品について)	●自己報告による摂取量は「通常」摂取量であると仮定する ●サプリメントと食品の通常摂取量を追加する ●曝露分布とは自己報告による総摂取量の分布である	●FFQ報告と実際の摂取量との相関は弱い ●FFQに栄養素含量の高い全食品が含まれない場合、下方バイアスが生じる
世帯―消費データ	世帯―購入データ	適切	●世帯消費データを(食品の)損傷と浪費で補正する ●世帯成分に関する情報、相対的エネルギー要求量を用いて世帯レベルデータを分解する	●実際の食品・サプリメント摂取量は体重・性別の要求量に対応しないことがある ●個人レベルのバイアスは世帯の社会経済的地位によって異なることがある

続く

表A4-2続き

食品摂取データ	補充摂取データ	食品成分データ	アプローチ案	推定値の信頼性
世帯—消費データ	なし	適切	●サプリメント情報を用いて摂取量を世帯員に割り付ける ●個人の総1日摂取量を概算する ●上記と同様に食品摂取データを分解する ●販売情報やラベル表示情報から1人当たりのサプリメント消費量を推測する ●個人の総1日摂取量を計算する	●サプリメントからの摂取量が摂取分布の上端を決定する主要因子の場合、個人消費データがないため、深刻なバイアスが生じることがある ●その他、上記と同様のバイアスが生じることがある
全国—1人当たりの必需食料品の平均消費量	なし	入手可能な必需食料品の成分	●他の国では95パーセンタイルや99パーセンタイルなどは両国間の平均摂取量の差によって推移するため、対応するパーセンタイルの上端の量を推定する	●上記と同様の不正確性やバイアス ●さらに、両国の類似した摂取パターンを強く仮定する ●小さな差異は上端で明らかなバイアスになりうる
全国—食品バランスシート	なし	入手可能な必需食料品の成分	●人口統計および年齢・性別食品要求量に関する情報を用いて、全国データを個人データに分解する ●上記と同様に進める	●上記と同様

●複数回の食事思い出し法または食品摂取記録により収集した摂取データ、サプリメント摂取情報：個人の代表サンプルのデータが得られるとすると、食品中の栄養素への曝露（摂取分布）は、たとえば*Dietary Reference Intakes: Applications in Dietary Planning*（IOM, 2000）で記述されるような評価が可能である。適切な統計的手法を用いて、観察された1日摂取量から摂取量の個人内変動を除去すれば曝露推定値はより正確になる（Nusser et al., 1996、IOM, 2000、Hoffman et al., 2003、Carriquiry and Camano-Garcia, 2005）（表A4-1の例を参照）。サプリメント由来の栄養摂取量の推定には、商品名、用量、頻度に関する情

報が必要である。各人の1日摂取量（食品由来およびサプリメント由来）を合計することで総1日栄養摂取量がわかる。次に、通常の曝露分布を得るため摂取量を統計的に補正するとよい。サプリメント由来の栄養素の曝露かどうかだけを知りたい場合は、統計的補正は必要ない。回答者はすでに通常の（または習慣的な）摂取について報告しているからである。個人内変動と個人間変動の外側からの推定値（external estimate）を用いて1回の24時間思い出し法を補正する統計的アプローチについては、Jahns et al.(2005)が論じている。

● 食物摂取頻度調査票により収集した食品摂取データとサプリメント摂取データ：曝露推定値は、頻度に関する回答から得た食品およびサプリメント由来の栄養素の1日摂取量を合計することで簡単に求められる。栄養素の過剰摂取は、強化食品の摂取を通じて、というよりも、高度な強化食品および／またはサプリメントの消費の結果生じる可能性が非常に高いため、食物摂取頻度調査票を用いればほぼ正確な曝露推定値が得られる。この場合、栄養供給源（分布上端の摂取量を決める）に絞って評価する。しかし、食物摂取頻度調査票で報告された食品の摂取と実際の摂取との相関性は高くないことが研究で明らかにされている（Subar et al., 2003）。消費頻度しか利用できない場合、閾値（ULなど）以上を摂取した人の割合が過大評価されるか、または過小評価されるかを確認することは難しい。というのも、これは、質問票に含まれる項目が、研究対象の群にとって栄養摂取の最大の原因となる項目かどうかに左右されるからである。曝露推定値を求める栄養素が少数の食品にしかないことがわかっている場合は、対象とする群の摂取分布が比較的正確に、しかも費用をかけずに得られるような食物摂取頻度調査票を考えることができよう。

● 食品摂取データはあるが、サプリメント摂取情報がない：年齢・性別群における栄養摂取の重要な比率がサプリメント由来だとわかっているもののサプリメント摂取情報がない場合、他のデータ源から推定値を得ることが重要であろう。サプリメントの世帯購入データがある場合は、世帯消費量、購入したサプリメントの種類、製造元の推奨用量、その他の要素を検討することで個人購入データの推定が可能である。たとえば、小さい子どものいる世帯で特定の商品名のビタミンを購入している場合、その子どもは毎日、推奨量を摂取していると推定できる。サプ

リメント摂取に関連する要素は特定されている(REFS)。たとえば米国では、健康志向の人はより多くのサプリメントを摂取する傾向にある。その結果、果物や野菜からすでに十分な量の栄養を摂っている人がさらに合成のものも摂取することになりがちである。他の地域でも同様の関連が観察されたと思われ、この関連は世帯購入・販売データを個人推定摂取量に分解する上で有用であろう。

● 個人の食品・サプリメント摂取データがない：個人の摂取データが収集できない場合、世帯の食品消費データ、全国食品バランスシート、および／またはサプリメント販売データが利用できるかもしれない。この場合の曝露推定には、リスク評価者にさまざまな選択肢がある。世帯レベルの食品消費データがあるときは、まず消費データを浪費と損傷で補正し、次に平均世帯構成および異なる年齢、性、ライフステージ群における個人別の相対的食品摂取量に関する情報を用いて、個人の食品摂取を推定できるであろう。このアプローチは、各世帯員別摂取量は各人の要求量に直接比例していると仮定するものである。この仮定は家庭内での実際の摂食パターンとは対応しないと考えられる。サプリメント由来の栄養摂取量は、食品由来の推定栄養摂取量にプラスされる。

● 1人当たりの平均摂取量しか得られない：全国レベルの情報から、学齢児童の平均栄養摂取量は M であることがわかっていると仮定しよう。1人当たりの推定平均摂取量しかない場合、問題なのは、対象とする群の摂取分布を再構築しようとすることである。平均摂取量だけではリスク評価のための情報として十分ではない。必要なのは、摂取分布の上端の推定値である。そこで、曝露評価のため、他国の情報を「借りる」ことができる。他の国では、食品由来の栄養摂取に関して信頼できる情報を用いて曝露分布が推定されていると仮定しよう。さらに、推定平均曝露量をある値 x としよう。曝露分布の形が2国間で類似していると仮定すると、「借りた」曝露分布を $M-x$ と同じ量移動させることで曝露分布のパーセンタイルを推定できる。1つ以上の国や地域のデータが使用できる場合は、リスク評価者は、人口統計的特徴、社会経済的特徴、およびその人口が最も摂取する食品として列挙されたものを鑑み、対象国に最も似ている国から情報を借りるとよい。たとえば、米国で推定された曝露分布を用いてエクアドルでの平均摂取量を補正することは合理的とはいえないが、同じ目的で、コロンビアで収集されたデータ

を使用することは理に適っている。
● どのレベルの摂取データも得られない：おそらく、食品摂取に関して日常的なモニタリングが行われない国では、曝露評価はある栄養素または少数の栄養素にとくに関心が寄せられる。この場合、対象とする年齢、性、ライフスタイルの群別に消費量の上限を決めることが有用である。おそらくは以下の段階を踏んで行うものと思われる：
・食品中の栄養含有量を決定する（この食品は、対象とする年齢・性別群で栄養消費率が最も高い）。
・体重、収入、季節、その他、食品摂取に影響すると思われる要素別に、個人で最も多い消費量を推定する。
・製品の形状、推奨用量、価格、入手しやすさを考慮して、サプリメント由来の最大栄養摂取量をプラスする。
・その栄養素を最も消費したことに一致する身体的・社会経済的特徴をもつ年齢・性別群に属する人数を数えて、ULなどの閾値以上を消費した個人の割合を推定する。

　どの段階でも、リスク評価者は消費量の上限を考慮しているため、このアプローチは栄養素を過剰摂取した人の割合を過大評価しやすい。
● 食事摂取調査のデザイン：全国規模の食品摂取調査またはおそらくは地域規模どまりの食品摂取調査によって食事摂取データを収集するつもりであれば、以下の望ましい調査特性を考慮するとよいであろう：
・サンプルは対象集団のサブグループを代表している。1つ以上の群の過剰サンプリングが望ましい場合、集団レベルでの推定が可能となるよう個々に十分な重みを付けるべきである。
・食品摂取に季節性の影響があるかもしれないため、長期にわたる食品摂取データを得る。同様に、食品消費量を7日間連続で収集することにより、平日や週末が摂取量にどのような影響を及ぼすかがわかるようになる。
・少なくとも代表的な個人のサブサンプルについて、個人内の観察が独立していると仮定できるくらいの日数をおいて、何度も観察する。数日間連続した摂取データが収集されている場合は、連続した数日間の摂取量の自己相関によって推定し、解析に組み入れなければならない。
・一部の栄養素については、曝露分布の上端が一部の強化食品や食糧援助物質（food aid packages）の栄養素含量によって決定される場合、

摂取量がULを上回る群における各人の割合について、かなり正確な推定値があれば、強化食品や食料援助物質に含まれる食品の摂取情報から、費用をかけずに推定されるであろう。
・あまり消費されない項目の場合、消費性向質問票を用いて24時間思い出し法を補うことで(Carriquiry, 2003, NCI,未発表研究)、消費がまったくないと答えた消費者と、ときどきあるが、調査期間中はそうでもなかったと答えた消費者を区別することができる。
●曝露評価の結果報告：われわれは、栄養素（または、実際にはなんらかの毒性物質やその他の物質）への曝露評価に際し、対象サブグループそれぞれの通常の曝露分布について信頼できる推定値を得ることが重要であると主張してきた。このため、曝露評価の結果報告にあたっては、曝露分布に関する情報をできるだけ多く提供するよう推奨している。最低でも、曝露評価者は曝露分布推定値の中央値といくつかの上位パーセンタイルを報告すべきである。曝露分布は一般にかなり非対称であるため、平均値や標準偏差(SD)を報告しても役立たない。非対称の分布の場合、97.5パーセンタイルは、平均値＋2つのSDとイコールではないため、SDは有用な統計的要約にはならない。説明のために、表A4-1に示した成人女性の曝露分布を考えてみよう。亜鉛の平均値＋2SDは14.7mgであるが、97.5パーセンタイルは15.5mgである。ビタミンCについては、それぞれ172mgと187mgである。

参考文献

Arab L, Carriquiry AL, Gaudet M, Scott S. Ethnic differences in the nutrient intake adequacy of premenopausal women: results from the National Health and Nutrition Examination Survey III. *Journal of the American Dietetic Association* 2002; 103: 1008-1014.

Basiotis PP, Welsh SO, Cronin FJ, et al. Number of days of food intake records required to estimate individual and group nutrient intakes with defined confidence. *Journal of Nutrition* 1987; 117: 1638-1641.

Beaton GH, Milner J, Corey P, McGuire V, Cousins M, Stewart E, deRamos M, Hewitt D, Grambsch PV, Kassim N, Little JA. Sources of variance in 24-hour dietary recall data: Implications for nutrition study design and interpretation. American Journal of Clinical Nutrition 1979; 32: 2546-2559.

Beaton GH, Milner J, McGuire V, Feather TE, Little JA. Source of variance in 24-hour dietary recall data: Implications for nutrition study design and interpretation. Carbohydrate sources, vitamins, and minerals. *American Journal of Clinical Nutrition* 1983; 37: 986-995.

Biro G, Hulshof KFAM, Ovesen L, et al. Selection of methodology to assess food intake. *European Journal of Clinical Nutrition* 2002; 56 (Suppl 2): S25-S32.

Black AE, Cole TJ. Biased over- or under-reporting is characteristic of individuals whether over time or by different assessment methods. *Journal of the American Dietetic Association* 2001; 101: 70- 80.

Carriquiry AL. Estimation of usual intake distributions of nutrients and foods. *Journal of Nutrition* 2003; 133: 601-608.

Carriquiry AL, Goyeneche JJ, Fuller WA, Jensen HH. Estimated correlations among days for the combined 1989-91 CSFII. *Staff Report 95-SR 77*, Center for Agricultural and Rural Development, September, 1995.

European Commission. Scientific Committee on Food. *Opinion of the Scientific Committee on Food on the Tolerable Upper Level for Preformed Vitamin A (retinol and retinyl esters)*. SCF/CS/NUT/UPPLEV/24 Final. 7 October 2002.

Expert Group on Vitamins and Minerals. *Safe Upper Levels for Vitamins and Minerals*. London: Food Standards Agency Publications. May 2003.

Freedman LS, Midthune D, Carroll RJ, Krebs-Smith S, Subar A, Troiano RP, Dodd K, Schatzkin A, Ferrari P, Kipnis V. Adjustments to improve the estimation of usual dietary intake distributions in the population. *Journal of Nutrition* 2004; 134: 1836-1843.

Gibson RS. *Principles of Nutritional Assessment*. 1990. New York: Oxford University Press.

Gibson RS, Gibson IL, Kitching J. A study of inter- and intrasubject variability in seven-day weighed dietary intakes with particular emphasis on trace elements. *Biological Trace Element Research* 1985; 8: 79-91.

Goris AH, Westerterp KR. Underreporting of habitual food intake is explained by undereating in highly motivated lean women. *Journal of Nutrition* 1999; 129: 878-882.

Goris AH, Westerterp-Plantenga MS, Westerterp KR. Undereating and underrecording of habitual food intake in obese men: selective underreporting of fat intake. *American Journal of Clinical Nutrition* 2000; 71: 130-134.

Guenther PM, Kott PS, Carriquiry AL. Development of an approach for estimating usual nutrient intake distributions at the population level. *Journal of Nutrition* 1997; 127: 1106-1112.

Harrison GG, Galal OM, Ibrahim N, et al. Underreporting of food intake by dietary recall is not universal: a comparison of data from Egyptian and American women. *Journal of Nutrition* 2000; 130: 2049-2054.

Henderson L, Irving K, Gregory J, et al. 2003. *The National Diet & Nutrition Survey: adults aged 19 to 64 years. Volume* 3. Vitamin and mineral intake and urinary analytes. London: HMSO.

IOM. 2003. *Dietary Reference Intakes: Applications in Dietary Planning.* Washington DC: The National Academies Press.

Jahns L, Arab L, Carriquiry AL, Popkin B. The use of external within-person variance estimates to adjust nutrient intake distributions over time and across populations. *Public Health Nutrition* 2005; 6: 19-32.

Johansson L, Solvoll K, Bjorneboe GEA, Drevon CA. Under- and overreporting of energy intake related to weight status and lifestyle in a nationwide sample. *American Journal of Clinical Nutrition* 1998; 68; 266-274.

Kipnis V, Subar AF, Midthune D, et al. Structure of dietary measurement error: results of the OPEN biomarker study. *American Journal of Epidemiology* 2003; 158: 14-21.

Kroke A, Klipstein-Grobusch K, Voss S, et al. Validation of a self-administered food-frequency questionnaire administered in the European Prospective Investigation into Cancer and Nutrition (EPIC) Study: comparison of energy, protein, and macronutrient intakes estimated with the doubly labeled water, urinary nitrogen, and repeated 24-h dietary recall methods. *American Journal of Clinical Nutrition* 1999;70:439-47

Lewis CJ, Crane NT, Wilson DB, Ytley, EA. Estimated folate intakes: data updated to reflect food fortification, increased bioavailability, and dietary supplement use. *American Journal of Clinical Nutrition* 1999; 70: 198-207.

Nusser SM, Carriquiry AL, Dodd KW, Fuller WA. A semiparametric approach to estimating usual intake distributions. *Journal of the American Statistical Association* 1996; 91: 1440-1449.

Rader JI, Weaver CM, Angyal G. Total folate in enriched cereal-grain products in the United States following fortification. *Food Chemistry* 2000; 70: 275-289.

Renwick AG, Flynn A, Fletcher RJ, Muller DJG, Tuijtelaars S, Verhagen H. Risk-benefit analysis of micronutrients. *Food and Chemical Toxicology* 2004; 42: 1903-1922.

Sempos CT, Johnson NE, Smith EL, Gilligan C. Effects of intraindividual and interindividual variation in repeated dietary records. *American Journal of Epidemiology* 1985; 121: 120-130.

Subar AF, Kipnis V, Troiana RP, et al. Using intake biomarkers to evaluate the extent of dietary misreporting in a large sample of adults: the OPEN study. *American Journal of Epidemiology* 2003; 158: 1-13.

Tarasuk V, Beaton GH. Menstrual-cycle patterns in energy and macronutrient intake. *American Journal of Clinical Nutrition* 1991a; 53: 442-447.

Tarasuk V, Beaton GH. The nature and individuality of within-subject variation in energy intake. *American Journal of Clinical Nutrition* 1991b; 54: 464-470.

WHO. *Report of the Joint FAO/WHO Consultation on Food Consumption and Exposure Assessment of Chemicals*. Geneva, Switzerland, 10-14 February 1997.

【付属文書5】
ディスカッションペーパー4：
栄養リスク特性解析：
重要な考慮事項

FAO/WHO栄養リスク評価ワークショップ用に作成
2005年5月2〜6日、WHO本部、ジュネーブ

Katharine E. Gourlie, BScPharm[1]

[1] Katharine E. Gourlie Associates, 171 James St., Ottawa, Ontario, Canada K1R 5M6

1 はじめに

　リスク特性解析は通常、リスク評価の最終段階とされ、それを利用する者、とくにリスク管理者に対してリスク評価の科学的成果を要約・伝達するという非常に重要な役割を担う。リスク特性解析は、リスク管理者がその方針決定過程で使用する科学的「シナリオ」または「背景」を生み出すために、前段階の量的知見と質的知見を要約して1つにまとめ上げる。

　その本質そのものから、リスク特性解析は反射的で能動的な過程であるべきである。とくに、リスク評価の結果がリスク管理者のニーズ、要するにリスク管理者の方針選択肢に結びつくものでなければならない。リスク特性解析の情報は単独のものではなく、リスク管理決定の際の決定因子でもないため、リスク評価者には、リスク管理決定を先取りしたり、前もって判断したりしてしまわないように情報を提供する責任がある。

　本ペーパーは、栄養リスク特性解析の基本要素を特定し、それを栄養素と関連物質リスク評価の設定範囲内で使用すること、および栄養リスク管理者に役立つという観点からそれらを設定することを目標とする。要するに、栄養リスク管理

者の方針決定過程を伝えられるように知見の要約を作成するという視点で、栄養リスク特性解析を検討するものである。

2　リスク特性解析段階の設定

　一般に、リスク特性解析の定義は以下の通りである：
　リスク特性解析：ハザード関連情報の特定、ハザードによる健康被害の解析、曝露評価を基に、特定の集団における健康への既知の、あるいは潜在的悪影響が発生する確率と重症度に関する定性的、定量的推定であって、付随する不確実性を含むもの。(定義―Codex委員会[CAC]手続きマニュアル第13版[1])
　リスク評価は、得られる量的情報をできる限り多く用いるべきであり、リスク特性解析は、理解しやすく有効な形で提示すべきである。(食品安全リスク評価の役割に関する原則の説明：原則4―Codex委員会[CAC]手続きマニュアル第13版)

> 1) Codex委員会(FAO/WHO合同食品規格委員会)プログラム：手続きマニュアル第13版。国連食糧農業機関および世界保健機関、2004(ローマ)

　これらの定義は栄養リスク特性解析の原則を強調しているが、栄養リスク特性解析の実際の過程はもっと明快に表すことができよう。本ペーパーでは、全体にわたり「リスク特性解析」という一般用語を、しばしば「栄養リスク特性解析」という長い用語に代えて用いているが、本ペーパーの焦点が一般的なリスク特性解析ではなく、栄養リスク特性解析に当てられていることを理解すべきである。また、意図するところがワークショップの責任で規定された「栄養素と関連物質」にある場合、読みやすいように、「栄養素」のみに言及することがある。
　栄養リスク評価は指定された質問に対応するために行うものである。これに取りかかる前に、リスク管理者は問題を明確に示し、リスク評価者に明確な権限をもたせるために繰り返し対話を重ねる必要がある。リスク特性解析はリスク評価者とリスク管理者とのコミュニケーションツールとなるため、リスク管理者に、特定された重要な質問および確立されたリスク評価方針の両者がある場合、リスク特性解析は適切な目標とされる可能性が高い。
　上記の3つのリスク評価要素(すなわち、ハザード関連情報の特定、ハザードによる健康被害解析、曝露評価)に取り組み、実証が終わったのちに栄養リスク特

性解析を行う。ハザードによる健康被害解析から得られたデータはリスク特性解析の出発点となる。栄養素と関連物質のリスク評価の場合、出されたデータは「上限摂取量」(UL)＋それを支持する(ULを導き出す)枠組である。すなわち、有害作用の評価、用量反応の評価、それらを踏まえた結果としての不確実係数の設定などである。リスク評価者は、この情報と摂取／曝露評価を統合して、ULを上回る「リスクのある」集団の割合や、どの程度ULを上回るかを把握する。対象となる一般集団に焦点を当てると同時に、年齢やライフステージ(妊娠、授乳)別の群など、感受性の高いサブグループも特定する。次に、評価者は、有害作用の重症度と少量摂取時の改善(回復)の可能性を検討することで、栄養素または関連物質の過剰摂取リスクの意義を評価する。

　栄養リスク特性解析も、上記の3つのリスク評価要素に関連する科学的不確実性を明確に示す。リスク特性解析には、対象とする集団やサブグループ(「リスクのある」特別な群を含む)に及ぶと考えられる害が、公衆衛生全体にどのような意義をもたらすかも示されよう。従って、リスク特性解析では、リスク管理者の質問に対処するリスク評価の要約を作成するため、リスクをより広く科学的に再検討する中でULが設定される。リスク特性解析は、リスクを低下させるための考察や推奨までは行わない(IOM, 1998)。一般に、コラムA5-1に示すような情報を要約していると思われる。

コラムA5-1　栄養リスク特性解析の基本的な要素

- 起こりうる有害作用の性質
- 有害作用の重症度の特定
- 用量反応関係の性質と反応の閾値の存在
- 不確実係数と補正係数の使用および／または重要な考慮事項(曝露、一般集団または異なる動物種へのデータ外挿、不十分なデータ、有意な用量反応データギャップなど)の推定値を取り巻く不確実性の程度
- ULを誘導するもの、またはULがない場合は他の形の指針を誘導するもの
- 曝露量を集計・分析するための摂取データの使用、およびこれに関連した不確実係数と補正係数の使用、曝露データのバイアスの検討
- ULを上回るサブグループの割合の推定値
- リスクのある特別な群の特定
- ULを上回ってもやむを得ないという例外の提示

　リスク評価者は、現在ある科学的エビデンス、評価過程、科学的判断を用いて、リスク管理者にその意味が明快に伝わるように、上記の各要素に関する情報を提示する。

2.1 栄養素および関連物質のリスク特性解析の例

異なる国/地域の作業部会で実施されたリスク特性解析の特徴を比較して図示する。表A5-1に、コンテクストペーパー(Context Paper)で特定された3つの作業部会(SCF/EFSA、EVM、IOM)の報告書から得た情報を比較する。本表では、リスク評価に言及(規定)した表現、リスク特性解析の一般的な説明、3つのビタミンAリスク評価で得られたリスク特性解析の重要なポイントを示す。ビタミンC、鉄、亜鉛のリスク特性解析比較を本ディスカッションペーパーの付録1に提示する。

3報の報告書に記述されたリスク特性解析は内容、形式ともにまったく異なる。表A5-1の「言及した表現」欄は、作業の規定が3つのリスク評価作業部会ごとに若干異なることを示しているため、これはある程度まで予想されよう。3つの規定は、有害作用のリスクに結びつけてビタミン・ミネラルのULの検討を求めている点で類似している。これらはすべて、ULや、有害作用がないまたは起こりえない最大量を確立・推奨するよう言及している。しかし、第1(EFSA/SCF)の規定は、強化食品や食品サプリメントの安全を確保するため、安全係数の確立基準の提供を求め、第2(EVM)の規定は、ビタミン・ミネラルサプリメント(および強化食品を加える)の安全を確保するために、規制を設定する原則の確立を求めている。一方で、第3(IOM)の規定は、モデル開発とUL確立を求める以上のことはなかった。

表A5-1 ビタミンAに注目した3報のリスク評価報告書における特定のリスク特性解析情報の比較

比較基準	作業部会		
	EU-SCF/EFSA[a]	UK: EVM[b]	US-IOM[c]
リスク評価に言及した表現	■健康への悪影響リスクをもたないと思われる個々のビタミン・ミネラルのULを検討すること ■ビタミン・ミネラルを含む強化食品や食品サプリメントの安全を確保できるよう、個々のビタミン・ミネラルの安全係数の設定基準をできる限り提供すること。	■食品法の下で販売されるビタミン・ミネラルサプリメントの安全を確保するため、規制が基づくべき原則を確立する。 ■有害作用に関連する個々のビタミン・ミネラル量を検討する。 ■サプリメント由来のビタミン・ミネラルの推奨最大摂取量(該当する場合)を推奨する。食品諸問委員会への報告。	■有害作用のリスクが低いと思われる最大栄養摂取量を確立するためのモデルを開発する。耐容上限摂取量を設定するためこのモデルを(問題になっている物質に)適用する。

続く

表A5-1 続き

比較基準	作業部会		
	EU-SCF/EFSA[a]	UK: EVM[b]	US-IOM[c]
		■EVMも強化食品に含まれるビタミン・ミネラル量(該当する場合)の勧告に同意する。 ■注意：EVMは、サプリメントと強化食品を別のカテゴリーとしてではなく、両者を含めたものとして、その他の摂取量に関する枠となる勧告を支持している。	
リスク特性解析の一般的な説明(序文より)	以下を含むことがある ■推定値に対する科学的信頼を示すための、推定ULに関連する科学的不確実性の説明 ■集団群別の摂取量の推定(データがある場合)、推奨摂取量や実摂取量と上限摂取量(UL)間の境界の表示、およびリスクが生じる可能性がある場合の表示 以下を示すべきである ■有害作用に対してまったく異なる例外的な感受性をもつ亜集団が除外されている場合 ■さらなる研究が必要か否か ■(ULを確立するための基準となるデータが不十分またはまったくない栄養素について)有害作用がないことがかなり確実な場合の最大摂取量	■リスク評価要素として規定。一般的なリスク評価過程に関する見解を結論づける ■得られたデータベースを検討し、ハザード(有害作用)の特定と特性解析を行う。ハザードは既知の曝露量や求めたリスクと比較する ■「EVMリスク評価をどう解釈すべきか」のセクションより：SULまたは指針値を明確に述べているセクションに従い、EVMの観点を説明し、必要な資格(qualification)を得たり解釈の手助けとなったりするよう、本文が含まれている。リスク管理者は、不確実係数を使用する場合に、それがリスク特性解析につきものの不確実性に対する判断の表れであることを認識すべきである	■ステップ1～3(ハザード関連情報の特定、用量反応評価、摂取量評価)から導かれた結論の要約およびリスク評価 ■リスクは一般に、推定UL(ステップ1、2)を上回る栄養摂取量(ステップ3)を過剰に摂取している曝露集団(もしあれば)の割合として表される ■できれば、このような過剰摂取の程度 ■リスク管理者がリスク評価においてどの程度科学的信頼を示すことができるかを伝えるためのULと推定摂取量の両者に関連する科学的不確実性の説明
ビタミンA	■耐容ULは、食事とサプリメントの両者からのビタミンA摂取量に適用する ■欧州の大部分で、成人の97.5パーセンタイル摂取量は＞3000μg RE/dayである ■出産可能年齢の女性で	リスク評価 ■急性ビタミンA中毒発現率。食品から多量摂取するよりもサプリメントを多量摂取すると発現しやすい ■慢性毒性症状のほとんどは、投与中止により改善できるが、永久的な肝臓障害、骨障害、視覚障害や	■曝露評価で用いられる摂取量に基づくと、ビタミンAのULを上回るリスクは小さいようである ■多数のエビデンスから、高用量の間欠的補充または長期摂取を中止すると泉門膨隆が改善されることが裏付けられる

続く

表A5-1 続き

比較基準	作業部会		
	EU-SCF/EFSA[a]	UK: EVM[b]	US-IOM[c]
ビタミンA (続き)	■は、ULを長期曝露よりも短期曝露を反映する推定摂取量と比較すべきである。ビタミンAの単回投与または少量投与後に胚発生の変化(催奇形性)が生じうるためである ■妊娠を予定している女性は、動物の調理済みレバー(肝臓)を摂取しないほうがよい ■耐容ULは、骨粗しょう症や骨折リスクの高い高感受性群における骨折リスクの可能性を十分に表していないことがあるため、閉経後女性の摂取は1500μg RE/dayに制限すべきである ■現在の摂取量が耐容ULを上回る可能性がある場合、ヒトの食品のビタミンA強化が適切かどうか、またビタミンA添加飼料を摂取した動物をヒトが食べることによる影響について、慎重に考慮する必要がある	慢性的な筋肉痛、骨格痛を引き起こす場合がある ■最近の疫学データで、ビタミンAを長期高用量摂取した閉経後の女性で寛骨骨折リスクが増加することが示される。この作用は男性にもみられることがある **指針値** ■SULを確立できない:食事による摂取量は、有害作用が発現する摂取量と重複することがある ■3000μgRE/dayは催奇形性に対する慎重な閾値である ■股関節骨折リスクは、曝露量(平均食事摂取量を含む)に関連する連続した段階的な反応であり、1500μg RE/day以上の摂取は股関節骨折リスクに対して不適切であろう ■レバー(肝臓)や肝臓製品および/またはサプリメントを大量に摂取する人は、有害作用が報告されている摂取量を上回ることがある ■栄養補助食品(ダイエタリーサプリメント)にはラベル表示の20〜100%以上の過多量が含まれることがある。摂取量増加にともない骨折リスクも増加する段階的な反応の点から、このことを考慮するべきである	■とくに発展途上国のビタミンA欠乏症予防・治療のための強化・補充プログラムでは、現在、ビタミンAのULを上回る補充量(先進国の健常被験者に基づく)が用いられる。ULは、ビタミンAの予防的投与を受けている栄養不良者のいる地域への適用が意図されているわけではない。予防的投与は、定期的な投与により達成されるか、またはビタミンA欠乏症予防や、網膜色素変性症などの疾患に対してビタミンA治療を受けている患者のための手段として、強化により行われる

[a] EC食品科学委員会/欧州食品安全機関
[b] 英国ビタミン・ミネラル専門家グループ
[c] 米国医学研究所
UL=上限摂取量、SUL=安全な上限摂取量

確かに、このような状況下では、作業部会ごとにリスク特性解析の性質がまちまちになる。さらに、同じ栄養素でも上限摂取量の確立についての結論が異なることから、それぞれ異なるリスク特性解析や方針決定への勧告が生まれている。このような差は、リスク評価者の質問がそれぞれ違うことから生じる部分もあろうが、リスク特性解析に先行する段階でとられたリスク評価へのアプローチの違いにもよると考えられる。この観察は、少なくとも国際的モデルのために、モデルリスク評価（リスク特性解析含む）の要素をより明確に特定する上で有利であるということを過小評価してしまう。

　3つの作業部会も、リスク特性解析で提供すべき情報の一般的な説明に違いがある（表A5-1の第2列を参照）。EFSA/SCFとIOMは、内容や形式への異なるアプローチを示唆する。EVMはリスク特性解析のセクション自体記述していないが、リスク特性解析の要素を各栄養素のリスク評価の要約セクションで結論づけている。

　さらに、これらの作業部会報告書の中で、リスク特性解析の要素には、リスク低下に関して指示を与えるような「推奨」も含まれるようである。リスク評価者がリスク管理者の役割を担った結果であったことから、このような要素に対しては異論もあろう。たとえば、妊娠を予定している女性は動物の調理済み肝臓（レバー）を摂取すべきではないことを警告し（表A5-1、EU-EFSA/SCF）、また、男性と閉経後女性は鉄サプリメントや高度に鉄を強化した食品を避けるべきだと勧告している。

　リスク管理者は時々、偶然にせよ故意にせよ、リスク評価者の質問を特定することがある。その質問は、リスク管理の部分に入ると一般に考えられているか、リスク評価者にリスク管理表現における助言を与えるよう促すと思われるものである。たとえば、表A5-1 UK-EVMの「言及した表現」では、「ビタミン・ミネラルサプリメントの安全を確保するための規制」に言及し、リスク評価者は「強化食品に含まれるビタミン・ミネラル量を勧告すること」としている。確かに、リスク評価とリスク管理の間の「線引き」には若干幅があり、この線は、懸案の問題の性質や国／地方当局のニーズによって動くことがある。しかし、栄養リスク評価の国際的モデルでは、一般的な指針を規定することが、リスク評価の結論をリスク管理にまで拡大させすぎずに望ましい結果を得る上で役立つであろう。この特性はとくにリスク特性解析段階で重要であるが、これ以外の栄養リスク評価段階も同様の懸念を抱きやすいかもしれない。

　3つの作業部会による栄養リスク特性解析情報を比較した結果から、1）栄養リ

スク特性解析および情報の提示形式に対する標準的アプローチ、または2) 少なくともリスク特性解析が必要な要素を確実に含むよう特定した過程、のいずれかは、策定する価値があることが示唆される。このようなアプローチや過程は、栄養リスク評価者の仕事に役立つであろう。すなわち、栄養リスク評価者が栄養リスク管理者の仕事を担うためにその仕事の範囲を広げさせないようにするとともに、コラムA5-1に列挙するリスク特性解析の基本的な要素への一貫した取り組みを可能にするのである。これにより、リスク管理者は、方針選択肢に関連したリスク特性解析を最大限利用できるようになるであろう。

2.2　栄養素と関連物質のリスク特性解析への課題

栄養素および関連物質のリスク特性解析をいかに実施すべきかという考えを促すため、著者は以下の問題や疑問を提示する—どれもがリスク特性解析にとって難問となる。

- 情報のギャップと複雑さはハザード関連情報の特定やハザードによる健康被害解析の段階における課題である。このことを認識しながら、「不確実性を提示しつつ、リスク評価とリスク管理との境界を逸脱しないように役立つ情報を提供するリスク特性解析をどのように準備すればいいのか？」

  ギャップと複雑さについては、たとえばRenwick et al.(2003)が次のことに注意を向けている。第1に、用量反応データが少ない微量栄養素に関するヒトの研究や疫学研究の優位性、第2に動物モデルを用いる研究の数の少なさや適用性、第3に必須摂取量と毒性摂取量の境界幅の狭さ、第4に微量栄養素間に生じうる相互作用、第5に栄養補助食品（ダイエタリーサプリメント）に含まれる微量栄養素の場合、摂取時の化学形態や剤形である。

- バックグラウンドが異なる専門家によってリスク特性解析におけるリスク評価部分がばらばらに進展している場合、異なる科学分野間のコミュニケーションは、それらのリスク評価部分を統合する上で障壁となることがある。「栄養素および関連物質のリスク評価に関係する栄養分野、毒性分野、および他の科学分野をどうすれば効果的にとりまとめられるか？」

  2つ以上の科学分野が関与すれば、データの解釈や評価、不確実性に関する科学的判断において重視する部分や見通しがそれぞれ違ってくる。違いが大きい場合、前段階でどの分野を含めたかによって、リスク特性解析の内容が強い影響を受けることがある。Renwick et al.(2003)は、微量栄養素

のハザードによる健康被害解析段階で栄養学者と毒性学者にはそれぞれ異なる役割があることを示唆している。しかしそれが専門家の「自己中心的なスタイル」を招くのであれば、これはリスク特性解析に対する望ましくない影響と言える。これを避けるには、リスク管理者のニーズ（通常は栄養方針選択肢に関連する）への対応に常に焦点を当てるため、専門家どうしが十分に対話できるような過程を考えればよいであろう。

●リスク特性解析の内容と提示方法は、リスク管理者に情報を伝える際の効果に影響を及ぼしうる。したがって、「リスク特性解析に何を含めるべきか、また前述のセクションでリスク評価について示した情報をどの程度繰り返す必要があるのか？」言葉を換えれば、「リスク管理活動に不可欠な情報を伝えるために、どれくらい多くの情報を先行する3段階からリスク特性解析に持ち出す必要があるか？」

現時点でのリスク特性解析の顕著な特徴は、簡潔さのようである。これはほんとうに、本ペーパー冒頭に記した従来のリスク特性解析の定義によって提案されたリスク評価の結果の要約形式や統合した提示形式なのか？　本ペーパーの付録1に示すリスク特性解析は、リスク管理者の期待とニーズを満たすものなのか、それともリスク管理者が解明やさらなるリスク評価を求める可能性が高いものなのか？

●一部の科学者は、他の責任に結びついたリスク管理行動という形で助言を与えることに慣れているかもしれない。このことを考えると、「何人の科学者が、リスク管理選択肢を無意識に示唆することなくリスクの特性解析を助けてくれるだろうか？」

栄養素と関連物質分野のリスク評価者とリスク管理者、おのおのの役割を整理し明確に特定することが、リスク評価とリスク管理の相互作用をよくするきわめて重要な側面なのかもしれない。

●Renwick et al.(2003)は、栄養リスクの方法論——とくにリスク評価の各段階のデータ入力を収集・評価するために使用する方法——について、かなりのギャップと研究の必要性に取り組むことが、リスク特性解析過程を助け、その改善につながることになると指摘している。「リスク特性解析は、さらなる研究に関する推奨事項を記述したセクションの後に続けるべきか、それともそのセクションに含めるべきか？」

3 栄養素および関連物質のリスク特性解析の要素

　先に強調したように、リスク特性解析の要素は通常、リスク管理に先立つ3段階で発生したデータの性質に関する考察という中で対処されるものである。リスク特性解析の一般的な目的とその重要性について異論は出ていないが、主にリスク管理者のために役立てるという目標に結びつくことから、リスク特性解析の実践にはもう少し注目する価値がある。

　いろいろなやり方でリスク特性解析用の別々の箱を特定することは、優れたリスク評価からは1つのまとまった要約が得られるはずで、その要約は他の人間が使用することになると主張する手である。しかし、こうした特定は、その要約がリスク評価者向けではなくリスク管理者向けに意図されたものであるということも支持する。要約、すなわちリスク特性解析は、リスク管理者が今ある方針選択肢に対応するという形で、先行する3段階と密接に結びつける必要がある。

3.1　栄養素および関連物質のリスク特性解析過程

　一般に、リスク特性解析の「基本的な要素」には、ハザードへの曝露結果に関する要約記述と、リスク推定において対象となる有害な結果の可能性の推定を含むとされている。重要なのは、特性解析がどれほど現実に近いものを表すかリスク管理者が判断できるように、リスク特性解析から生じた情報は、重要なデータギャップ、仮定、および不確実性を明確に特定すべきものであるということを認識することである。まれにリスク特性解析により、実際には妥当な推定またはリスクの詳しい情報に基づく観点以上のものが与えられる(草案版[非回覧]FAO/WHO食品安全リスク分析：概観および枠組マニュアル[2])より)。

　本ワークショップのコンテクストペーパーで述べたリスク評価者の「測定」作業の成果は、リスク特性解析の出発点となる。本ワークショップのこれ以外の3報のディスカッションペーパーでは、以下の4点に力点が置かれ、議論されている。第1に、関連する科学的エビデンスの収集、系統化および検討、第2に、提示様式とデータ解析様式、第3に、得られた科学的エビデンスのギャップの扱いとエビデンス不足の認識、第4に、いつ、どのように不確実係数と補正係数を使用し、適切な科学的判断を下すかということである。

　次に、リスク特性解析を「記述する」作業に取り組むという方針選択肢の性質をもつリスク評価者が、少なくとも一般に認めなければならないものがある。コンテクストペーパーでは、栄養リスク管理者が入手できる、栄養素と関連物質の上

限摂取量に関連した方針選択肢の例をあげている。これらの例を利用しながら、表A5-2に、リスク管理者に関連する能力を最大限に評価する系統化した栄養リスク特性解析を示す。方針選択肢が、一般的な食糧供給または特定の製品カテゴリー（例、高度に強化された食品、サプリメント）、またはおそらくはある種のサブグループ（小児、高齢者）をターゲットにした製品のいずれかと関係があるかもしれないということも認める。各行のチェック印（×）は、リスク評価を完了し、その科学的背景の中でリスクを設定するために、3つの先行段階の要約データから何が予想されるかを示す。

表A5-2に、リスク管理者の質問に対応する中でデータの特性がどのように解明されるかを示す。第1行「反応のタイミング」の要素はどれも、他の方針選択肢に関連している。第2、第3、第4行の要素は特定行の方針選択肢にのみ関連している。第3、第4の列（「一般的な食糧供給」と「特定の製品カテゴリー」）は栄養リスクの重要点を示す。

国／地方レベルのリスク管理者のリスク評価に関する質問が、限られた作業の評価に主眼を置いたものである場合、表A5-2にある要素の中には重要でないものもあるが、栄養リスク評価用の全般的な国際的モデルについて、これは多目的に使用するもので、そのときのニーズによって変動する情報の最終用途と考えるべきである。このため、一般的モデルのリスク特性解析は、年齢や性による群別にリスクに取り組む場合、多目的に最大限に活用される可能性が最も高い。

表A5-2により、すべてのリスク評価の要求が一般的なモデルになることは期待できない。リスク管理者に有用な選択肢が十分に開発されていないときの例や、状況の変化を考慮に入れて、リスク評価中に選択肢の変更が必要になる例があろう。とくに国／地方レベルでは、リスク評価をリスク管理者に最大限役立てるようにするため、リスク評価者に、特別な方針選択肢の調整またはその科学的側面に関連した他の科学的な問題にも取り組むよう求めることはリスク管理者にとって必要だと思われる。

本ワークショップの範囲を超える可能性があるが、リスク評価者とリスク管理者の間でさらに対話を繰り返すことが重要であると認める必要がある。対話の繰り返しには、通常、最初の方針選択肢の根底にある仮定の変更が含まれる。対話の繰り返しの中で出てくる質問の種類として以下の例がある：

2）許可を得て転載：FAO/WHO（国連食糧農業機関／世界保健機関）。草案版（非回覧）：食品安全リスク分析：概観および枠組マニュアル

【付属文書5】 ディスカッションペーパー4：栄養リスク特性解析：重要な考慮事項

表A5-2　各目的のために栄養リスク特性解析に盛り込むべき要素

方針の選択肢[a]	栄養のリスク特性解析に盛り込むべき要素(案)	一般的な食糧供給	特定の製品カテゴリー
1. 反応のタイミング	■有害作用	×	×
	●重症度	×	×
	●感受性の高いサブグループ	×	×
	■UL	×	×
	●年齢別・性別	×	×
	■総摂取分布	×	×
	●ULのある全群	×	×
	●特定の食品カテゴリー[b]	×	×
	両方とも以下を含む		
	ⅰ. ULを上回る摂取量の程度	×	×
	ⅱ. ULを上回る人数	×	×
	ⅲ. 摂取量がULを上回る理由	×	×
	■リスクが考えられる特別なサブグループ	×	×
	■ULが確立していない場合、その理由の説明	×	×
	■上記のそれぞれに関する不確実性	×	×
	（たとえば、過少報告バイアスなど）		
	■摂取量がULを上回るとき、ULを超える製品		×
	■摂取量がULに近いとき、摂取データの系統的バイアス	×	×
2. 製品の形態	■あらゆる形態または特定の供給源	×	×
	●データがある場合、食品カテゴリーによる特定[c]	×	
	■生物学的利用率、他の食品成分または他の栄養素との相互作用	×	×
	■データがある場合、特定製品のタイプまたは分類の1日摂取量への相対的寄与		×
	■上記のそれぞれに関連する不確実性	×	×
	■食品または製品のカテゴリーに関するデータギャップ		×
	■不十分な栄養に対処するための多量摂取の介入	×	×
3. ラベル表示	■リスクのある人の自己同定能	×	×
	■実践、行動または使用状態はリスクを増減させる可能性がある	×	×
	■上記のそれぞれに関連する不確実性	×	×
4. 教育	■リスクのある人の自己同定能および関連する不確実性	×	×

[a] コンテクストペーパーの表1より

[b] さらに、国／地方レベルでのリスク管理者は、対象となる食品カテゴリーを規定することがある―コンテクストペーパーの考察を参照

[c] 「もし～だったらどうなるか」というシナリオの特定と作成は、リスク評価者（栄養リスク評価の一般的な国際的モデルに関連する）の役割の範囲を超えているが、国／地方のリスク管理者は、リスク評価者（製品形態の変化または特定の供給源からの摂取の変化に関する特別なシナリオの科学的評価や影響に関連する）の質問を規定することがある。セクション3.1「栄養素および関連物質のリスク特性解析過程」を参照。

- 適切でないという問題に対処するため、規定の量ずつ食品強化レベルを上げたら、サブグループごとの栄養摂取量の分布はどうなるか？（これには、異なる強化レベルや異なる食品で繰り返すことが含まれよう）
- 集団での栄養素Xの曝露量を減じようとして、特定の強化食品やサプリメントに含まれる量に限界値を設けると、低量を摂取する感受性の高いサブグループの栄養摂取量の分布はどうなるか？

表A5-2で強調した考慮事項に関連して、何らかの特別な問題が生じる。このため、本ワークショップでは、とくに以下の問題に注目したいと思う：

1. 情報の種類。リスク特性解析に役立つと思われる情報の種類に関して何らかの指針を与えることは有用か？　見落としてしまわれがちであってもリスク評価の有用性に有意義な情報を与えるような、役立つ情報の「断片」は存在するのか？　たとえば、利用できる用量反応データがほとんどないことを示す説明はリスク管理者にとって重要であろうが、リスク評価者はこのことを明示しないこともある。
2. 有用な解釈的説明。リスク評価者がリスク評価内容に含めることができなかったと思われる、リスク管理者にとっては役立たないことがわかっている情報や有用な解釈的説明の性質に関する指針はあるか？　以下の説明がその例である。

    データギャップをより明確に指摘する：「栄養素XをXmg～Ymg摂取することの影響は不明である」

    リスクを変えるような行動を強調する：「（感受性の高いサブグループにおいて）サプリメントや高度に強化された食品からの摂取は、（特定の有害作用を有する）集団の割合を増加させることがあり」、「多量のサプリメント服用者の一部ではULを上回ることがある」

3. 層化（層別化）。リスク特性解析は、リスク評価の先行段階で得られたデータの徹底的検討の必要性、またはさらなる評価実施の必要性について、なんらかの戦略的な層化（層別化）を考慮に入れることができるか、またそれを考慮に入れるべきか？　たとえば、

    ULと摂取量のギャップが小さい場合、リスク特性解析では、過少報告または過大報告を招く可能性がある系統的バイアスがないか、さらには、摂取データ収集時に使用した各方法にウェートを置く必要がある

かについて、摂取データを調べるよう努めるべきか？
ULと摂取量のギャップが大きい場合、摂取データにはそれ以上の補足的説明が必要ないことを明らかにすべきか？
摂取評価により、（亜）集団の摂取量がULを上回ることが示される場合、多量摂取の一因になっていると思われる製品を調べるべきか？
4. 栄養不良の集団。栄養不良集団に対してリスク評価が行われる場合、リスク特性解析はどのような役割を果たすか？　この質問はリスク評価の前段階で、ある程度まで取り組まれる予定であるが、リスク特性解析の特殊な要素である可能性があるため、検討が必要である。

3.2 栄養素および関連物質の異なるカテゴリーに対するリスク特性解析の適用

閾値モデルが当てはまらない栄養素と関連物質の場合、そのリスク特性解析に取り組むにはどのような方法が有効なのか、という疑問が生じる。少なくとも若干の主要栄養素や、骨の健康に関連するビタミンAのような場合である。

主要栄養素に関するIOM委員会（IOM Panel on Macronutrients）（IOM, 2002）は、飽和脂肪酸の摂取による有害作用が十分に証明されていたにもかかわらず、飽和脂肪酸のULを設定しなかった。このデータは、脂肪酸摂取量が増加するにともない冠動脈性心疾患リスクも増加することを示している。すなわち、閾値がないということである。ULをゼロとするのは選択肢ではない。というのも、飽和脂肪酸を含む食品をすべて排除することなどできず、他の多くの栄養素（蛋白質、必須脂肪酸、鉄や亜鉛などの微量栄養素など）の摂取に悪影響を及ぼしうるからである。

Renwick et al.（2003）は、主要栄養素のハザードによる健康被害解析に重要な要素について論じている。とくに、忍容性、考えられる毒性、栄養面の影響や、重要と思われる腸管への局所作用（微生物叢の変化および他の栄養素の吸収の変化など）を検討するよう主張する。彼らが指摘するのは、リスク特性解析ではヒトの試験や観察研究が重要な役割を担うということである。その理由は、ひとつには、動物の研究で必要となる大量投与やヒトの健康に対する悪影響の意義の解釈は難しいためである。さらに、ヒトの試験によって、関連する健康評価項目が調べられ、有害作用がないという確証が得られることを示唆し、例として、脂肪投与時に冠動脈性心疾患リスクファクターのバイオマーカーの使用をあげている（2003）。

しかし、閾値レベルがなければ、閾値レベルに依存している栄養素と関連物質のリスク評価モデルは、リスク管理者に大いに必要とされている指針を提供するうえでほとんど役立たない。指針が必要とされるのにモデルを提供できない場合、重要な質問は「リスク評価者はどうすべきか？」、そして「どのようにそうしたリスクの特性解明を行うべきか？」である。

3.3 栄養不良集団に対するリスク特性解析の要素

本ワークショップの主題である国際的モデルは、栄養不良集団という点で必要に迫られたことから、最初に検討されていたであろう。次に本ワークショップは、栄養不良集団に対するモデルの調整や特別なアプローチを考慮する必要がある。対象集団が栄養不良状態にある場合、ULとその結果としてのリスク特性解析は異なることが多い。この違いは、栄養状態が十分かどうか、およびどの栄養素と関連物質を対象とするかによって変わることがある。たとえば、ワークショップ参加者は介入の結果を熟知していると考えられる。これらの結果は、栄養不良集団に対する補充戦略によって、対象集団が栄養を十分にとっている場合には評価されていなかったであろう特定の問題や望ましくない副作用が生じうると示唆するものである。

この問題は、リスク評価過程全体を通じてはっきりと出てくるが、リスク特性解析に及ぼす影響は相当のものになる。栄養不良集団に関する栄養リスク管理判断には、リスク評価により他の情報や考慮事項が検討されることが必要であろうが、言うまでもなく、栄養リスク管理者は有害作用の重症度や有害作用が生じた摂取量について知っておくべきであろう。また、有害作用が長期に及ぶものか短期のものか、および改善可能かについて知ることも重要であろう。有害作用のリスク、投与量や投与頻度に関するリスク評価者の解釈的なコメントも重要であろう。表A5-2では、第1～2行で特定した要素の多くが、栄養不良状態での使用に適した栄養リスク特性解析にとって重要なはずであるが、栄養不良集団を検討するにはどのようなリスク評価モデルを適用すればいいかという疑問は残る。

4 結論

　リスク特性解析過程はリスク評価過程を通じて生じる。連続した各段階が前段階で出た結果を土台にし、これに付加し、進展していくためである。同時に、リスク特性解析は、重要な知見、不確実性、および専門家の判断を併せた要約を作成し、リスク管理者に生じた質問—方針選択肢に関連してリスク評価のはじめに生じた質問—に対して重要かつ有効な回答を提供できるようにそれらを系統立てることが必要な過程でもある。

　栄養リスク評価では、リスク管理者には一般に、方針選択肢はわずかしかないであろう（栄養素と関連物質では多い）。リスク評価は段階ごとに構成することができ、リスク特性解析の中で持ち出すべき要素は特定し、方針選択肢と結びつけることができる。

　先に完了したリスク特性解析に関する本ワークショップの検討により、リスク特性解析の開発と提示のための一貫した枠組がないため、リスク管理者に提供された情報の選択には差があり、特定されたリスクの特性解析がまちまちになっていることが示唆される。

　リスク管理者が今ある方針選択肢に対応できるよう、栄養リスク特性解析の準備の指針とすべく、枠組（表A5-2）が作成されている。枠組案はそれぞれの方針選択肢に関連する要素、すなわち最も適切な選択肢の管理判断を行うために必要な情報を伝えるものである。リスク評価が、異なるタイプの栄養素カテゴリーに向けたものや栄養不良状態の集団に向けたものである場合、リスク特性解析も特別な問題に取り組むことになろう。

参考文献

European Commission, Scientific Committee on Food. *Opinion of the Scientific Committee on Food on the Tolerable Upper Intake Level of Preformed Vitamin A (retinol and retinyl esters)*. SCF/CS/NUT/UPPLEV/24 Final. 7 October 2002.

European Commission, Scientific Panel on Dietetic Products, Nutrition and Allergies. *Opinion of the Scientific Panel on Dietetic Products, Nutrition and Allergies on a request from the Commission related to the Tolerable Upper Intake Level of Vitamin C (L-Ascorbic acid, its calcium, potassium and sodium salts and L-ascorbyl-6-palmitate)*. 28 April 2004. (Request No EFSA-Q-2003-018). In The EFSA Journal. Volume 59. 2004. 1-21.

European Commission, Scientific Panel on Dietetic Products, Nutrition and Allergies. *Opinion of the Scientific Panel on Dietetic Products, Nutrition and Allergies on a request from the Commission related to the Tolerable Upper Intake Level of Iron.* 19 October 2004. (Request No EFSA-Q- 2003-18). In The EFSA Journal. Volume 125. 2004. 1-34.

European Commission, Scientific Committee on Food. *Opinion of the Scientific Committee on Food on the Tolerable Upper Intake Level of Zinc.* SCF/CS/NUT/UPPLEV/62 Final. 19 March 2003.

Expert Group on Vitamins and Minerals. *Safe Upper Levels for Vitamins and Minerals.* London: Food Standards Agency Publications, May 2003.

Food and Nutrition Board Institute of Medicine. *Dietary Reference Intakes: A Risk Assessment Model for Establishing Upper Intake Levels for Nutrients.* Washington, D.C.: National Academy Press, 1998.

Food and Nutrition Board, Institute of Medicine, National Academy of Sciences. *Dietary Reference Intakes for Vitamin A, Vitamin K, Arsenic, Boron, Chromium, Copper, Iodine, Iron, Manganese, Molybdenum, Nickel, Silicon, Vanadium, and Zinc.* Washington, D.C.: National Academy Press, 2001.

Food and Nutrition Board, Institute of Medicine, National Academy of Sciences. *Dietary Reference Intakes for Vitamin C, Vitamin E, Selenium, and Carotenoids.* Washington, D.C.: National Academy Press, 2000.

Food and Nutrition Board, Institute of Medicine, National Academy of Sciences. *Dietary Reference Intakes for Energy, Carbohydrate, Fiber, Fat, Fatty Acids, Cholesterol, Protein and Amino Acids.*

Washington, D.C.: National Academy Press, 2002. Renwick, A.G., et al. Risk characterisation of chemicals in food and diet. In *Food and Chemical Toxicology.* Volume 41. 2003. 1211-1271.

付属文書5の付録1　3つの作業部会による特定のリスク特性解析情報の比較—鉄、ビタミンC、亜鉛

栄養素	作業部会		
	EU-EFSA/SCF[a]	UK-EVM[b]	US-IOM[c]
鉄	**結論** ● あらゆる供給源からの鉄のULは、非ヘム鉄製剤サプリメントの短期経口投与後に報告された消化管有害作用に基づくことはできない。相関が弱いため、鉄過剰に基づくこともできない。また、因果関係を示す確たる証拠がないことから、心血管疾患、糖尿病、癌などの慢性疾患に基づくこともできない。 **リスク特性解析** ● 短期経口投与後に報告された消化管有害作用（非ヘム鉄製剤サプリメント50〜60mg/day、とくに食品とは別に摂取） ● 血清フェリチン濃度上昇が有害作用（肝線維化など）のリスク増加と関連するようになる点は不明 ● 血清フェリチン濃度上昇が有害作用（肝線維化など）のリスク増加と関連するようになる点は不明 ● 多量の鉄の摂取および／または貯蔵と慢性疾患（心血管疾患、2型糖尿病、消化管癌）リスク増加との疫学的関連は矛盾しており、鉄の摂取や貯蔵とこのような有害作用との因果関係を示す確たる証拠とならない ● 一部の国では、強化食品などの食品源（サプリ	**リスク評価** ● ヒトでは、急性鉄中毒は出血性胃腸炎などの重度の胃腸障害に関連する—致死量（約100ｇ）の摂取は、成人では比較的まれであるが、小児ではよくみられる ● 食事性鉄の過剰摂取は正常集団ではまれであり、これは鉄の曝露量の増加に対して吸収量が減少することによるものと考えられる ● 遺伝性ヘモクロマトーシス患者はとくに、鉄の取り込み亢進により鉄過剰に陥りやすい—この疾患のヘテロ接合体である被験者は、鉄貯蔵量がわずかに増加することがある ● ヘテロ接合体である被験者（集団の最高1％）は心血管疾患リスクが増加したかもしれないという主張はいまだに論議の的である **指針値** ● 安全な上限摂取量（SUL）を確立するための適切なデータが不十分である ● 鉄欠乏症患者でもっとも多く報告される有害作用は消化管に関するものであり、通常は便秘であるが、補充量（鉄50〜220mg/day）の摂取後に悪心、嘔吐、上腹部痛も報告される ● 約17mg/day（60kgの成人で0.28mg/kg体重/dに相当）の補充量摂取では、大多数の人に有害作用が発現しないと予想される	● 成人の鉄のUL 45mg/dayでは、食事供給源により有害作用が発現するリスクは低いようである ● 天然の強化鉄含有食の摂取により胃腸障害は生じない ● ULを上回る量の鉄塩を服用している人（とくに空腹服用時）は消化管有害作用をきたすことがある ● 米国では、31〜50歳の男性の25％はフェリチン濃度＞200μg/ℓであり、この数値は、心血管疾患の危険因子になりうる。50歳以上では有病率がより高くなる ● フェリチン濃度高値の意義およびフェリチン濃度高値と食事性鉄摂取との関連は明らかでない ● サハラ砂漠以南のアフリカにおいて多量の鉄摂取と鉄過剰のあいだに関連が認められたことから、男性や閉経後女性に対して鉄サプリメントや高度に強化された食品を避けるよう推奨することは賢明である ● ULは、医師の指示により鉄剤治療を受けている患者に適用することは意図されていない

続く

付属文書5の付録1　続き

栄養素	作業部会		
	EU-EFSA/SCF[a]	UK-EVM[b]	US-IOM[c]
鉄(続き)	メントは除外)から摂取した多量の鉄による有害作用のリスクは、全体として集団では低いと考えられる ● 男性や閉経後女性では、サプリメント摂取により高量の鉄を貯蔵する可能性が高い集団の割合が増加することがある ● 月経中の女性や小児など、鉄状態不良の特別なリスクがある一部の群は、他の食事からの摂取および／または食事性鉄の利用率改善による恩恵を受けられる ● とくに感受性の高い亜集団集団の最高0.5%)は遺伝性ヘモクロマトーシスのホモ接合体であり、食事性鉄摂取量が正常であっても、鉄過剰に陥りやすい。このため、鉄サプリメントや高度に鉄が強化された食品は避けるべきである ● これらのホモ接合体の大多数は診断・特定されず、十分量の鉄の貯蔵により有害作用が引き起こされるまで感受性が高いことが認識されない	● この指針値は、ヘモクロマトーシスのホモ接合体型遺伝子に関連して鉄過剰に陥りやすい集団のごく一部には適用しない ● 得られた研究の多くは、副作用を詳しく見ていない。また、鉄状態と貯蔵について、長期におよぶ鉄補充に関する情報が不足している	
ビタミンC	**結論** ● 急性毒性が低いことを示すヒト・動物のデータが少ない ● 急性胃腸不耐性は、多量の摂取で発現することがもっとも明らかになっている有害作用であるが、成人や群(例、小児や高齢者)に関する用量反応関係データ	**リスク評価** ● 得られたデータは、健常被験者に経口投与しても重度の有害作用や特異的かつ重要な毒性評価項目は認められないことを示唆する ● ビタミンCに起因するシュウ酸の排泄量増加に関して矛盾するデータがある ● 感受性が高いと考えられ	● 最大用量($>1.2\,g$/day)では、食品やサプリメントからの過剰摂取により有害作用が発現するリスクはきわめて低いようである ● 一般集団に対しては常にULを上回らないよう指導すべきである ● ULを超える摂取量でも、適切な対照を置いた臨床試験では適切なことがある

続く

【付属文書5】 ディスカッションペーパー4：栄養リスク特性解析：重要な考慮事項

付属文書5の付録1　続き

栄養素	作業部会		
	EU-EFSA/SCF[a]	UK-EVM[b]	US-IOM[c]
ビタミンC（続き）	はほとんどない ● ビタミンCの耐容上限摂取量（TUL）を確立するためのデータが不十分 **リスク特性解析** ● わずかなヒトのデータから、食事から摂取する通常量に1日当たり約1gまでの補助量を添加すると消化管有害作用は起こらないことが示唆される ● 急性消化管作用は、より多量の摂取（3～4g/day）で発現することがある ● 腎結石リスクの増加は習慣的な摂取量（1.5g/day）では認められないが、より多量の摂取で、腎臓でのシュウ酸排泄量（これにより腎結石リスクが増加する）が増加するかどうかは明らかでない ● 高量で吸収が飽和するため、1g/day以上の摂取により取り込み量や組織中のレベルはほとんど増加しないが、消化管への作用は増大する ● 結論はアスコルビン酸、アスコルビン酸塩、エステル型ビタミンCに当てはまる。エステル型ビタミンC（例、アスコルビン酸パルミチン酸エステル）の消化管吸収や忍容性に関するデータはないが、いずれの型も同様の特性を示すことが予想される ● 欧州各国の調査で報告されている平均1日摂取量は、集団基準摂取量	る群には鉄代謝・貯蔵障害患者が含まれる ● ビタミンCによるさまざまな抗酸化作用が報告されているが、その意義は一般集団では明らかでない ● 動物における急性毒性は非常に軽度で、生殖評価項目に対する作用は報告されていない **指針値** ● SULを設定するためのデータが不十分 ● 毒性は低いが、＞1g/dayの用量で消化器系に対する有害作用が生じることがある。これにより、胃腸機能障害のある人では深刻な問題となる可能性がある ● 補充量の1g/dayでは重度の有害作用は生じないと予想される ● 有害作用は食品からの摂取後よりもサプリメントの急速大量服用後に生じるようであるため、ビタミンC摂取量の指針値は推定されていない ● 多くの人はビタミンCを多量摂取しても有害作用はないと思われる ● 摂取量＞1g/dayで有害作用を発現しやすい集団には、ヘモクロマトーシスヘテロ接合体、サラセミア、腎結石素因のある人などが含まれる	● 試験参加者が、起こりうる毒性について記したインフォームドコンセント文書に署名していること、および被験者に対する適切な安全性モニタリングのもとで試験を実施することを条件に、ULを超える摂取量を用いた臨床試験を推奨すべきである ● ULは、医師の指示によりビタミンC治療を受けている患者に適用することは意図されていない

続く

付属文書5の付録1　続き

栄養素	作業部会		
	EU-EFSA/SCF[a]	UK-EVM[b]	US-IOM[c]
	(Population Reference Intake)よりも多い。食事やサプリメントから得られる95パーセンタイルの摂取量は約1g/dayまで変動する。これらの食事摂取量は心配するほどのものではない ● 多量のビタミンCサプリメントの長期摂取の安全性について、体系的な評価はない		
亜鉛	● 得られた研究は、あらゆる年齢群で総亜鉛摂取量の97.5パーセンタイルがULに近似することを示しているが、このことは、本委員会の見解によると、憂慮すべき問題ではない	SULの確立 ● 食品から最大17mg/dayを摂取すると仮定すると、総摂取量42mg/dayでは有害作用は生じないと予想される	● 曝露評価で示された最大摂取量では、食品やサプリメントからの亜鉛の過剰摂取による有害作用のリスクは低いようである ● とくに授乳・妊娠中のサプリメント使用により、多量の亜鉛を摂取することになる

[a] EC食品科学委員会／欧州食品安全機関
[b] 英国ビタミン・ミネラル専門家グループ
[c] 米国医学研究所

【付属文書6[1)]】
ビタミンAに関するハザード関連情報の特定／ハザードによる健康被害解析の重要な要素（3つの国／地方当局による報告書の要約）

要素	国／地方当局		
	EU：SCF（2002）	UK：EVM（2003）	US/Can：IOM（2001）
ビタミンAの定義	レチノイド。「プレフォームド」ビタミンA。プロビタミンAカロテノイド（例，β-カロテン）ではない。	レチノイド。「プレフォームド」ビタミンA。ビタミンA前駆物質（例，β-カロテン）ではない。	レチノイド。「プレフォームド」ビタミンA。プロビタミンAカロテノイド（例，β-カロテン）ではない。
上限摂取量（UL）設定に含まれるビタミンA供給源	あらゆる供給源（食事およびサプリメント）。短期摂取および長期摂取。	あらゆる供給源からの長期摂取。	食品、強化食品および／またはサプリメント。長期摂取。
健康への悪影響：選択と考慮すべきこと■催奇形性	妊娠可能年齢の女性のULに選択：>3000μg RE/dの摂取で重度かつ不可逆的な毒性が生じる。毒性は、すでに存在する肝蓄積量や母体の栄養状態と関連しない。臨界期は妊娠初期の2ヵ月間で、単回摂取や少量の摂取でも発現することがある。	「妊婦または妊娠を望む女性の指針値」のセクションで考察：疫学研究で、妊娠中に高量のビタミンAに曝露すると出生時欠損のリスクが増加する可能性が示されている。ビタミンAは催奇形性があることが動物で明らかになっている。現データからは閾値量を特定できない。中等量の摂取（>3000μg RE/d。サプリメントから）で作用が出現したことを示唆する疫学研究もあれば、これより多い量を閾値とする研究もある。しかし、この作用の重症度を考えると、3000μg RE/dを催奇形性の閾値としたほうがよい。	生殖年齢の女性（14～50歳、妊婦・授乳婦）のULに選択：ビタミンAの多量摂取と出生時欠損との因果関係は、13-*cis*-レチノイン酸がヒトに対して催奇形性があるという明確な証明および多数の動物研究・疫学研究の結果に基づき示される。感受性の高い臨界期は妊娠の第1トリメスターである。リスクが生じる閾値については今なお議論が続いている。データベースの因果関係、質、完全性を考慮して重大な有害作用として選択した。

1) 注記および表中に引用した参考文献は本付属文書の最後に提示する。　　　　　続く

要素	国／地方当局		
	EU：SCF(2002)	UK：EVM(2003)	US/Can：IOM(2001)
■肝毒性、肝異常	男性および小児のULに選択： ビタミンAの長期にわたる多量摂取との因果関係あり。長期多量摂取の最も重度な結果の1つである。ビタミンAの摂取を中止しても、毒性は必ずしも改善しない。	考察はあるが選択していない。	19歳以上の成人（妊娠可能年齢の女性を除く）のULに選択： ヒトと動物のデータから、ビタミンAの過剰摂取と肝異常との強い因果関係が明らかである。酵素の変化をもたらす他の原因が確実ではないので、肝酵素ではなく、ビタミンA中毒に特徴的な異常な肝病変（すなわち肝臓のビタミンA濃度の著しい上昇）が用いられた。
■骨代謝、骨密度低下、骨毒性	閉経後女性に対する特記事項： いくつかの主要な疫学研究で、摂取量に応じた骨折リスクの増加は食品やサプリメントから通常に摂取した場合に類似すると報告される。現データからは因果関係を確立できないため、耐容上限摂取量を設定するにはデータが十分でない。男性にも同様の用量反応を適用できるかは不明。	指針値のセクションで考察： 最近の疫学研究で、多量のビタミンAを長期間摂取している閉経後女性は寛骨骨折リスクが増加すると指摘されている。裏付けとなる他の疫学データは、この作用は女性だけでなく男性にも起こりうることを明らかにしている。これらの知見はレチノールが骨に直接作用することを示した動物データで支持される。骨障害は永久的であろう。 股関節骨折リスクは、曝露レベル（平均食事摂取量を含む）に関連する連続した段階的な反応である。少しのリスクももたらさない摂取量を特定することはできない。しかし、現データによると、総量1500μg RE/d以上の摂取は不適切であろう。	考察： 動物では、長期のビタミンAの過剰摂取により骨密度が低下することが明らかになっている。4件の疫学研究の知見は、刺激的ではあるが矛盾を抱えている。このため、ビタミンAのUL設定には有用でない。

続く

【付属文書6】 ビタミンAに関するハザード関連情報の特定／ハザードによる健康被害解析の重要な要素(3つの国／地方当局による報告書の要約)

要素	国／地方当局		
	EU：SCF(2002)	UK：EVM(2003)	US/Can：IOM(2001)
■ビタミンA 過剰症 (例、 泉門膨隆、 頭蓋内圧)	考察： ビタミンAの多量摂取により、成長・発育の有害な後遺症とは関連しない泉門膨隆(急速に改善可能)が乳児で認められた。年長児や成人では、ビタミンAの過剰摂取と頭蓋内圧上昇は関連している。	考察： 急性毒性(例、新生児や乳児での泉門膨隆)は、100000μg REという過剰量の摂取とよく相関している。生後6ヵ月未満の乳児では7500～15000μg REの単回投与で急性症状が発現するが、これより年齢の高い乳児(生後6ヵ月および9ヵ月)では30000μg REの投与でも忍容性が高い。ヒトにおける急性毒性はまれである。ビタミンAの長期毒性症状のほとんどは投与中止により改善する。	14～18歳の男子、9～13歳の小児、4～8歳の小児、1～3歳の小児、生後0～12ヵ月の乳児のULに選択： 乳児に5500～6750μg RE/dのビタミンAを投与すると、頭蓋内異常(泉門膨隆)および骨格異常をきたすことがある。
■脂質代謝	考察： 7500μg RE/dを4年間摂取している患者はコレステロール濃度の上昇が少なかった(2～3％)。4500μg RE/dを12年間摂取している患者では観察されなかった。	―	―
無毒性量 (NOAEL)	―	―	生殖年齢の女性(14～50歳、妊婦、授乳婦)： 4500μg RE/day 補充量3000μg RE/d以下のビタミンAでは有害作用が生じない。食品＋サプリメントから4500μg RE/d以上を摂取するとリスクは有意に増加する。大部分のデータは7800μg RE/d以上である。 4500μg/d以下では明らかに有害作用が認められないことを考えると、これは控えめな数値である。

続く

要素	国／地方当局		
	EU：SCF(2002)	UK：EVM(2003)	US/Can：IOM(2001)
最小無毒性量 (LOAEL)	泉門膨隆：7500μg RE（乳児、単回投与）。 肝毒性：7500μg RE/dを6年間。 骨密度／骨折：1500μg RE/d（閾値なし）。 脂質代謝：7500μg RE/dを4年間(軽微な変化のみ)。 催奇形性：＞3000μg RE/d(Rothman et al., 1995に基づく)。	―	成人(≧19歳)(妊娠可能年齢の女性を除く)：14000μg RE/d 肝毒性は14000μg RE/dayで報告された。14000μg RE/day未満での肝毒性の報告もあったが、これらの研究には飲酒、薬剤の使用、ウイルス性肝炎感染歴など、他の素因や交絡因子に関する情報がなかった。 乳児(生後0〜12ヵ月)：6000μg RE/day 　ビタミンA過剰症に関する4報の症例報告の最小量を平均し、6460μg RE/day(およそ6000)と割り出した。
不確実係数 (UF)	以下の理由により、必要ないと考える： ■催奇形性を招く摂取量の真の閾値はLOAEL(3000μg RE/d)以上である可能性が高い ■肝毒性を招くLOAEL(7500μg RE/d)は催奇形性を招くLOAEL(3000μg RE/d)の2.5倍である したがって、＞3000μg RE/dのULは肝毒性、催奇形性の両方のリスクを含み、妊娠や授乳の際にも適用される。	―	生殖年齢の女性(14〜50歳、妊婦、授乳婦)： 　感受性の個人差(かなりのデータから、＞3000μg RE/dayで有害作用が生じないことが明らかになっているため、より高い係数は妥当でない)。UF＝1.5 成人(≧19歳)(妊娠可能年齢の女性を除く)： 　重度で不可逆的な有害作用＋LOAELからNOAELへの外挿＋感受性の個人差。UF＝5.0* 乳児(生後0〜12ヵ月)： 　重度ではない可逆的な有害作用(泉門膨隆)に対してLOAELからNOAELへ外挿することの不確実性＋感受性の個人差。UF＝10* *UFは合成した値のみを示す。特定の係数に割り当てられるが規定はない。

続く

【付属文書6】 ビタミンAに関するハザード関連情報の特定／ハザードによる健康被害解析の重要な要素(3つの国／地方当局による報告書の要約)

要素	国／地方当局		
	EU：SCF(2002)	UK：EVM(2003)	US/Can：IOM(2001)
上限摂取量(UL)または指針値[a]	UL： 成人(妊娠可能年齢の女性および男性)：3000μg RE/day 小児：* 15〜17歳：2600μg RE/day 11〜14歳：2000μg RE/day 7〜10歳：1500μg RE/day 4〜6歳：1100μg RE/day 1〜3歳：800μg RE/day 閉経後女性への助言：ULは、骨折リスクが最も高い群である閉経後女性には適用しない。骨密度低下と骨折リスクの関連性に十分な安全域がないためである。閉経後女性は骨粗しょう症と骨折のリスクが比較的高いため、摂取量を1500μg RE/dに制限することが推奨される。 *小児のULは、成人の3000μg RE/dに基づいた値であり、体表面積による倍率調整(体重$^{0.75}$)を用いて成人との基礎代謝率の差を補正したものである。	指針値(ULの確立にはエビデンスが不十分だと考えられる)： 催奇形性：3000μg RE/d。妊婦または妊娠を希望している女性は、医師の助言がない状態でビタミンA含有サプリメントを服用してはならない。 骨折リスク：1500μg RE/d以上の総摂取量は不適切であろう。	UL： 女性(19〜50歳)、妊婦(19〜50歳)、授乳婦(19〜50歳)：3000μg RE/d＝4500/1.5 女子(14〜18歳)、妊婦(14〜18歳)、授乳婦(14〜18歳)：2800μg RE/d* 成人(≧19歳)(妊娠可能年齢の女性を除く)：3000μg/day＝14000/5.0 男子(14〜18歳)：2800μg RE/d** 小児(9〜13歳)：1700μg RE/d** 小児(4〜8歳)：900μg RE/d** 小児(1〜3歳)：600μg RE/d** 乳児(生後0〜12ヵ月)：00μg RE/d＝6000/10(NOAEL／LOAELがないため、小児のULは、標準体重を使用した相対的体重をもとに、成人で確立されている数値を補正する)。 *19〜50歳の女性／妊婦／授乳婦。**男性(19＋歳)／女性(51＋歳)(3000μg/day)を体重補正。

[a] SCFとIOMはULを「耐容上限摂取量(TUL)」としている。これは、ヒトに対して健康への悪影響を及ぼすリスクがないと考えられる栄養素を長期間摂取した総1日量の最大値のことである。EVMはULを安全な上限摂取量(SUL)としている。

注記：—はそのテーマが取り上げられていないことを示す。EU：SCF＝欧州委員会・食品科学委員会、RE＝レチノール当量、UK：EVM＝英国食品基準庁ビタミン・ミネラル専門家グループ、US/Can：IOM＝米国／カナダ医学研究所

参考文献

EVM (Expert Group on Vitamins and Minerals) (2003). *Safe upper levels for vitamins and minerals.* London, Food Standards Agency Publications (http://www.food.gov.uk/multimedia/pdfs/vitmin2003.pdf, accessed 1 May 2005).

IOM (Institute of Medicine) (2001). *Dietary Reference Intakes for vitamin A, vitamin K, arsenic, boron, chromium, copper, iodine, iron, manganese, molybdenum, nickel, silicon, vanadium, and zinc.* Washington, DC, National Academy Press.

SCF (Scientific Committee on Food) (2002). *Opinion of the Scientific Committee on Food on the tolerable upper intake level of preformed vitamin A (retinol and retinyl esters)* (SCF/CS/NUT/UPPLEV/24 Final), European Commission (http://europa.eu.int/comm/food/fs/sc/scf/out80g_en.pdf, accessed 1 May 2005).

【付属文書7[1)]】
上限摂取量設定において健康への悪影響を考慮するアプローチの比較
(3つの国／地方当局による報告書の要約)

表A7-1　上限摂取量設定に関する記述(報告書別)

記述	国／地方当局		
	EU-EFSA/SCF (EFSA 2004、SCF 2000, 2002)	UK：EVM (2003)	US/Can：IOM (1998, 2000, 2001)
上限摂取量 (UL)の定義	長期的に毎日摂取する栄養素(あらゆる供給源由来)の総摂取量の最大値は、ヒトに対する健康への悪影響リスクをもつ可能性が低い。ここで言う「耐容摂取量」とは、生理的に耐容可能で、リスク(すなわち、ある特定の曝露レベルで悪影響が発生する確率)の評価により科学的に判断されたものを指す。ULは集団のさまざまなライフステージ群別に導き出されることがある。	安全な上限摂取量(SUL)は、感受性の高い人が、医学的監視がなくても相当安全に生涯にわたり毎日摂取することができるビタミンとミネラルの用量である。エビデンスの基準がSULの設定に不適切な場合は、SULの代わりに指針値[a]を提供している。	一般集団のほぼ全員に健康への悪影響リスクがないと思われる1日栄養摂取量の最大値。さまざまなライフステージ群によって異なるULが策定されることがある。
健康への悪影響の定義	「生物の形態、生理、成長、発達または寿命の変化であり、これにより機能的能力や他のストレスの代償能力が障害をきたし、その他の環境の悪影響を受けやすくなる(IPCS, 1994)。有害作用の有無の決定には専門的な判断を要する。」	—	「人体の構造や機能の明らかな変化(Klaassen et al., 1986)または健康への悪影響をもたらしうる生理的に重要な機能の障害…。」
その他考慮すべきことまたはコメント	—	レベル設定は控えめになる傾向がある。	有害作用には、他の栄養素によってもたらされる健康上の利益が有害な方向に変化すること、すなわち、栄養素間の有害な相互作用を含む。

1) 注記および表中に引用した参考文献は本付属文書の最後に提示する。

続く

表A7-1　続き

記述	国／地方当局		
	EU-EFSA/SCF（EFSA 2004、SCF 2000, 2002）	UK：EVM（2003）	US/Can：IOM（1998, 2000, 2001）
観察された作用が有害かを判断するためのアプローチ	証明できる構造や機能の変化がすべて有害作用とは限らない。一部の変化は生物学的重要性がほとんどないか、または生物学的重要性が自己完結的と考えられる。観察された作用が有害かどうかは科学的判断に基づき決定する。	―	科学的判断に基づく。一部の証明できる構造や機能の変化、または栄養素間の相互作用は、生物学的重要性がほとんどないか、または生物学的重要性が自己完結的と考えられる。

表A7-2　ビタミンAの上限摂取量設定において考慮・使用される健康への悪影響（報告書別）[b]

	国／地方当局					
	EU：SCF（2002）		UK：EVM（2003）		US/Can：IOM（2001）	
影響						
成人						
■骨密度低下および股関節骨折リスク増加	×	ビタミンA過剰摂取により骨吸収が亢進し骨形成が低下することを示唆するエビデンス。感受性の高い群：閉経後女性。	×	感受性の高い群：高齢者、骨粗しょう症患者。	×	エビデンスは矛盾しており、Melhus et al.（1998）の知見を確認するデータがない。
■催奇形性	✓	妊娠可能年齢の女性。さらに、この基準で設定されたULは他のサブグループとの関連で検討される。	×	考えられるリスク、とくに妊娠第1トリメスター。	✓	妊娠可能年齢の女性。
■肝異常、肝毒性	✓	毒性は摂取量および摂取期間に依存するようである。	×	詳細記述なし。	✓	その他の全成人――とくにビタミンA中毒に特徴的な異常肝病変、または肝ビタミンA値の著しい上昇。
■血清コレステロール値上昇	×	わずかな増加が認められる。		―		―
■慢性毒性		―	×	動物とヒトで徴候が記述される。		―
乳児および小児						
■頭蓋内・骨格異常、発達遅延	×	泉門膨隆および頭蓋内高血圧は、欠乏症予防のための高量のビタミンA研究との関連で検討される。	×	―	✓	「ビタミンA過剰症」の症例報告（さまざまな有害作用を含む）。

続く

【付属文書7】 上限摂取量設定において健康への悪影響を考慮するアプローチの比較(3つの国/地方当局による報告書の要約)

表A7-2 続き

	国/地方当局		
	EU:SCF(2002)	UK:EVM(2003)	US/Can:IOM(2001)
■骨痛、落屑、体重減少、嘔吐、肝腫大を含む他のさまざまな徴候	—	—	✓
ULは確立しているか?	はい	いいえ。指針値[a]は設定されたものの、実際には認められなかったと報告書は指摘する。	はい
その他のコメント	集団の基準摂取量から有害作用に関連する摂取量までの幅が狭い。	さまざまな感受性の高い群が列挙されたが、特定の有害作用との関連はない。	—

表A7-3 鉄の上限摂取量設定において考慮・使用される健康への悪影響(報告書別)[b]

	国/地方当局		
	EU:SCF(2002)	UK:EVM(2003)	US/Can:IOM(2001)
影響			
■急性中毒	✗ とくに若年小児はリスクがある。	✗ 主に小児の誤飲による。	✗ 主に小児の誤飲による。
■鉄―亜鉛相互作用	—	✗ 血清亜鉛濃度低下の意義は不明である。	✗ 血清亜鉛濃度低下の意義は不明である。
■消化管作用(例、便秘、嘔吐、下痢)	✗ 送達システムにより異なる。	✗ 鉄の型により異なる。	✓ 考慮される他の作用に比べれば重篤ではないが、これは、UL設定の基準とすべき十分なエビデンスがある唯一の作用であった。
■鉄過剰	✗ 感受性の高い群には、遺伝性ヘモクロマトーシスのホモ接合体である成人、長期にわたり高量の鉄治療を受けている人、繰り返し輸血を受けている人などがある。バンツーシデローシス(鉄沈着症)の素因。鉄摂取量とさまざまな指標との相関は弱い。	✗ 通常は、高量の経口摂取よりも鉄の非経口摂取および/または吸収上昇に関連する。	✗ 食事性鉄過剰を示す唯一の明らかな例(南アフリカとジンバブエの黒人)であり、遺伝的要素があるかもしれない。二次性鉄過剰が検討される。

続く

表A7-3 続き

	国／地方当局					
	EU：SCF(2002)		UK：EVM(2003)		US/Can：IOM(2001)	
■心血管疾患、2型糖尿病	×	疫学的エビデンスは矛盾しており、説得力がない。	×	疫学研究データの解釈の問題に触れる。		一連のエビデンスは、食事性鉄摂取とCHDリスクとの因果関係について、説得力のある裏付けとならない。
■癌	×	一連のエビデンスは矛盾しており、因果関係を証明しない。	×	化学的発癌物質がない場合、動物における腫瘍発生研究はほとんどない。	×	ヘモクロマトーシス患者では、肝臓の鉄蓄積は肝細胞癌の危険因子であるが、食事性鉄摂取と癌との関連を示すエビデンスは一般集団においては決定的でない。
■生殖・発生毒性		―	×	動物での記述はない。		―
ULは確立しているか？		いいえ		いいえ。しかし指針値[a]は設定されている。		はい
その他のコメント		―		指針値は、鉄過剰に対する感受性の高い人には適用しない。		―

表A7-4　ビタミンCの上限摂取量設定において考慮・使用される健康への悪影響（報告書別）[b]

	国／地方当局					
	EU：SCF(2002)		UK：EVM(2003)		US/Can：IOM(2001)	
影響						
■消化管作用（例:腹部膨満、鼓腸、下痢）	×	多量摂取時に有害作用が最も明快に定義されるが、用量反応関係に関するデータが非常に少ないため、上限摂取量の根拠として使用できない。	×	多量摂取に関連。この反応に取り組んでいる対照研究はほとんどない。ULにはデータが不十分。	✓	吸収されなかったビタミンの浸透圧作用による作用。データは主に症例対照研究のもの。
■代謝性アシドーシス	×	詳細記述なし。	×	詳細記述なし。		―
■酸化促進物質作用	×	詳細記述なし。	×	一般集団での有意性が不明確。	×	明らかな因果関係が示されていない。
■プロトロンビン活性の変化	×	十分な記載や実証がないためリスク評価の根拠として使用できない。	×	詳細記述なし。		―
■リバウンド壊血病（systemic	×	モルモットでの報告あり。ヒトでは事例証拠	×	詳細記述なし。	×	作用のエビデンスがほとんどなく、乳児、

続く

【付属文書7】 上限摂取量設定において健康への悪影響を考慮するアプローチの比較(3つの国/地方当局による報告書の要約)

表A7-4 続き

	国/地方当局					
	EU：SCF（2002）		UK：EVM（2003）		US/Can：IOM（2001）	
conditioning、「conditioned need」）		があるが、有意なリスクはない。				成人とも矛盾している。
■腎作用：結石、高量のシュウ酸または尿酸排泄	×	十分な記載や実証がないためリスク評価の根拠として使用できない。	×	データに矛盾がある。感受性の高い群：尿路結石または腎結石の素因がある人。	×	結石症例が腎疾患患者数人に限られる。明らかな因果関係が示されていない。感受性の高い亜集団：腎障害患者。
■腸管からの鉄の取り込み過剰		ヘモクロマトーシス患者またはそのヘテロ接合体の人では、鉄吸収のわずかな増加が問題となりうる。		感受性の高い群：鉄代謝障害または鉄蓄積障害の人。		感受性の高い亜集団：ヘモクロマトーシス患者。
■ビタミンB12減少と鉄状態	×	十分な記載や実証がないためリスク評価の根拠として使用できない。	×	詳細記述なし。	×	明らかな因果関係が示されていない。
■生殖に対する影響		—		—		—
■成長抑制		—	×	モルモットでの報告あり。		—
■遺伝毒性	×	現在のデータでは、ビタミンの多量摂取による遺伝毒性の評価が十分にできない。in-vitro、in-vivoで観察されるDNAの酸化的損傷は有意性が不明確。				
■癌原性	×	動物における知見はヒトの健康に関連していない。乳癌との関連についてエビデンスが矛盾している。	×	結果はin-vitro研究を併せたもの。		—
■血清コレステロール濃度上昇	×	エビデンスは矛盾している。		—		—
■歯のエナメル質侵食		—		—	×	1研究のみ。明らかな因果関係が示されていない。
■アレルギー反応		—		—	×	1研究のみ。明らかな因果関係が示されていない。

続く

表A7-4 続き

	国／地方当局		
	EU：SCF（2002）	UK：EVM（2003）	US/Can：IOM（2001）
■溶血	—	—	× 感受性の高い亜集団：グルコース-6-リン酸デヒドロゲナーゼ欠損症の新生児、正常早期産児。
ULは確立しているか？	いいえ	いいえ。ただし指針値[a]は設定された。	はい
その他のコメント	—	—	—

[a] 定義により、指針値は大多数の人に有害作用をもたらさないと予想される。
[b] ×は、健康への悪影響がハザード関連情報の特定で言及された、または検討されたことを表す。✓は、有害作用がUL設定の根拠として特定されたことを表す。

注記：—はそのテーマが取り上げられていないことを示す。EU：SCF/EFSA＝欧州委員会・食品科学委員会／欧州食品安全機関、UK：EVM＝英国食品基準庁ビタミン・ミネラル専門家グループ、US/Can：IOM＝米国／カナダ医学研究所

注記：それぞれ異なる年に検討が行われたため、入手できた論文の違いにより一部差が出る。

【付属文書7】 上限摂取量設定において健康への悪影響を考慮するアプローチの比較(3つの国/地方当局による報告書の要約)

参考文献

EFSA (European Food Safety Authority) (2004). Opinion of the Scientific Panel on Dietetic Products, Nutrition and Allergies on a request from the Commission Related to the Tolerable Upper Intake Level of Iron. *The EFSA Journal*, 125:1-34.

EVM (Expert Group on Vitamins and Minerals) (2003). *Safe upper levels for vitamins and minerals.* London, Food Standards Agency Publications (http://www.food.gov.uk/multimedia/pdfs/vitmin2003.pdf, accessed 1 May 2005).

IOM (Institute of Medicine) (1998). *Dietary Reference Intakes: a risk assessment model for establishing upper intake levels for nutrients.* Washington, DC, National Academy Press.

IOM (2000). *Dietary Reference Intakes for vitamin C, vitamin E, selenium, and carotenoids.* Washington, DC, National Academy Press.

IOM (2001). *Dietary Reference Intakes for vitamin A, vitamin K, arsenic, boron, chromium, copper, iodine, iron, manganese, molybdenum, nickel, silicon, vanadium, and zinc.* Washington, DC, National Academy Press.

IPCS (International Programme on Chemical Safety) (1994). *Assessing human health risks of chemicals: derivation of guidance values for health-based exposure limits.* Environmental Health Criteria 170. Geneva, World Health Organization (http://www.inchem.org/documents/ehc/ehc/ehc170.htm, accessed 1 May 2005).

Klaassen CD, Amdur MO, Doull J, eds. 1986. *Casarett and Doull's toxicology: the basic science of poisons*, 3rd ed. New York, Macmillan.

Melhus et al. (1998). Excessive dietary intake of vitamin A is associated with reduced bone mineral density and increased risk for hip fracture. Annals of Internal Medicine, 129:770-778.

SCF (Scientific Committee on Food) (2000). *Guidelines of the Scientific Committee on Food for the development of tolerable upper intake levels for vitamins and minerals* (SCF/CS/NUT/UPPLEV/11 Final), European Commission (http://europa.eu.int/comm/food/fs/sc/scf/out80a_en.pdf, accessed 1 May 2005).

SCF (2002). *Opinion of the Scientific Committee on Food on the tolerable upper intake level of preformed vitamin A (retinol and retinyl esters)* (SCF/CS/NUT/UPPLEV/24 Final), European Commission (http://europa.eu.int/comm/food/fs/sc/scf/out80g_en.pdf, accessed 1 May 2005).

[付属文書8[1]]

ビタミンAおよび骨密度に関するデータの科学的検討の比較(3つの国/地方当局による報告書の要約)

表A8-1 使用した参考文献の比較および情報の要約(報告書別)

参考文献	EU:SCF (2002)	UK:EVM (2003)	国/地方当局 US/Can:IOM (2001)
Nieman and Obbink, 1954	Hathcock et al. (1990)の検討と同様に、ビタミンAの用量(最高13500μg RE/動物)は骨の脆弱性と特発性骨折を招くことが示されている。	—	—
Leelaprute et al., 1973	—	ビタミンA(パルミチン酸またはレチノールとして)7500~22500μg RE/dを17日間投与した成長期の雌ラットで、骨盤、脚骨、肩甲骨部分の吸収と骨の非薄化を特徴とする骨の肉眼的病変が認められた。軟組織石灰化も認められた。経口投与または腹腔内投与のいずれかを実施したが、後者はレチノールによる毒性と関連した。ビタミンAパルミチン酸による毒性とは関連しなかった。	—
Dhem and Goret-Nicaise, 1984	骨の病理組織学的変化から、ラットに非常に高量のビタミンA(最高13500μg RE/動物)を投与すると、骨の脆弱性と自然骨折を招くことが示されている。	—	—
Freudenheim et al. 1986	カルシウムサプリメントを服用している女性または服用していない女性を対象に、骨塩量を測定する4年間の臨床試験を実施。ビタミンAによるさわめて重大な作用は尺骨にのみ生じた。非常に多量のビタミンA(4300μg RE)を摂取し急速な骨量減失が認められたのは1	35~60歳の女性99人にカルシウムサプリメントはプラセボを投与する4年間の臨床試験を実施した。エネルギーおよび14種の栄養素の通常の摂取量を単光子吸収測定法による前腕の骨の骨塩量測定にどのような影響を及ぼすかを評価した。治療群の閉経後	著者らは、35~65歳の女性82人(閉経後17人、閉経後67人)を対象に、3年間の平均ビタミンA摂取量(約2~3mg/d)とBMD変化率との相関を評価した。ビタミンA摂取量と骨塩量変化率に一貫した関連はなかった。急速な骨量喪失が認められ、非常に多量のビタミンAを摂取して

続く

1) 注記および表中に引用した参考文献は、本付属文書の最後に提示する。

299

【付属文書8】 ビタミンAおよび骨密度に関するデータの科学的検討の比較（3つの国／地方当局による報告書の要約）

表A8-1 続き

参考文献	EU：SCF (2002)	UK：EVM (2003)	US/Can：IOM (2001)
	ヒトのみと思われるため、解釈が難しい。	女性では、ビタミンA摂取量と尺骨骨塩量の変化率に逆相関がみられた。高量サプリメント群（平均摂取量4392μg RE/d）の1例で骨量喪失が非常に急速に認められ、他に明らかな理由はなかった。	いた被験者1人は、他の微量栄養素も大量に摂取していたようであり、このため、この関連の有意性はあいまいになった。本試験は4つの主要群それぞれの被験者が少数であるという難点があるため、ビタミンAの骨への作用の病理学的または栄養学的相関を確定できない。
Frankel et al., 1986	—	成熟ラットに82000μg RE/kgbwを単回経口投与すると、生物学的活性のある甲状腺ホルモン(PTH)濃度は認められなかった。in-vitroでラットの甲状腺・副甲状腺複合体(thyroparathyroid complex)にレチノールを添加してインキュベートしても、生物学的活性PTHの分泌は変化しなかった。15000μg REを週3回6週間投与した3週齢のラットは、対照に比し、破骨細胞数が増加し、類骨が減少した。血清生物活性PTHは検出されず、血清25-ヒドロキシビタミンDは、対照に比し有意に低下した。7500μg REを週3回3週間投与すると、血清生物活性PTHは検出不能レベルまで低下したが、血清25-ヒドロキシビタミンDに対する影響は認められなかった。7500μg REを週3回投与したビタミンD中毒ラットでは、血清カルシウムおよび25-ヒドロキシビタミンDは低かった。著者らは、高量のビタミンAによる骨格の変化はPTHに対する作用とは関連しないが、ビタミンD代謝の変化により生じうることを示唆した。これらの病理学的変化はカルシウム代謝やカルシウム調	—

続く

表A8-1 続き

参考文献	EU:SCF(2002)	国/地方当局 UK:EVM(2003)	US/Can:IOM(2001)
Hough et al., 1988	—	若齢ラット(100 g)にレチニルパルミチン酸3000μg RE/dまたは7500μg RE/dを21日間胃管投与した。照骨組織形態計測により、骨吸収量の増加(破骨細胞数と大きさの増大と骨形成量の減少)が明らかになった。類骨に覆われた骨梁表面は不十分であった。高用量群では、特発性肋骨骨折と骨格代謝回転増加(血清アルカリホスファターゼ濃度と尿中ヒドロキシプロリン排泄量で測定)も認められた。対照動物では血清中のカルシウム濃度とマグネシウム濃度に特筆すべきを所見はなかったが、血清リン濃度が有意に上昇した。強力な骨吸収物質(PTH, 1,25-ジヒドロキシビタミンD, 25-OHビタミンD)の血中濃度は上昇しており、ビタミンAが骨に直接的な作用を及ぼすことが示唆された。	—
Biesalski, 1989	単発的に数例報告されている重度ビタミンA過剰症の小児における骨格の問題が本論文で検討された。骨徴候には長管骨の骨密度低下、骨粗しょう症性変化、骨皮質肥厚があり、成長遅延をきたす。	—	—
Sowers and Wallace, 1990	閉経後女性246人において、ビタミンA摂取量と、血清レチノール濃度と、椎骨骨量または骨折歴との関連はなかった。	閉経後女性246人において、椎骨骨量、血清レチノール濃度、骨折歴を評価した。36%以上がビタミンAサプリメントを使用し、8%が>2000μg RE/dを含むサプリメントを使用した。椎骨骨量と	—

続く

【付属文書8】 ビタミンAおよび骨密度に関するデータの科学的検討の比較(3つの国／地方当局による報告書の要約)

表A8-1 続き

参考文献	EU：SCF(2002)	国／地方当局 UK：EVM(2003)	US/Can：IOM(2001)
Scheven and Hamilton, 1990	レチノイン酸は破骨細胞形成と骨吸収を刺激する。	—	—
Hathcock et al., 1990	動物に高量のビタミンAを投与し(最高13500μg RE/動物)、骨の病理組織学的変化を検討した。	—	—
	—	骨折歴、ビタミンA摂取量または血清レチノール濃度との関連はなかった。集団をサプリメント使用別に層別化したところ、血清レチノール濃度と骨量に統計学的に有意な関連はなかった(年齢などの骨量に関連する因子で補正後)。血清レチノール濃度を三分位数で分類したところ、骨量との関連は認められなかった(年齢、筋肉領域、サイアザイド系降圧薬で補正後)。骨量とビタミンA摂取量(>2000μg RE/day)の関連を検定する検出力は不十分であった。集団の36%は<60歳で、エストロゲン枯渇性骨量喪失に関しての均一でない可能性が高かった。骨量を測定した部位(橈骨中央部)は変化への反応が弱いと考えられた。	—
Johnell et al., 1992	—	MEDOS研究グループは、股関節骨折率は欧州各国でまちまちであり、北欧(とくにスウェーデンとノルウェー)では南欧に比し、女性で11倍、男性で7倍高いことを見出した。スウェーデンの男性はスイスや英国の女性よりも骨折率が高かった。骨折率は性差よりも国による差が大きく、重要な遺伝因子または環境因子の関与が示唆される。既知の危険因子がこの知見を説明するとは考えられない。	—

続く

302

表A8-1 続き

参考文献	国/地方当局		
	EU:SCF (2002)	UK:EVM (2003)	US/Can:IOM (2001)
Melton, 1995		股関節骨折率は北米の集団よりも北欧の同集団で高かった。欧州の食事パターンを欧州の各都市で比較すると、北欧では南欧の6倍のレチノールを摂取していた。	—
Kindmark et al., 1995	レチノイン酸は破骨細胞形成と骨吸収を刺激する。		—
Houtkooper et al., 1995	カルシウムサプリメントを服用している閉経前女性66人を対象に、年間の骨密度変化率を算出した。18ヵ月間の試験期間中に骨量はわずかに喪失した（使用した手技の測定誤差内）。測定部位の1ヵ所では、多量のビタミンA摂取と骨量喪失とのあいだに関連が認められた。	カルシウムサプリメントを服用している閉経前女性66人を対象に、栄養摂取量と骨密度の変化率との関連を調べた。あらゆる大腿骨部位で骨密度の傾きを予測する回帰モデルでは栄養素は有意な変数ではなかったが、レチノール摂取量と骨密度低下の関連が認められた。	女性66人（28〜39歳）を対象とした縦断研究では、ビタミンAの摂取が年間の全身BMDの変化率上昇と有意に関連することが示された。18ヵ月間の研究を通して、全身BMDの平均変化率はマイナスであったが、数部位（腰椎、転子、ウォード三角）ではわずかに正の傾きが得られた。食事由来のプレフォームドビタミンAの推定平均摂取量は1220±472 (SD) µg/dであった。プロビタミンAカロテノイド由来のビタミンAの推定平均摂取量は595±352 (SD) µg/dであった。多変量回帰モデルによると、ビタミンAとカロテンは両方とも正の傾きを示し、r^2値は約0.3であった。ビタミンAやカロテン摂取量とBMD変化のあいだに認められた正の関連には因果関係がないと思われるが、このデータは、ビタミンAのこの摂取量範囲内では閉経前の骨の健康に有害な作用を及ぼさない証拠となる。
Lapadula et al., 1995	レチニルパルミチン酸30000µg REを関節内投与したウサギで、骨の脆弱性と特発性骨折を誘発する骨病変(骨の病理組織学的変化)が記述されている。	—	—

続く

【付属文書8】 ビタミンAおよび骨密度に関するデータの科学的検討の比較(3つの国/地方当局による報告書の要約)

表A8-1 続き

参考文献	EU:SCF (2002)	UK:EVM (2003)	US/Can:IOM (2001)
Theiler et al., 1995	この簡潔な報告は、成人の慢性ビタミンA中毒と変形性関節症との関連を示唆するものである。	—	—
Saneshige et al., 1995	骨芽細胞、破骨細胞ともにレチノイン酸受容体(RAR)とレチノイドX受容体(RXR)を発現するため、遺伝子発現調節時のレチノイン酸の作用に関して機械的な説明が可能である。	—	—
Melhus et al., 1998	股関節骨折女性247人と対照873人(マンモグラフィー試験コホートのスウェーデン人女性)のコホート内症例対照研究(nested case-control)により、食事からのプレフォームレチノール摂取と股関節骨折リスクのあいだに用量依存性の関連が認められた。レチノール1日摂取量1mg当たりのリスクは1.5～1.6倍と有意な増加を示した。関連するコホート研究によると、同量のレチノールの摂取により骨密度は減少した。股関節骨折リスクは、レチノール摂取量が480μg RE/dの場合に比し、1500μg RE/d以上の場合に2倍増する。単変量解析によると、500～1000μg RE/d、1000～1500μg RE/d、>1500μg RE/dを摂取した場合、<500μg RE/dを摂取した場合に比し、RRはそれぞれ、0.93、1.27、1.95であった。この関連性が生じたのは、認識されていない交絡があったためかもしれないが、骨代謝に対するレチノイン酸の作用に関する機械的なデータは、既報の関連性と一致している。	2研究のデータ：無作為に選択した横断研究(28～74歳の女性175人)とコホート内症例対照研究(登録22～64ヵ月後に初めて股関節骨折をきたした40～60歳の女性247人と年齢をマッチさせたマンモグラフィー試験コホートの対照873人)である。ビタミンAサプリメントの使用については報告例がない。プレフォームレチノールの摂取と骨密度のあいだに負の関連が認められた。摂取量>1500μg RE/dでは<500μg RE/dに比し、骨密度が大腿骨頸部で10%、腰椎で14%、全身で6%低下した。1日RE摂取量が1000μg増加するごとに股関節骨折リスクは68%増加した。喫煙は交絡因子であった。股関節骨折後の症例-患者の質問から情報バイアスがあると考えられた。甲状腺ホルモン療法や粗しょう症の家族歴に関するデータはなかった。特定されていない食事因子の影響は交絡する可能性がある。推定レチノール摂取量の偶然誤差の程度が高いと、股関節骨折の負のリスクが過小評価されることがある。	女性を対象とした横断研究(女性175人)とコホート内症例対照研究(症例247人と対照873人)は、ビタミンAの摂取量が増加すると、股関節骨折リスクも用量依存性に増加することを示唆する。プレフォームドビタミンA 1.5mg/dの長期摂取により骨粗しょう症が発現し、股関節骨折リスクも増加した。28～74歳のスウェーデン人女性175人を対象とした横断的な多変量回帰分析によると、プレフォームドビタミンAの摂取量増加に伴い、これに一致して4部位および全身のBMD低下が認められた。考えられる交絡因子をわずかに調節することができるような多数の栄養曝露および非栄養曝露を評価した。回帰分析において、層化した推定レチノール摂取量の基準値(<0.5mg/d)が0.5mg/dずつ増加するごとに、1.5mg以上を上回るとBMDは著しく減少した。このレベルを超えると、各部位の平均BMDは推定レチノール摂取量と閉経前女性と閉経後女性に同等に認められるが、この知見が閉経前女性と閉経後女性に同等に認められるかは不明である。

続く

表A8-1 続き

参考文献	EU:SCF (2002)	UK:EVM (2003)	US/Can:IOM (2001)
Melhus et al., 1998 (続き)	本研究は、食品またはサプリメントから通常に摂取する場合と同様に、摂取量の範囲に応じて骨折リスクが増加することを示す。		第2部は股関節骨折の危険因子に関するコホート内症例対照研究であった。症例はほとんどが、大規模コホート研究への登録後2～64ヵ月以内または思い出し法による食事評価の中間点から5～67ヵ月後に初めて股関節骨折をきたした閉経後女性であった。各症例について、マッチさせた対照を4人ずつ選択した。ロジスティック回帰分析によると、報告されたベースラインのレチノール摂取量0.5mg/dを上回る場合、0.5mg/d増加するごとに、股関節骨折リスクは用量依存性の増加を示した。摂取量>1.5mg/dのとき、オッズ比は2.05であった。
Cohen-Tanugi and Forest, 1998	レチノイン酸は骨芽細胞の分化を抑制する。	—	—
Cruz et al., 1999	—	欧州の食事パターンを欧州各都市で比較すると、北欧のレチノール摂取量は南欧の6倍であった。	—
Rohde et al., 1999	ビタミンAとDの分子の相互作用は、ラットにおけるビタミンDの作用に対するビタミンAの拮抗作用に起因しうる。	—	動物においてビタミンAの長期過剰摂取は骨密度低下をきたすことが明らかにされ、ヒトでも同様の結果になることは生物学的に理にかなっている。
Binkley and Krueger, 2000	データはビタミンAの過剰摂取が骨形成低下をもたらすことを示唆する。	—	—
Ballew et al., 2001	1988～94年の英国国民健康栄養調査 (National Health and Nutrition Survey) では、血清レチニルエステル濃度と骨密度低下に関連はみられないが、血清レチニルエステル濃度は最近の摂取量を反映し、ビタミンA	20年以上にわたり、非妊娠女性5790人を対象として、空腹時血清レチニルエステル濃度と骨密度の関連を研究した。多重回帰分析によると、大腿骨頚部、転子間、股関節全体で評価したように、空腹時血清レチニ	(?報告書作成前のため入手できず)

続く

305

【付属文書8】 ビタミンAおよび骨密度に関するデータの科学的検討の比較（3つの国／地方当局による報告書の要約）

表A8-1 続き

参考文献	EU：SCF（2002）	国／地方当局 UK：EVM（2003）	US／Can：IOM（2001）
	状態の良好な指標ではない。	ルエステル濃度と骨密度のあいだに有意な関連がなかった。	
Johansson and Melhus, 2001	ビタミンA 8250μg REまたは1,25(OH)2D3ビタミンD 2μgまたはその両者を投与した健常被験者9人を対象とした試験データは、レチニルパルミチン酸が生理的レベルのビタミンDに対するカルシウムの急速な反応に拮抗することを示している。	―	（？報告書作成前のため入手できず）
Kawahara et al., 2002	ビタミンAレチニルパルミチン酸7.6mgを6週間投与した男性40人において、骨格の代謝回転を示す血清マーカーは変化しなかった。著者らは、これらの測定項目が骨代謝回転を示す感度の高いマーカーであると考えた。ビタミンAの長期補充が骨格に有害な作用を及ぼすか否かは明らかにできなかった。	―	（報告書作成前のため入手できず）
Feskanich et al., 2002	米国のNurses' Health Studyの報告によると、18年間研究した72000人の女性における股関節骨折リスクの増加はレチノールの総摂取量に起因したもので、β-カロテンの総摂取量に起因したものではなかった。摂取量≧3000μg RE/dおよび2000μg RE/d の五分位数におけるRR（1.48, 1.89）は、最下位の五分位数に比し、有意に増加した。多変量解析により、ビタミンAと食品＋サプリメントの総摂取量には高度に有意な傾向が認められたが、食品のみの総摂取量にはそのような傾向はなかった。データを総量ビタミンA摂取量別、レチノール摂取量別に五分位数に分割した。RRと食	Nurses' Health Study―72000人以上の閉経後女性（34〜77歳）を対象に1980〜1998年に実施した研究では、食事やサプリメント由来のビタミンAの多量摂取と股関節骨折のあいだに関連が認められた。股関節骨折603例は軽度〜中等度の外傷後に生じた。交絡因子を調整すると、最上位五分位数（≧3000μg RE/d）のビタミンAを摂取している女性は、最下位五分位数（<1250μg RE/d）のビタミンAを摂取している女性に比し、股関節骨折のRR（1.48）は有意に起因した。摂取リスクは主にレチノールに起因していた。閉経後エストロゲンを服用している女性では、レチノールと股関節骨折の関連	（報告書作成前のため入手できず）

続く

表A8-1 続き

参考文献	EU:SCF(2002)	UK:EVM(2003)	US/Can:IOM(2001)
	品＋サプリメント由来の総ビタミンAおよびレチノール摂取量に有意に関連が認められた。上位2つの五分位の点数は最下位の五分位のみのレチノールに比し、食品＋サプリメント由来のレチノールに関するトレンド分析により、サプリメントによる摂取が重要な寄与因子であることがわかった。このことは、Melhus et al.の研究(1998)よりも食事の交絡因子による影響が少ない可能性を示す。	はLが小さくなった。β-カロテンは骨折リスクに寄与していなかった。現在ビタミンAサプリメントを服用している女性では、服用していない女性のものの40％高かった。非服用女性において、食品由来のレチノールは骨折リスクと有意に関連した。女性ではレチノールを多く含む食事の長期摂取により、骨粗しょう症性股関節骨折が促進される。(研究コホートは主に白人女性)	
Promislow et al., 2002	―	55～92歳の女性570人、男性388人が対象。4年にわたり質問票により食事摂取量を調査。4年後にBMDと骨量喪失を測定した。考えられる交絡因子を補正した後でも、レチノール摂取量（>840µg RE/d）はBMD低下および骨量喪失の亢進と関連した。補充量のレチノール服用もBMD低下および骨量喪失の亢進と関連した。	(報告書作成前のため入手できず)
結論：科学的エビデンス	スウェーデン女性の股関節骨折リスク(Melhus et al., 1998)は、>1500µg RE/dayのレチノイン酸摂取で倍増している。骨代謝に対するレチノイン酸の作用に関する機械的データはこの知見と一致する。同様の用量反応関係は、Feskanich et al.(2002)が米国の大規模コホートを用いた18年間の研究で報告した。主な疫学研究も、食品＋サプリメントからの通常量の摂取と同様の範囲で骨折リスクが増加することを指摘している。	最近の疫学データは、多量のビタミンAを長期摂取した閉経後女性で高骨折リスクが増加することを示している。裏付けになるその他の疫学データは、この作用が女性だけでなく男性にも起こりうることを示す。これらの知見は、レチノールが、とくにビタミンDの相互作用を介してカルシウム恒常性ホルモンに作用（これにより、カルシウム代謝にも作用）することを示す動物データで支持される。	4件の研究は、BMD変化や股関節骨折リスクと、プレフォームドビタミンAの食事摂取量の変動を関連づけるエビデンスを提供する(Freudenheim et al., 1986, Houtkooper et al., 1995, およびMelhus et al., 1998の2研究)。これらの研究は十分にか記述された研究デザインに集団、適切な推定食事摂取量、複数部位の正確なBMD測定方法により区別される。これらの研究の知見は刺激的であるが、予言しているため、ビタミンAのUL設定にとって有用ではない。

続く

【付属文書8】 ビタミンAおよび骨密度に関するデータの科学的検討の比較（3つの国／地方当局による報告書の要約）

表A8-1 続き

参考文献	EU：SCF（2002）	国／地方当局 UK：EVM（2003）	US/Can：IOM（2001）
	骨密度／骨折に有害作用を及ぼす最小用量は1500μg RE/dである。（トレンド分析では閾値が示されず）		
結論：上限量（骨の有害作用に関連して）	プレフォームドビタミンAの上限量の設定は困難である。どのような設定ま でも、集団の基準摂取量と有害作用に関連する摂取量との幅が狭いことを考慮しなければならないからである。他の有害作用よりも1日摂取量を低くして、骨密度と骨折リスクに関する知見が報告された。しかし、現在あるデータは因果関係に関するエビデンスが十分でなく、耐容上限摂取量（TUL）を確立するには不適当であると考えられた。	ビタミンAのSULを確立することはできない。ビタミンAの有害作用に関するエビデンスの要素は2つである。すなわち催奇形性と骨折リスクである。これらは有害作用が起こるという摂取量はさまざまであることを示唆する。この範囲内はいずれも、食事からのビタミンA摂取量と重なるようである。	予盾した知見のため、またMelhus et al. (1998)の知見を確認する他のデータがないため、骨の変化はエンドポイントとして使用しなかった。
リスク特性解析	TULは、とくに感受性の高い群における骨折リスクの可能性を十分に反映しないと思われるため、骨粗しょう症や骨折のリスクが最も高い閉経後女性に対しては、摂取量を1500μg RE/d に制限することが望ましい。現在の摂取量はTULを上回ることがあるため、ヒトの食品のビタミンA強化が適切かどうか、またビタミンA添加飼料を摂取した動物をヒトが食べることによる影響について、慎重に考慮する必要がある。	食事からの長期摂取研究では、ビタミンAは骨密度低下や股関節骨折リスク増加に関連づけている。この知見は、ビタミンAがカルシウム代謝に影響し、骨に直接作用すると報告している実験動物の研究によって支持される。裏付けとなる他の疫学データ（するとはいうものの）は、北欧諸国では男女とも骨折リスクが増加し、レチノール摂取量も南欧より多い）はこの作用が男性にも起こりうることを示唆している。 股関節骨折リスクは、平均食事摂取量を含む曝露レベルに関連する連続した段階的な反応である。ある程度のリスクを伴わない摂取量の特定は不可能である。しかし、入手できたデータは、総摂取量＞1500μg	—

続く

308

表A8-1 続き

参考文献	EU:SCF(2002)	UK:EVM(2003)	US/Can:IOM(2001)
結論・リスク特性解析(続き)		RE/dは適切でないことを示している。この数値は、60kgの成人では25μg RE/kg bw/dに相当する。食品やサプリメント由来のレチノール摂取に関するデータは、レバーやレバー製品およびまたはサプリメントを大量に摂取する人は、文献で有害作用が報告されている摂取量を超えることがあると示唆する。栄養補助食品(ダイエタリーサプリメント)はラベル表示の20〜100%のビタミンAを含有することがあることにも注意しなければならない、というのも、有効期限まで、表示されたビタミン含量を確実に含むように、食品サプリメント業界内では「過量量」を使用しているためである。骨折リスクに対する作用が、摂取量が増加するにつれて段階的な反応であるらしいことを考えると、これはとくに重要であろう。	—
推奨	さらにデータが入手できるときは骨密度、骨折リスク、ビタミンA摂取量の関連の可能性を検討すべきである。理想的には、リスクを考慮するような前向きな研究を計画する。このような研究には、非常に大規模な集団と長期にわたる治療や追跡調査が必要であろう。	—	多くの欧米人集団にとっては通常の摂取量範囲と考えられる上限量で、ビタミンAを長期摂取すると、ある集団、とくに閉経前後の女性ではBMD低下やそれによる股関節骨折リスクの増加をきたすか否かを明らかにするには、さらなる研究が必要である。

注記：―はそのデータが取り上げられていないことを示す。BMD＝骨密度，bw＝体重，SUL＝安全な上限摂取量，EU：SCF＝欧州委員会・食品科学委員会，MEDOS＝地中海諸国共同骨しょう症研究（Mediterranean Osteoporosis Study），PTH＝副甲状腺ホルモン，RE＝レチノール当量，RR＝相対リスク，UK：EVM＝英国食品基準庁ビタミン・ミネラル専門家グループ，US/Can＝米国／カナダ医学研究所

309

【付属文書8】 ビタミンAおよび骨密度に関するデータの科学的検討の比較(3つの国/地方当局による報告書の要約)

参考文献

Ballew C, Galuska D, Gillespie C (2001). High serum retinyl esters are not associated with reduced bone mineral density in the Third National Health and Nutrition Examination Survey, 1988-1994. *Journal of Bone and Mineral Research*, 16:2306-2312.

Biesalski HK (1989). Comparative assessment of the toxicology of vitamin A and retinoids in man. *Toxicology*, 57:117-161.

Binkley N, Krueger D (2000). Hypervitaminosis A and bone. *Nutrition Reviews*, 58:138-144. Cohen-Tanugi A, Forest N (1998). Retinoic acid suppresses the osteogenic differentiation capacity of murine osteoblast-like 3/A/1D-1M cell cultures. *Differentiation*, 63:115-123.

Cruz JA et al. (1999). Intake of vitamins and minerals. Euronut SENECA investigators. *European Journal of Clinical Nutrition*, 45(suppl3):121-138.

Dhem A, Goret-Nicaise N (1984). Effects of retinoic acid on rat bone. *Food and Chemical Toxicology*, 22:199-206.

EVM (Expert Group on Vitamins and Minerals) (2003). *Safe upper levels for vitamins and minerals*. London, Food Standards Agency Publications (http://www.food.gov.uk/multimedia/pdfs/vitmin2003.pdf, accessed 1 May 2005).

Feskanich D et al. (2002). Vitamin A intake and hip fractures among postmenopausal women. *Journal of the American Medical Association*, 287:47-54.

Frankel TL et al. (1986). Hypervitaminosis A and calcium-regulating hormones in the rat. *Journal of Nutrition*, 116:578-587.

Freudenheim JL, Johnson NE, Smith EL (1986). Relationships between usual nutrient intake and bone-mineral content of women 35-65 years of age: longitudinal and cross-sectional analysis. *American Journal of Clinical Nutrition*, 44:863-876.

Hathcock J et al. (1990). Evaluation of vitamin A toxicity. *American Journal of Clinical Nutrition*, 52:183-202.

Hough S et al. (1988). Effects of hypervitaminosis A on the bone and mineral metabolism of the rat. *Endocrinology*, 122:2933-2939.

Houtkooper LB et al. (1995). Nutrients, body composition and exercise are related to change in bone mineral density in premenopausal women. *Journal of Nutrition*, 125:1229-1237.

IOM (Institute of Medicine) (2001). *Dietary Reference Intakes for vitamin A, vitamin K, arsenic, boron, chromium, copper, iodine, iron, manganese, molybdenum, nickel, silicon, vanadium, and zinc*. Washington, DC, National Academy Press.

Johansson S, Melhus H (2001). Vitamin A antagonizes calcium response to vitamin D in man. *Journal of Bone and Mineral Research*, 16:1899-1905.

310

Johnell O et al. (1992). The apparent incidence of hip fracture in Europe: a study of national register sources. *Osteoporosis International* 2:298-302.

Kawahara TN et al. (2002). Short-term vitamin A supplementation does not affect bone turnover in men. *Journal of Nutrition*, 132:1169-1172.

Kindmark A et al. (1995). Inhibitory effects of 9-cis and all-trans retinoic acid on 1,25(OH)2 vitamin D3-induced bone resorption. *Calcified Tissue International*, 57:242-244.

Lapadula G et al. (1995). Early ultrastructural changes of articular cartilage and synovial membrane in experimental vitamin A-induced osteoarthritis. *Journal of Rheumatology*, 22:1913-1921.

Leelaprute V et al. (1973). Hypervitaminosis A in rats. Varying responses due to different forms, doses, and routes of administration. *Archives of Pathology*, 96:5-9.

Melhus et al. (1998). Excessive dietary intake of vitamin A is associated with reduced bone mineral density and increased risk for hip fracture. *Annals of Internal Medicine*, 129:770-778.

Melton LJ (1995). Epidemiology of fractures. In: Riggs BL, Melton LJ, eds. *Osteoporosis: etiology, diagnosis, and management*, 2nd ed. Philadelphia, Lippincot-Raven.

Nieman C, Obbink HJ (1954). The biochemistry and pathology of hypervitaminosis A. *Vitamins and Hormones*, 12:69-99.

Promislow JH et al. (2002). Retinol intake and bone mineral density in the elderly: the Rancho Bernardo Study. *Journal of Bone and Mineral Research*, 17:1349-1358.

Rohde CM et al. (1999). Vitamin A antagonizes the action of vitamin D in rats. *Journal of Nutrition*, 129:2246-2250.

Saneshige S et al. (1995). Retinoic acid directly stimulates osteoclastic bone resorption and gene expression of cathepsin K/OC-2. *The Biochemical Journal*, 309:721-724.

SCF (Scientific Committee on Food) (2002). *Opinion of the Scientific Committee on Food on the tolerable upper intake level of preformed vitamin A (retinol and retinyl esters)* (SCF/CS/NUT/UPPLEV/24 Final), European Commission (http://europa.eu.int/comm/food/fs/sc/scf/out80g_en.pdf, accessed 1 May 2005).

Scheven BA, Hamilton NJ (1990). Retinoic acid and 1,25-dihydroxyvitamin D3 stimulate osteoclast formation by different mechanisms. *Bone*, 11:53-59.

Sowers MF, Wallace RB (1990). Retinol, supplemental vitamin A and bone status. *Journal of Clinical Epidemiology*, 43:693-699.

Theiler R et al. 1995. Can vitamin A (retinol) and synthetic retinoids influence bone metabolism? Three case reports. *Challenges of Modern Medicine*, 7:393-397.

【付属文書9[1)]】
国／地方当局の栄養摂取評価の比較（3つの国／地方当局による報告書の要約）

表A9-1　背景：データ供給源、方法および注意点（報告書別）

背景	国／地方当局		
	EU：SCF（2000a-c, 2002a-c, 2003a-d）、EFSA（2004）	UK：EVM（2003）	US/Can：IOM（1997, 1998, （2000, 2001, 2002-2005）
食品からの摂取	データ供給源：発表された摂取データに関する要約表。研究の数および供給元は栄養素により多岐にわたる。下表に示す栄養素について、8ヵ国で最高15報の論文があった。 ■7日間および8日間の記録 ●7研究 ●世帯対象の研究：1（n=2734） ●個人対象の研究：6（n≧11510） ■7日間記録（体重測定付きweighed） ●1研究 ●対象：2197人 ■7日間の摂取量（体重測定付き）、3日間の摂取量（体重測定付き）、24時間思い出し法 ●1研究 ●対象：4972人 ■2日間の記録 ●1研究 ●対象：5958世帯 ■24時間思い出し法 ●1研究 ●対象：2488人	データ供給源：3件の栄養調査。 ■国民栄養調査（National Diet and Nutrition Survey［NDNS］）1986〜1987年 ●一般に使用される ●横断的データ ●特定集団の年齢群の全国的な代表サンプル ●参加者による4日間または7日間の食事記録（体重測定付き）を使用 ●特定集団の年齢群に分けられた個人の詳細な食事調査ローリングプログラム ●注意：1986/7年のデータは、サプリメントや強化食品の使用に関する最近の変遷を反映していない ●食品供給源から得られる栄養素に限定（茶などの飲料を含むが、サプリメントや飲料水は除外） ●回答者に負担がかかることから過少報告される傾向がある	データ供給源―米国：3件の調査。 ■米国健康栄養調査（National Health and Nutrition Examination Survey［NHANES］Ⅲ）1988〜1994年 ●全国的な代表サンプル ●対象：30000人 ●年齢：生後2ヵ月以上 ●被験者全員に24時間思い出し法を1回＋非無作為に抽出したサブサンプル（5％）に2回目の24時間思い出し法を実施し、日々の変動に対して推定摂取量を統計学的に補正 ●水分およびサプリメントの消費量の定量的推定を含む ■米国個人食品摂取量調査（Continuing Survey of Food Intakes by Individuals［CSFⅡ］）1994〜96年 ●全国的な代表サンプル ●対象：16000人 ●すべての年齢 ●日々の変動に対して統計学的に補正

1) 注記および表中に引用した参考文献は本付属文書の最後に提示する。

続く

表A9-1　続き

背景	国／地方当局		
	EU：SCF（2000a-c, 2002a-c, 2003a-d）、EFSA（2004）	UK：EVM（2003）	US/Can：IOM（1997, 1998,（2000, 2001, 2002-2005）
食品からの摂取（続き）	■半定量的FFQ（180品目の食品） ●1研究 ●対象：2672人 ■コンピュータによる食事の問診 ●1研究 ●対象：>4000人 ■方法不明 ●2研究 ●対象：>1000人	●栄養状態の情報は血液サンプルと身体測定結果から収集する ●詳細な問診によりSES、人口統計学的特性およびライフスタイル特性に関する情報を得る ■国民食生活調査（National Food Survey[NFS]） ●世帯当たりの食品購入に関する年次報告 ●1人当たり（および集団当たり）の平均栄養摂取量の傾向の推移 ●年齢／性サブグループに関する情報はなし ●集団における栄養摂取量分布に関する情報はなし ●NDNSデータがない場合に使用 ■TDS ●継続研究 ●英国の平均的な食事を代表する特定食品を分析 ●分析に際し、類似した食品を20の食品群に分類する ●とくに食品成分データがない場合の摂取量推定およびトレンド分析に役立つ ●集団レベルのデータのみ。個人に関する情報はなし 調査データがない場合は発表された文献を使用。 データの解釈：食品摂取量を推定する方法にはすべて、ある程度の誤り（エラー）が生じる。たとえば、	●サプリメントの定性的摂取データ ■FDAの全食事量調査（Total Diet Study[TDS]） ●上記2件の調査で網羅できなかった栄養素に対して使用 ●マーケットバスケット調査 ●膨大な数の年齢／性別群を対象としたUSDA食品消費調査データ（1994〜96年）の代表的な主要食品306品目 ●摂取データは日々の変動に対して補正しなかった データ供給源―カナダ：ケベック州とノバスコシア州で収集したデータ（本データが全国的にどこまで該当するかは不明）。 推定栄養摂取量 ■すべての年齢／性／ライフステージ群の摂取量分布 ■信頼できないflagged推定量 ■総摂取量（食品＋サプリメント＋水[該当する場合]）が1つの分布として報告されることもあれば、食品とサプリメントが別々の摂取量分布として報告されることもある 評価方法の考察 ■摂取量を過少報告する。肥満では多め ■成分データ変数の質 ■日々の変動が大きいので、通常の摂取量に近づけるために多くの日数や統計的な補正が必要

続く

表A9-1 続き

背景	国／地方当局		
	EU：SCF（2000a-c, 2002a-c, 2003a-d）、EFSA（2004）	UK：EVM（2003）	US/Can：IOM（1997, 1998,（2000, 2001, 2002-2005）
食品からの摂取（続き）		■食事記録をとる期間は、摂取する食品の情報を得るには長期間とはいえない場合があるかもしれない ■被験者が摂取した食品を間違えて報告したり、記録期間中にふだんの食事を変更したりするかもしれない ■非常に詳細な調査に基づくデータであっても、近年の食習慣の大きな変化やサプリメントの使用増加により、そのデータが古くなってしまうことがある ■このため、食事調査データの解釈には注意が必要である	
サプリメントからの摂取	データ供給源：サプリメントが含まれたか、除外されたかによりデータベースは多岐にわたる。 栄養補助食品（ダイエタリーサプリメント）について収集されたデータ： ■7研究 ■個人調査6件、世帯調査1件 ■対象： 　13000人または世帯	データ供給源：1つまたは複数の栄養素製品に関する製造業者提供データ ■単一栄養素製品や複合栄養素製品として市販されている製品において、ラベル表示値はビタミン・ミネラル含有量の最低量、最高量および最も一般的な量を示す ■小児用製品の類似データ ■売り上げ（何百万単位） 食品サプリメントからビタミン・ミネラルを摂取する可能性も2001～2002年英国市販薬ガイド（OTC Directory）から推定した。 サプリメントから1つの推定最大摂取量を提供するため、これらの情報源を用いた。 ラベル表示（label declaration）は、食品サプリメント製造業者で用いられる「過多量」（ラベル表示値の＞20～100％）を反映しない。	データ供給源：NHANES III（上述）または1986年米国国民健康調査（National Health Interview Survey [NHIS]） ■一定期間（例、NHANES IIIでは過去30日間における頻度）にどのくらいの頻度で各サプリメント製品を使用したか、という質問に対する回答 ■ラベル表示に基づく成分情報 ■摂取量＝（使用頻度）×（栄養素含量のラベル表示） ■年齢／性／ライフステージ群別の栄養摂取量分布
水からの摂取	該当する場合、飲料水中の最大栄養素濃度の標準	該当する場合、対象となる栄養素（例、銅）の消費量と最	年齢／性／ライフステージ群別の報告された摂取量

続く

表A9-1　続き

背景	国／地方当局		
	EU：SCF（2000a-c, 2002a-c, 2003a-d）、EFSA（2004）	UK：EVM（2003）	US/Can：IOM（1997, 1998,（2000, 2001, 2002-2005）
総栄養摂取量（食品＋サプリメント＋水）	値に関する情報。入手できた研究の平均値および97.5 pctlの要約表 ■食品のみの摂取量か、サプリメントを含む摂取量かを示すもの ■次の単位のうちの1つで結果が示されているもの（あれば） ●世帯 ●個人 ●男性・女性	大許容量は2L/dと仮定する。データは、以下の各カテゴリーの個々の値として表示する ■食品：平均値と97.5 pctl ■サプリメント：市販製品の最大1日量 ■水：2L中の最大許容濃度 ■上記3つの供給源の合計により算出した推定最大1日摂取量	(mL/d)分布 NHANES IIIの成分データが得られる場合、データは次のように表す ■年齢／性／ライフステージ群別の分布 ■一部の栄養素では、食品およびサプリメントから、それぞれ別に栄養摂取量分布を求める：その他の場合、食品＋サプリメントを併せて摂取量分布を報告する ULが栄養素のタイプ（例、合成型か添加型か）に基づく場合、特定のタイプの摂取量を推定するため、成分データを適切に調整することがある

表A9-2　ビタミンA摂取評価の比較（報告書別）

	国／地方当局		
	EU：SCF（2002b）	UK：EVM（2003）	US/Can：IOM（2001）
UL	UL： 出産可能年齢の女性および男性： 　3000μg RE/d 小児（1～3歳）： 　800μg RE/d 小児（4～6歳）： 　1100μg RE/d 小児（7～10歳）： 　1500μg RE/d 小児（11～14歳）： 　2000μg RE/d 小児（15～17歳）： 　2600μg RE/d 閉経後女性では摂取量を1500μg/dに制限するほうがよい	SUL：確立していない。 考察： ■催奇形性を誘発する閾値として3000μg RE/dを使用するには慎重になるべきである ■股関節骨折リスクとの関連から、1500μg RE/d以上の摂取は適切でないことがある	UL： 女性および男性 　（19歳以上）：3000μg/d 女子および男子 　（14～18歳）：2800μg/d 小児（1～3歳）：600μg/d 小児（4～8歳）：900μg/d 小児（9～13歳）：1700μg/d

続く

【付属文書9】 国／地方当局の栄養摂取評価の比較（3つの国／地方当局による報告書の要約）

表A9-2 続き

	国／地方当局		
	EU：SCF（2002b）	UK：EVM（2003）	US/Can：IOM（2001）
推定摂取量	**食品およびサプリメント（発表されている表）：** ■平均値(3研究)： ● 男性：1277～2020μg/d ● 女性：1133～1790μg/d ● 世帯：759μg/d ■97.5 pctl(2研究)： ● 男性：6671μg/d ● 女性：5779μg/d ● 世帯：4377μg/d 平均値と中央値の差は非対称の摂取量分布を示す。これは、食品供給においてプレフォームドレチノールの不均一な分布およびレバーなどの食品からの大量摂取により生じる。	**食品：** ■中央値＝520μg RE/d（1986/87 NDNSより） ■97.5 pctl＝6050μg RE/d **サプリメント：** ■最高2400μg RE/d（売り上げデータ） 推定最大摂取量： ■6050＋2400＝8450μg RE/d 多量摂取群には、定期的にレバー(肝臓)やレバー製品を摂取している人を含める	**食品：** ■最大摂取量中央値： ● 授乳婦：1050μg/d ■最大95 pctl摂取量： ● 男性(31～50歳)：1965μg/d **サプリメント：** ■成人の95 pctl： ● 1500～3000μg/d ● 妊婦の＜5％は、食事およびサプリメントからの摂取量がULを上回っている
考察	**（リスク特性解析として）** 欧州の大部分で、成人の97.5 pctl摂取量はUL（3000μg RE/d）よりも多い。出産可能年齢の女性ではビタミンAの単回投与または少量投与後に胚発生が変化することがあるため、ULを、長期曝露よりも短期曝露を反映する推定摂取量と比較すべきである。現在の摂取量がTULを上回ることがあるため、ヒトの食品のビタミンA強化が適切かどうか、またビタミンA添加飼料を摂取した動物をヒトが食べることによる影響について、慎重に考慮する必要がある。	**（指針値の考察として）** 医学的助言がない限り、妊婦または妊娠を希望している女性はビタミンA含有サプリメントを摂取すべきではないという現在の推奨を支持する。 レバーやレバー製品および／またはサプリメントを大量に摂取する人は、有害作用が報告されている摂取量を超えることがある。 食品サプリメントは「過多量」（ラベル表示の＞20～100％）を含有することがある。骨折リスクに対する作用が、摂取量が増加すると骨折リスクも増大する、段階的な反応であるらしいことを考えると、これはとくに重要である。	**（リスク特性解析として）** ビタミンAのULを上回るリスクは上述の摂取量にわずかに基づくようである。

表A9-3　鉄摂取評価の比較（報告書別）

	国／地方当局		
	EU：EFSA（2004）	UK：EVM（2003）	US/Can：IOM（2001）
UL	UL：提供されず	SUL：確立されていない 指針値： ■約17mg/dの補充量（60kgの成人で0.28mg/kg/bw/dに相当）では、大多数の人に有害作用は生じないと予想される。 ■この指針値は鉄過剰に陥りやすい少数の人には適用しない。	UL： 男性・女性（≧14歳）：45mg/d 小児（1〜13歳）：40mg/d
推定摂取量	食品およびサプリメント（発表された表）： ■平均値（5研究）： ● 男性：13〜22mg/d ● 女性：12〜18mg/d ● 世帯：13mg/d ■97.5パーセンタイル（pctl）（5研究）： ● 男性：27〜41mg/d ● 女性：27〜72mg/d ● 世帯：22mg/d	食品： ■平均値＝12mg/d ■97.5 pctl＝24mg/d （1986/7 NDNS） サプリメント： ■20mg/d（たとえば妊娠など特殊な状況では、最高60mg/d）（売り上げデータ） 水： ■0.4mg/d（英国の上限値0.2mg/ℓでは2L/dと想定） ■最大推定摂取量： 24＋0.4＋20mg＝44mg/d	食品およびサプリメント（NHANES Ⅲ）： 最大摂取量（妊婦・授乳婦を除く）： ■中央値：男性（31〜50歳）＝19mg/d ■90 pctl：男性（≧51歳）＝34mg/d 妊婦・授乳婦： ■妊婦・授乳婦の50〜75％は、食品やサプリメントから45mg/d以上の鉄を摂取したが、鉄サプリメントは通常、出産前後のケアプログラムで指導されている。 90 pctl摂取量はUL 45mg/dを下回る。
考察	（リスク特性解析として） 一部の国では、強化食品（サプリメント除く）を含む食品供給源からの鉄の大量摂取による有害作用のリスクは、全体として集団では低いと考えられる。 男性および閉経後女性におけるサプリメントからの摂取は、高量の鉄貯蔵を示す生化学的指標が生じる可能性のある集団の割合を増加させることがある。 集団の最高0.5％は遺伝性ヘモクロマトーシスのホモ接合体であり、食事性鉄摂取量が正常であっても、	―	（リスク特性解析として） 食事供給源から有害作用が生じるリスクは低いようである。 ULを上回る量の鉄塩を摂取している人（とくに空腹摂取時）は、消化管有害作用をきたすことがある。 米国では、31〜50歳の男性の25％はフェリチン濃度＞200μg/ℓであり、この数値は、心血管疾患の危険因子になりうる。50歳以上では有病率がより高くなる。フェリチン濃度高値の意義およびフェリチン濃度高値と食事性鉄摂取との関連は明らかでない。サハラ砂漠以南のア

続く

【付属文書9】 国／地方当局の栄養摂取評価の比較（3つの国／地方当局による報告書の要約）

表A9-3　続き

	国／地方当局		
	EU：SCF（2002b）	UK：EVM（2003）	US/Can：IOM（2001）
考察（続き）	鉄過剰に陥りやすい。このため、鉄サプリメントや高度に鉄が強化された食品を避けるべきである。ホモ接合体の大多数は診断・特定されず、十分量の鉄の貯蔵により有害作用が引き起こされるまで感受性が高いことが認識されない。		フリカにおいて多量の鉄摂取と鉄過剰のあいだに関連が認められたことから、男性や閉経後女性に対して鉄サプリメントや高度に強化された食品を避けるよう推奨することは賢明である。

表A9-4　ビタミンC摂取評価の比較（報告書別）

	国／地方当局		
	EU：EFSA（2004）	UK：EVM（2003）	US/Can：IOM（2000）
UL	UL：提供されず。	SUL：確立されていない 指針値： ■1000mg/dの補充量では、重大な有害作用は生じないと予想される ■ビタミンCは食事からの摂取後よりもサプリメントの急速大量摂取後に有害作用が生じると思われるため、総ビタミンC摂取量の指針値は推定されていない ■高量のビタミンCは多くの人に有害作用を引き起こさないと思われる	UL： 成人（≧19歳）：2000mg/d 青年（14～18歳）：1800mg/d 小児（1～3歳）：400mg/d 小児（4～8歳）：650mg/d 小児（9～13歳）：1200mg/d
推定摂取量	食品およびサプリメント（発表された表）： ■平均値（5研究） 　●男性：101～168mg/d 　●女性：108～169mg/d 　●世帯：113mg/d ■97.5 pctl（5研究）： 　●男性：309～1056mg/d 　●女性：285～1117mg/d 　●世帯：268mg/d	食品： ■平均値＝64mg/d ■97.5 pctl＝160mg/d 　（1986/7 NDNSより） サプリメント： ■最高3000mg/d 　（売り上げデータ） 推定最大1日摂取量： 160＋3000＝3160mg 菜食主義者は潜在的な多量摂取群である。	食品およびサプリメント： ■最大平均摂取量： 　●男性（51～70歳）、女性（≧51歳）：約200mg/d ■最大99 pctl摂取量： 　●男性（51～70歳）、女性（51～70歳）：＞1200mg/d
考察	（リスク特性解析として） これらの食事摂取量は懸	（指針値の考察として） 感受性の高い群には、ヘモ	（リスク特性解析として） 最大摂取量では、食品やサ

続く

表A9-4　続き

	国／地方当局		
	EU：SCF（2002b）	UK：EVM（2003）	US/Can：IOM（2001）
	念される原因ではない。	クロマトーシスヘテロ接合体、サラセミア、尿路結石・腎結石素因のある人などが含まれる。これらの人に起こりうるビタミンCの有害作用に関するデータにも矛盾があるが、摂取量＞1g/dayで発現するようである。	プリメントからのビタミンC過剰摂取による有害作用リスクはきわめて低いようである。

表A9-5　ビタミンE摂取評価の比較（報告書別）

	国／地方当局		
	EU：SCF（2003c）	UK：EVM（2003）	US/Can：IOM（2002～2005）
UL	UL 成人：300mg/d 小児（1～3歳）：100mg/d 小児（4～6歳）：120mg/d 小児（7～10歳）：160mg/d 小児（11～14歳）：220mg/d 小児（15～17歳）：260mg/d	SUL（生涯1日摂取量）：1日のビタミンEの補充量は800IU（540mg d-αトコフェロール当量/d）（60kgの成人で9.0mg/kgbwに相当）。	UL（サプリメントのあらゆる型のα-トコフェロール） 成人（≧19歳）：1000mg/d（2326μmol/d） 青年（14～18歳）：800mg/d（1860μmol/d） 小児（1～3歳）：200mg/d（465μmol/d） 小児（4～8歳）：300mg/d（698μmol/d） 小児（9～13歳）：600mg/d（1395μmol/d）
推定摂取量	食品およびサプリメント（発表された表）： ■平均値（3研究） ●男性：11.2～11.7mgTE/d ●女性：8.6～11.0mgTE/d ●世帯：11mgTE/d ■97.5 pctl（3研究）： ●男性：23.4～28.3mgTE/d ●女性：20.4～38.3mgTE/d ●世帯：22mgTE/d 注記：データはα-トコフェロール当量として示し、8種	食品： ■平均値＝8.5mg/d ■97.5 pctl＝18mg/d 　（1986/7 NDNS） サプリメント： ■最高670mg/d 　（売り上げデータ） 推定最大1日摂取量： 　18＋670＝690mg/d 高量を摂取する可能性のある群は特定されていない。	食品＋サプリメント （α-トコフェロール当量）： ■最大平均摂取量： ●女性（51～70歳）：45mg/d（104.7μmol/d） ■最大99 pctl摂取量： ●女性（51～70歳）：508mg（1181μmol/d） きわめて非対称の摂取量分布である。51～70歳の女性の中央値は9mg/d（20.9μmol/d）、平均値は45mg/d（104.7μmol/d）である。あらゆる型のα-トコフェロールで、99 pctl摂取量はUL（1000mg/d）をはるかに下回

続く

【付属文書9】 国／地方当局の栄養摂取評価の比較（3つの国／地方当局による報告書の要約）

表A9-5 続き

	国／地方当局		
	EU：SCF（2003c）	UK：EVM（2003）	US/Can：IOM（2002〜2005）
	の天然型をすべて含む。		る。米国集団でのビタミンEサプリメントの使用は多く、米国の若年小児の37％、男性の23％、女性の29％がビタミンE含有サプリメントを服用する。
考察	（リスク特性解析として）現在の食品やサプリメントからの推定摂取量（97.5 pctl含む）は一般にULをかなり下回る。しかし、一部の高量サプリメント服用者はULを上回ることがある。	—	（リスク特性解析として）上述の最大摂取量では、食品やサプリメントからのα-トコフェロール過剰摂取による有害作用リスクはきわめて低いようである。

表A9-6 セレン摂取評価の比較（報告書別）

	国／地方当局		
	EU：SCF（2000b）	UK：EVM（2003）	US/Can：IOM（2000）
UL	UL： 　成人：300μg/d 　小児（1〜3歳）：60μg/d 　小児（4〜6歳）：90μg/d 　小児（7〜10歳）： 　　130μg/d 　小児（11〜14歳）： 　　200μg/d 　小児（15〜17歳）： 　　250μg/d	SUL（生涯1日摂取量）： 0.45mg総セレン/d	UL： 　14歳以上： 　　400μg/d（5.1μmol） 　小児（1〜3歳）： 　　90μg/d（1.1μmol） 　小児（4〜8歳）： 　　150μg/d（1.9μmol） 　小児（9〜13歳）： 　　280μg/d（3.6μmol）
推定摂取量	食品およびサプリメント（?）、さまざまな研究による非菜食主義者の成人の平均摂取量： 　ベルギー：28〜61μg/d 　デンマーク：41〜57μg/d 　フィンランド： 　　100〜110μg/d 　フランス：29〜43μg/d 　英国：63μg/d 　オランダ：40〜54μg/d 　ノルウェー：28〜89μg/d 　スペイン：79μg/d 　スウェーデン： 　　24〜35μg/d	食品： ■平均値＝0.039mg/d ■97.5 pctl＝0.1mg/d 　（1994 TDS） サプリメント： ■最高0.3mg/d 　（売り上げデータ） 推定最大摂取量： 　0.1＋0.3＝0.4mg/d 多量に摂取する可能性のある群は特定されていない。	食品： ■高量セレン含有地域での食事性セレン摂取量：68〜724μg/d（0.9〜9.2μmol）。 ■被験者の約半数は200μg/d（2.5μmol）を摂取していたが、セレン中毒の症状はなかった。 サプリメント： ■多くの量を得られるが、通常は1回当たり100μg（1.3μmol）以下である 水： ■水中のセレン含量は、通

続く

表A9-6 続き

	国／地方当局		
	EU：SCF(2000b)	UK：EVM(2003)	US/Can：IOM(2000)
	植物が生育する土壌中のセレンの量や、これにともなうヒトのセレン摂取量の変動は、地域や国ごとにかなり変化する。		常、食品中のセレン含量に比べて非常にわずかである。しかし、土壌中に大量のセレンが含まれる場合、灌漑用水にかなりの量のセレンを含有することがわかっている。 カナダや米国では広範な食糧配給システムによって、1地域のみを原産とする食糧を摂取できないようにしている。これにより、高量セレン含有地域でも食事中のセレン含量が抑えられる。
考察	（リスク特性解析として） ほとんどの欧州各国では、平均摂取量は30〜90μg/dである。 ノルウェーは、セレンを豊富に含む小麦を輸入しているため、平均摂取量が若干高い(60μg/d)。 フィンランドは、セレン発酵に取り組んでいるため、摂取量は100〜110μg/dである。 欧州の集団では、現在の平均摂取量(サプリメント除く)とUL 300μg/d(成人)の境界域は2.7〜10であろう。ULまでの境界値を約2.7とすると、イタリアとオランダの97.5 pctl摂取量は、それぞれ81μg Se/d、90μg Se/dである(SULの考察と同様)。	（SULの考察として） 食品からの最大摂取量を0.1mg/dとすると、補充またはその他の追加摂取に対してセレンの境界値0.35mg/dが利用できる。	（リスク特性解析として） 米国やカナダでULを上回るセレンを摂取するリスクは低いようである。高量セレン含有地域でセレン中毒症例は報告されていない。 ULを上回る摂取量はリスクの増加を示すが、LOAEL以下であれば、この摂取量が観察可能な臨床疾患をもたらす可能性はない。これはとくに、高い摂取量を自分で選択できる集団で言えることである。症状が出る可能性のある人は食事の変更や引っ越しができる。

【付属文書9】 国/地方当局の栄養摂取評価の比較(3つの国/地方当局による報告書の要約)

表A9-7 亜鉛摂取評価の比較(報告書別)

	国/地方当局		
	EU:SCF(2003d)	UK:EVM(2003)	US/Can:IOM(2001)
UL	UL: 成人:25mg/d 小児(1~3歳):7mg/d 小児(4~6歳):10mg/d 小児(7~10歳):13mg/d 小児(11~14歳):18mg/d 小児(15~17歳):22mg/d	SUL(生涯1日摂取量):亜鉛補充量は25mg亜鉛/d	UL: 成人(≧19歳):40mg/d 青年(14~18歳):34mg/d 小児(1~3歳):7mg/d 小児(4~8歳):12mg/d 小児(9~13歳):23mg/d
推定摂取量	食品およびサプリメント(発表された表): ■平均値(3研究) ●男性:10.8~11.4mg/d ●女性:7.5~8.4mg/d ●世帯:11mg/d ■97.5 pctl(3研究) ●男性:19.0~23.5mg/d ●女性:13.6~22.1mg/d ●世帯:19.0mg/d 水:水道水中の亜鉛濃度は水道管からの溶出により上昇することがあり、井戸の汚染は高量の曝露をもたらしうる。欧州各国の飲料水質基準では、亜鉛含量を5mg/ℓ以下に設定している。 その他の曝露:工業現場での亜鉛金属または酸化亜鉛の蒸気の吸入および亜鉛メッキ容器への飲食物の保存。	食品: ■平均値=9.8mg/d ■97.5 pctl=17mg/d (1986/87 NDNSより) サプリメント: ■最高50mg/d (売り上げデータ) 水: ■最高10mg/d(英国の最大濃度5mg/ℓで2L/dを消費すると仮定) 推定最大摂取量: 17+10+50=77mg/d 高量を摂取する可能性のある群は特定されていない。	食品: ■最大95 pctl摂取量: ●成人=25mg/d サプリメント: ■1986年に女性の約17%、男性の15%は亜鉛含有サプリメントを摂取していた。 食品およびサプリメントからの摂取: ■最大95 pctl摂取量: ●成人男性・非妊婦=25~32mg/d ●妊婦・授乳婦=約43mg/d 注記:IOM報告書では提示されないが、食品+サプリメントからの推定95 pctl摂取量は次の通り:小児(1~3歳):12.9mg/d、小児(4~8歳):14.2mg/d、男子(9~13歳):17.3mg/d、女子(9~13歳):14.5mg/d、女子(14~18歳):15.5mg/d。これらの値はすべて、各年齢/性群のULを上回った。
考察	(リスク特性解析として) 得られた研究は、あらゆる年齢群で総亜鉛摂取量の97.5 pctlがULに近似することを示しているが、このことは、本委員会の見解によると、憂慮すべき問題ではない。	(SULの考察として) 食品から摂取する最大量を17mg/dと仮定すると、総摂取量42mg/dでは、有害作用を発現しないと予想される。	(リスク特性解析として) 最大摂取量では、食品やサプリメントからの亜鉛過剰摂取による有害作用リスクはきわめて低いようである。とくに授乳・妊娠中の亜鉛の多量摂取はサプリメントの服用によるものである。

表A9-8 ビタミンB6摂取評価の比較（報告書別）

	国／地方当局		
	EU：SCF（2000c）	UK：EVM（2003）	US/Can：IOM（1998）
UL	UL： 成人：25mg/d 小児（1〜3歳）：5mg/d 小児（4〜6歳）：7mg/d 小児（7〜10歳）：10mg/d 小児（11〜14歳）：15mg/d 小児（15〜17歳）：20mg/d	SUL（生涯1日摂取量）：60kgの成人のビタミンB6補充量は10mg/d（ピリドキシン補充量0.17mg/kg bw/d）	UL（ピリドキシンとして）： ≧19歳：100mg/d 青年（14〜18歳）：80mg/d 小児（1〜3歳）：30mg/d 小児（4〜8歳）：40mg/d 小児（9〜13歳）：60mg/d
推定摂取量	食品およびサプリメント（発表された表）： ■平均値（3研究） 　●男性：2.68〜3.5mg/d 　●女性：2.84〜3.6mg/d 　●世帯：2.0mg/d ■97.5 pctl（3研究）： 　●男性：5.35〜7.6mg/d 　●女性：10.46〜30.3mg/d 　●世帯：3.3mg/d 英国成人の食事・栄養調査（Dietary and Nutritional Survey of British Adult）（1990）（n＞2000）： ■男性の摂取量の多くは食品供給源から得たものであった。 ■＞24歳の女性では、サプリメントは総摂取量の約50％であった。 ■一部の女性のサプリメント使用により非対称分布が生じ、35〜49歳女性では、最大97.5 pctl摂取量が16mg/dであった。	食品： ■平均値＝2.0mg/d ■97.5 pctl＝3.9mg/d 　（1986/87 NDNS） サプリメント： ■最高100mg/d 推定最大1日摂取量： 　3.9＋100＝104mg/d 多量に摂取する可能性のある群は特定されていない。	食品およびサプリメント： ■最大平均摂取量： 　●妊婦（14〜55歳）＝9mg/d ■最大95 pctl摂取量： 　●妊婦（14〜55歳）＝21mg/d（大部分がサプリメントからのピリドキシン） ビタミンB6は最高100mgまたはそれ以上の多くの用量が市販されている。
考察	（リスク特性解析として） 食品由来のビタミンB6との関連における安全上の懸念はない。 食品・サプリメントからの摂取量は、一般にULを下回る。しかし、最近のアイル	（SULの考察として） ヒトでは、補充量10mg/dは明らかにSULであり、生涯摂取しても有害作用はないと思われる。一部の被験者では200mg/d以上の長期摂取による神経障害が報告さ	（リスク特性解析として） 上述の最大摂取量では、食品やサプリメントからのビタミンB6過剰摂取による有害作用リスクはきわめて低いようである。 リスクの増加は、さまざまな

続く

【付属文書9】 国／地方当局の栄養摂取評価の比較（3つの国／地方当局による報告書の要約）

表A9-8 続き

	国／地方当局		
	EU：SCF（2000c）	UK：EVM（2003）	US/Can：IOM（1998）
	ランドのデータでは、18～64歳女性の95 pctl摂取量は8mg/dであるが、この年齢群の2.5％は、サプリメント服用によりULである25mgを上回っている（摂取量30～62mg/d）ことが示される。 一部のサプリメントは、1錠／カプセル当たりULをかなり上回る量を含有する。	れている。ビタミンB$_6$10～200mgの摂取の影響は明らかでない。これらの用量の短期摂取によるリスクはほとんどないと思われるが、得られたデータからは、リスクがごくわずかしかないSULを上回る曝露用量や期間は特定されない。	疾患治療用にピリドキシンを大量に摂取することによって生じる可能性が高い。ULは、医師の指示によりピリドキシン治療を受けている患者に適用することは意図されていない。

表A9-9 銅摂取評価の比較（報告書別）

	国／地方当局		
	EU：SCF（2003b）	UK：EVM（2003）	US/Can：IOM（2001）
UL	UL： 　成人：5mg/d 　小児（1～3歳）：1mg/d 　小児（4～6歳）：2mg/d 　小児（7～10歳）：3mg/d 　小児（11～14歳）：4mg/d 　小児（15～17歳）：4mg/d	SUL（生涯1日摂取量）： 0.16mg/kgbw/d（60kgの成人で10mg/dに相当）	UL： 　成人（≧19歳）： 　　10mg/d（10000μg/d） 　青年（14～18歳）： 　　8000μg/d 　小児（1～3歳）：1000μg/d 　小児（4～8歳）：3000μg/d 　小児（9～13歳）：5000μg/d
推定摂取量	食品およびサプリメント（発表された表）： ■平均値（3研究） 　●男性：1.5～1.6mg/d 　●女性：1.2mg/d 　●世帯：1.4mg/d ■97.5 pctl（3研究）： 　●男性：3.1～3.5mg/d 　●女性：2.7～2.8mg/d 　●世帯：2.8mg/d 水： 硬水地域では、配水用の銅製水道管により摂取量に0.1mg/dを添加できるが、酸性水、硬水の状態ではこの量の10倍になる。現在のEU基準では飲料水中の最大銅	食品： ■平均値＝1.4mg/d ■97.5 pctl＝3.0mg/d 　（1986/87 NDNS） サプリメント： ■最高2mg/d（OTC 2001、売り上げデータ） 飲料水： ■最高6mg/d（消費量2L/d、飲料水中の銅の最大許容濃度3mg/ℓと仮定） 推定最大1日摂取量： 　3.0＋2＋6＝11mg/d 多量に摂取する可能性のある群は特定されていない。	食品およびサプリメント： ■最大摂取量中央値： 　●男性（1～50歳）＝ 　　1700μg/d 　●男性（51～70歳）＝ 　　1600μg/d 　●妊婦／授乳婦＝ 　　1600μg/d ■最大99 pctl摂取量： 　●授乳婦＝4700μg/d 　●妊婦・男性（51～70歳）＝4600μg/d 水： ■EPA最大許容濃度目標では、飲料水中の銅含有量は、成人で2600μg/d、若年小児（1～4歳）で1000μg/dとしている。

続く

表A9-9 続き

	国／地方当局	
EU：SCF（2003b）	UK：EVM（2003）	US/Can：IOM（2001）

	濃度は2mg/ℓである。 **その他の曝露：** 鉱山、精錬所、鋳物工場からの放出、地方自治体の廃棄物焼却場からの動力産出用石炭の焼却。		■EPAデータは、流水サンプルの98％が銅濃度＜460μg/dであることを示す。 ■米国人口の大多数は飲料水から＜100〜900μg/dの銅を摂取している。 健康への悪影響は、懸念される媒体、そのイオン化の程度や生物学的利用率における銅の種類に左右される。
考察	**（リスク特性解析として）** あらゆる年齢群で総銅摂取量の97.5 pctlはULに近似するが、このことは、本委員会の見解によると、憂慮すべき問題ではない。その他に飲料水から銅を摂取することが考えられるため、これを考慮する必要があろう。	**（SULの考察として）** 英国では、法定限界で摂取した場合、理論上、水由来だけで6mg/dの銅を摂取することになる。しかし、英国の飲料水中銅濃度はこれよりはるかに低いため、この曝露濃度は起こりえない。飲水による銅摂取が健康にリスクを及ぼすことを示す証拠はない。	**（リスク特性解析として）** 最大摂取量では、成人に食品、水、サプリメントからの銅の過剰摂取による有害作用が発現するリスクはきわめて低いようである。 少数の小児（1〜8歳）はその年齢群のULを上回っている可能性がある。

【付属文書9】 国／地方当局の栄養摂取評価の比較（3つの国／地方当局による報告書の要約）

表A9-10　ビタミンD摂取評価の比較（報告書別）

	国／地方当局		
	EU：SCF（2002c）	UK：EVM（2003）	US/Can：IOM（1997）
UL	UL： 成人：50μg/d 小児（0～10歳）：25μg/d 小児（11～17歳）： 　50μg/d	SUL：確立していない。 指針値： 　0.025mg/dのビタミンD補充量では、一般集団に有害作用は生じないと予想される。これは60kgの成人で0.0004mg/kg bw/dに相当する。	UL： 1歳以上： 　50μg（2000IU）/d
推定摂取量	食品およびサプリメント （発表された表）： ■平均値（4研究） 　●男性：3.7～11.2μg/d 　●女性：3.1～10.3μg/d 　●世帯：3.0μg/d ■97.5 pctl（4研究）： 　●男性： 　　12.7～37.6μg/d 　●女性： 　　12.6～33.3μg/d 　●世帯：8.4μg/d 北欧諸国ではビタミンD状態が比較的良好であるが、おそらく食品の強化とビタミンDサプリメント服用者が多いことが主な理由であろう。	食品： ■平均値＝0.003mg/d ■97.5 pctl＝0.009mg/d 　（1986/7 NDNS） サプリメント： ■最高0.0125mg/d（製造業者、OTC 2001） 推定最大摂取量： 　0.009＋0.0125＝ 　0.022mg/d 多量に摂取する可能性のある群は特定されていない。	食品： ■サプリメント以外の食事中に含まれるビタミンDは少なく、女性では平均して約2.5μg（100IU）/dである。 ■魚主体の食事に含まれるビタミンDは比較的多い。 ■ミルクは10μg（400IU）/クォート（946mℓ）含有するよう強化されているため、ミルクを多量摂取する人はビタミンD摂取量が比較的多い。 サプリメント： ■1986年の調査で、ビタミンDサプリメント服用者の95 pctl摂取量は、男性で20μg（800IU）、女性で17.2μg（686IU）であることが確認された。 皮膚への日光照射によりビタミンD₃が内因性に作られるが、これはビタミン中毒ではない。
考察	（リスク特性解析として） ノルウェーでは、サプリメントによる95 pctl摂取量はULの約1.5倍以下である。イタリア、英国、アイルランド、オーストリアのサプリメントによる97.5 pctl摂取量はそれぞれ、8.4、12.7、14.3、22.16μg/dである。これらの数値はULをはるかに下回る。	（指針値の考察として） 総ビタミンD曝露量の評価は難しいため、総摂取量の推定値はない。明らかなまたは潜在的な欠乏状態を管理するうえで、医師の指導のもと、このような摂取量やその他の指標が必要であろう。	（リスク特性解析として） ほとんどの人では、食品やサプリメントからのビタミンD摂取量がULを上回る可能性はない。 しかし、両者の供給源の上限量を摂取している人、とくに多数のサプリメントの服用者および魚や強化ミルクを大量に摂取する人はビタミンD中毒のリスクがある。

表A9-11　カルシウム摂取評価の比較（報告書別）

	国／地方当局		
	EU：SCF（2003a）	UK：EVM（2003）	US/Can：IOM（1997）
UL	UL： 成人：2500mg/d	UL：確立していない。 指針値： ■1500mg/dまでの補充量では、有害作用は生じないと予想されるが、これより高量で消化管有害作用が発現する人もいる。 ■この作用は補充量のカルシウムに関連しているため、総カルシウム摂取量の推定値は得られていない。	UL： 成人（≧19歳）：2500mg/d 　（62.5mmol/d） 小児（1〜18歳）：2500mg/d 　（62.5mmol/d）
推定摂取量	**食品およびサプリメント** **（発表された表）：** ■平均値（2研究） 　●男性：940〜949mg/d 　●女性：730〜742mg/d ■97.5 pctl： 　●男性： 　　1607〜1657mg/d 　●女性： 　　1317〜1340mg/d	**食品：** ■平均値＝830mg/d 　（1990 NDNS） ■97.5 pctl＝1500mg/d **サプリメント：** ■最高2400（3×800）mg/d 　（OTC 2001） **水：** ■最高600mg（300mg/ℓで2L/dを摂取すると仮定） 推定最大摂取量：1500＋600＋2400＝4500mg/d	**食品：** ■最大摂取量中央値 　（1994 CSFII）： 　●男性（14〜18歳）＝ 　　1094mg/d（27.4mmol） ■最大95 pctl摂取量（全年齢群）： 　●男性（14〜18歳）＝ 　　2039mg/d（51mmol） **サプリメント：** ■米国では、若年小児の＜8％、男性の14％、女性の25％がカルシウムサプリメントを服用した（1986年）。 ■サプリメントからの1日当たりの95 pctl摂取量は、小児で比較的少なく（160mg/d、4mmol）、男性（624mg/d、15.6mmol）で多く、女性（904mg/d、22.6mmol）で最も多かった。

続く

【付属文書9】 国／地方当局の栄養摂取評価の比較（3つの国／地方当局による報告書の要約）

表A9-11　続き

	国／地方当局		
	EU：SCF（2003a）	UK：EVM（2003）	US/Can：IOM（1997）
考察	（リスク特性解析として） 欧州集団のデータは、青年や成人では、あらゆる供給源からのカルシウムの摂取量が少数の人、とくにサプリメント服用者でのULに近似することを示す。 小児や青年のULを数値として設定したデータはないが、本年齢群における現在の極端なカルシウム摂取量によっても、評価可能なリスクは特定されていない。	—	（リスク特性解析として） 年齢群を問わず、1日当たりの95 pctl摂取量はULを上回ることはなかったが、きわめて高量のカルシウムを摂取している人、とくに乳製品も多く摂取する人は、UL（2500mg/d）を超えることがある。 食品とサプリメントからの95 pctl摂取量の合計は、10代の男子（1920＋928mg/d）または10代の女性（1236＋1200mg/d）において、ULと同じかわずかに上回っている。 サプリメント服用者は非服用者よりも食品からのカルシウム摂取量も高い傾向にあるが、同じ人が両者の範囲の上限に低下することは考えにくい。 ULを上回る通常の摂取量（食品＋サプリメント由来）での有病率は＜5％であるが、最近市販されているカルシウム強化食品は倍増している。カルシウム摂取に対する影響をモニタリングすることが重要である。

328

表A9-12 葉酸摂取評価の比較(報告書別)

	国/地方当局		
	EU:SCF(2000a)	UK:EVM(2003)	US/Can:IOM(1998)
UL	UL(葉酸として): 成人:1mg/d 小児(1〜3歳):200μg/d 小児(4〜6歳):300μg/d 小児(7〜10歳):400μg/d 小児(11〜14歳):600μg/d 小児(15〜17歳):800μg/d	SUL:確定していない 指針値: 補充量1mg/dでは有害作用が生じないと予想される	UL(強化食品またはサプリメント由来): 成人(≧19歳):10000μg/d 青年(14〜18歳):800μg/d 小児(1〜3歳):300μg/d 小児(4〜8歳):400μg/d 小児(9〜13歳):600μg/d
推定摂取量	食品およびサプリメント(5研究): ■平均値: ● 男性:255〜332μg/d ● 女性:210〜260μg/d ● 男性・女性:251〜398μg/d ■高量摂取(97.5 pctl): ● 男性:662μg/d ● 女性:638μg/d ● 男性・女性:412〜1795μg/d 注記: ■サプリメントを含むか含まないかに関する情報なし ■使用した食事方法に関する情報なし	食品: ■平均値=0.26mg/d(1986/7 NDNS) ■97.5 pctl=0.49mg/d サプリメント: ■男性では市販サプリメント中に最高0.50mg/d(OTC 2001) ■女性では市販サプリメント中に最高0.80mg/d(売り上げデータ) 推定最大摂取量: 男性:0.99mg/d 女性:1.29mg/d 多量に摂取する可能性のある群は特定されていない。	食品(インスタントの強化シリアル含む): ■最大95 pctl摂取量:女性(30〜50歳)=438μg/d 食品およびサプリメント(葉酸サプリメントを処方されている妊婦は除外) ■最大95 pctl摂取量:女性(30〜50歳)=983μg/d 摂取評価—米国: 葉酸のみの摂取量を求めることはできない。調査データは、食品中の葉酸と、強化物質またはサプリメントとして追加した葉酸を区別していない。 摂取評価—カナダ: ■朝食のシリアルに追加できる葉酸の最大濃度は60μg/100 gであるため、インスタントのシリアルが一因となることは低いと思われる ■強化食品またはサプリメント、またはその両者の摂取により、葉酸のUL 1000μg/dを超えることは可能である

続く

【付属文書9】 国／地方当局の栄養摂取評価の比較(3つの国／地方当局による報告書の要約)

表A9-12 続き

	国／地方当局		
	EU：SCF(2000a)	UK：EVM(2003)	US/Can：IOM(1998)
考察	（リスク特性解析として）：食事供給源からの葉酸の97.5 pctl摂取量は約500μg/dと報告されており、オーストリアでデータが高めなのは、サプリメントを含むすべての供給源由来である可能性がある。 サプリメント使用に関する第2回オランダ全国食品消費調査(Dutch National Food Consumption Survey)によると、97.5 pctl摂取量および最大摂取量はそれぞれ400μg、800μgである。 市販の標準的なサプリメントは、通常400～500μgの葉酸を含有する。 一部の欧州諸国（例、英国）では、シリアルやパンは1サービング当たり25～100μgの葉酸が強化されている。 高量の葉酸が補充されるリスクのある被験者は、ビタミンB12欠乏症やコバラミン吸収障害に関連する他の疾患と診断されることはない。 西欧諸国における悪性貧血の有病数は、1.2～1.98/1000である。 最近のデータは、境界型コバラミン欠乏症は高齢者で有病率が高いが（約25％）、血液学的異常とはほとんどまたはまったく関連がないことを示す。	（指針値の考察として）データの全体的な一貫性から、≦1mg/dの葉酸は患者の大多数でビタミンB12関連性貧血をマスクしないが、≧5mg/dの補充量ではマスクすることが明らかになる。1～5mg/dという用量の影響は不明である。	（リスク特性解析として）米国では現在、葉酸摂取量は指示量よりも多い。その理由は、米国の食糧供給において、以前は葉酸が添加されていなかった強化穀物に現在では葉酸強化が行われているためである。葉酸の95 pctl摂取量は、このレベルの強化では11～18歳男性の総葉酸量は950μgであろうとFDAは推定した。この数値は、この年代の若年男性が葉酸(REF)400μgを含有するサプリメントも摂取していることを仮定する。他の全群（妊婦除く）の95 pctl摂取量は低く、葉酸摂取量も低いであろう。 異なる解析方法を用いると、フード・ガイド・ピラミッドに従い、推奨範囲の上限量の穀類を摂取している人は、強化規制下で、さらに440μgの葉酸を得ていることになるとFDAは推定した。その他の強化食品（クッキー、クラッカー）を食べる人は同等量の葉酸を摂取すると思われた。 いずれかの解析方法によっても、また葉酸400μg含有サプリメントを定期的に服用していると仮定すると、いずれの群でも、添加された葉酸の摂取により1000μgを上回るとは考えにくい。

表A9-13　ヨウ素摂取評価の比較（報告書別）

	国／地方当局		
	EU：SCF（2002a）	UK：EVM（2003）	US/Can：IOM（2001）
UL	UL： 成人：600μg/d 小児（1～3歳）：200μg/d 小児（4～6歳）：250μg/d 小児（7～10歳）：300μg/d 小児（11～14歳）：450μg/d 小児（15～17歳）：500μg/d	SUL：確定していない 指針値： 食事中のヨウ素に加えて補充量0.5mg/d（60kgの成人で0.003mg/kgbwに相当）を摂取しても、成人に重大な有害作用が生じないと予想される。	UL： 成人（≧19歳）：1100μg/d 青年（14～18歳）：900μg/d 小児（1～3歳）：200μg/d 小児（4～8歳）：300μg/d 小児（9～13歳）：600μg/d
推定摂取量	■ドイツ、サプリメント使用者の平均摂取量： ● 男性：124μg/d ● 女性：102μg/d ■英国、あらゆる供給源由来の97.5 pctl摂取量： ● 男性：434μg/d ● 女性：359μg/d ● 若年小児（1.5～4.5歳）（冬にミルクを大量に飲む）：247～309μg/d データは、一部の就学前児童がJECFA/PMTDIを上回る量を摂取する可能性があることを示唆する。	食品： ■平均値＝0.22mg/d（1986/7 NDNS） ■97.5 pctl＝0.43mg/d サプリメント： ■最高0.49mg/d（売り上げデータ） 水： ■＜0.03mg/d（＜0.015g/ℓを含有する水2ℓより摂取量を推定） 推定最大摂取量： 0.43＋0.03＋0.49＝0.95mg/d 小児はミルクを多く摂取しヨウ素摂取量が成人よりも多いため、小児は多量に摂取する可能性のある群である。	■通常の食事によって1mg/day以上供給される可能性はない ■0.0001％ヨウ素添加食塩の摂取により770μg摂取することになる ■TDSによると、食事性ヨウ素の最大95 pctl摂取量は全群で1mg/dであり、これは成人のULに相当する ■食事やサプリメント由来のヨウ素の最大95 pctl摂取量は約1.15mg/dであり、これはULよりもはるかに多い

続く

【付属文書9】 国／地方当局の栄養摂取評価の比較（3つの国／地方当局による報告書の要約）

表A9-13 続き

	国／地方当局		
	EU：SCF（2002a）	UK：EVM（2003）	US/Can：IOM（2001）
考察	（リスク特性解析として）成人のあらゆる供給源由来のヨウ素摂取量がULを上回る可能性はない。摂取量が比較的多量の英国では、男性の97.5 pctl摂取量は434 µg/dである。すべての小児（1.5～4.5歳）のヨウ素摂取量は87～309 µg/d（ほとんどがミルク由来）である。UK COTは、多量に摂取する小児では、牛乳由来のヨウ素の摂取量で健康に対するリスクが生じる可能性はないと考えている。SCFはこれに同意し、ULは毒性閾値にないが、短期間でこれを上回ることがある（懸念される人の健康に対するリスクは認められない）と述べる。ヨウ素を豊富に含む海藻類（とくに乾燥製品）の摂取により、ヨウ素摂取量が危険なほど過剰になりうる。	（指針値の考察として）ヨウ素を多量摂取する人、とくに小児では、通常の食事供給源でもこの指針値を上回ることがあるが、このように感受性の高い群には代償機構が存在し、懸念を和らげる。	（リスク特性解析として）大部分の人では、食品やサプリメントからのヨウ素摂取量はULを上回らないことが予想される。

注記：　—はそのテーマが取り上げられていないことを示す。bw＝体重、CSFⅡ＝米国個人食品摂取量調査、EPA＝米国環境保護庁、EU：EFSA＝欧州食品安全機関、EU：SCF＝欧州委員会・食品科学委員会、FDA＝米国食品医薬品庁、FFQ＝食物摂取頻度調査票、IU＝国際単位、JECFA＝FAO/WHO合同食品添加物専門家会議、LOAEL＝最小無毒性量、NDNS＝英国国民栄養調査、pctl＝パーセンタイル、PMTDI＝暫定最大耐容1日摂取量、RE＝レチノール当量、SUL＝安全な上限摂取量、TE＝トコフェノール当量、TUL＝耐容上限摂取量、UK COT＝英国食品中化学物質毒性委員会、UK：EVM＝英国食品基準庁ビタミン・ミネラル専門家グループ、UL＝上限摂取量、US/Can：IOM＝米国／カナダ医学研究所、USDA＝米国農務省

332

参考文献

EFSA (European Food Safety Authority) (2004). Opinion of the Scientific Panel on Dietetic Products, Nutrition and Allergies on a request from the Commission Related to the Tolerable Upper Intake Level of Iron. *The EFSA Journal*, 125:1-34.

EVM (Expert Group on Vitamins and Minerals) (2003). *Safe upper levels for vitamins and minerals*. London, Food Standards Agency Publications (http://www.food.gov.uk/multimedia/pdfs/vitmin2003.pdf, accessed 1 May 2005).

IOM (Institute of Medicine) (1997). *Dietary Reference Intakes for calcium, phosphorus, magnesium, vitamin D, and fluoride*. Washington, DC, National Academy Press.

IOM (1998). *Dietary Reference Intakes for thiamin, riboflavin, niacin, vitamin B6, folate, vitamin B12, pantothenic acid, biotin, and choline*. Washington, DC, National Academy Press.

IOM (2000). *Dietary Reference Intakes for vitamin C, vitamin E, selenium, and carotenoids*. Washington, DC, National Academy Press.

IOM (2001). *Dietary Reference Intakes for vitamin A, vitamin K, arsenic, boron, chromium, copper, iodine, iron, manganese, molybdenum, nickel, silicon, vanadium, and zinc*. Washington, DC, National Academy Press.

IOM (2002-2005). *Dietary Reference Intakes for energy, carbohydrate, fiber, fat, fatty acids, cholesterol, protein, and amino acids*. Washington, DC, The National Academies Press.

SCF (Scientific Committee on Food) (2000a). *Opinion of the Scientific Committee on Food on the tolerable upper intake level of folate* (SCF/CS/NUT/UPPLEV/18 Final), European Commission (http://europa.eu.int/comm/food/fs/sc/scf/out80e_en.pdf, accessed 1 May 2005).

SCF (2000b). *Opinion of the Scientific Committee on Food on the tolerable upper intake level of selenium* (SCF/CS/NUT/UPPLEV/25 Final), European Commission (http://europa.eu.int/comm/food/fs/sc/scf/out80g_en.pdf, accessed 1 May 2005).

SCF (2000c). *Opinion of the Scientific Committee on Food on the tolerable upper intake level of vitamin B6* (SCF/CS/NUT/UPPLEV/16 Final), European Commission (http://europa.eu.int/comm/food/fs/sc/scf/out80c_en.pdf, accessed 1 May 2005).

SCF (2002a). *Opinion of the Scientific Committee on Food on the tolerable upper intake level of iodine* (SCF/CS/NUT/UPPLEV/26 Final), European Commission (http://europa.eu.int/comm/food/fs/sc/scf/out146_en.pdf, accessed 1 May 2005)

SCF (2002b). *Opinion of the Scientific Committee on Food on the tolerable upper intake level of preformed vitamin A (retinol and retinyl esters)* (SCF/CS/NUT/UPPLEV/24 Final), European Commission (http://europa.eu.int/comm/food/fs/sc/scf/out80g_en.pdf, accessed 1 May 2005).

SCF (2002c). *Opinion of the Scientific Committee on Food on the tolerable upper intake level of vitamin D* (SCF/CS/NUT/UPPLEV/38 Final), European Commission (http://europa.eu.int/comm/food/fs/sc/scf/out157_en.pdf, accessed 1 May 2005).

SCF (2003a). *Opinion of the Scientific Committee on Food on the tolerable upper intake level of calcium* (SCF/CS/NUT/UPPLEV/64 Final), European Commission (http://europa.eu.int/comm/food/fs/sc/scf/out194_en.pdf, accessed 1 May 2005).

SCF (2003b). *Opinion of the Scientific Committee on Food on the tolerable upper intake level of copper* (SCF/CS/NUT/UPPLEV/57 Final), European Commission (http://europa.eu.int/comm/food/fs/sc/scf/out176_en.pdf, accessed 1 May 2005).

SCF (2003c). *Opinion of the Scientific Committee on Food on the tolerable upper intake level of vitamin E* (SCF/CS/NUT/UPPLEV/31 Final), European Commission (http://europa.eu.int/comm/food/fs/sc/scf/out195_en.pdf, accessed 1 May 2005).

SCF (2003d). *Opinion of the Scientific Committee on Food on the tolerable upper intake level of zinc* (SCF/CS/NUT/UPPLEV/62 Final), European Commission (http://europa.eu.int/comm/food/fs/sc/scf/out177_en.pdf, accessed 1 May 2005).

【付属文書10[1)]】
特定のリスク特性解析情報の比較
（3つの国／地方当局による報告書の要約）

表A10-1　比較基準（報告書別）

比較基準	国／地方当局		
	EU：EFSA（2004）、SCF（2000, 2002, 2003）	UK：EVM（2003）	US/Can：IOM（1998, 2000, 2001）
リスク特性解析の一般的な説明（序文より）	■以下を含むことがある ●推定値に対する科学的信頼を示すための、推定上限摂取量（UL）に関連する科学的不確実性の説明 ●集団群別の摂取量の推定、推奨摂取量または実摂取量とUL間の限界の表示、およびリスクが生じる可能性がある場合の表示 ■以下を示すべきである ●有害作用に対してまったく異なる例外的な感受性をもつ亜集団が除外されている場合 ●さらなる研究が必要か否か ●（ULが設定されていない栄養素について）有害作用がないことがかなり確実な場合の最大摂取量	■一般的なリスク評価過程に関する見解の結論より：一利用可能なデータベースを検討し、ハザード（有害作用）の特定と特性解析を行う。ハザードは既知の曝露量や求めたリスクと比較する ■「EVMリスク評価をどう解釈すべきか」のセクションより―EVMの観点（SULまたは指針値に対する）を説明し、必要な資格を提供したり解釈の手助けとなったりするよう、本文が含まれている。リスク管理者は、不確実係数を使用する場合に、それがリスク特性解析につきものの不確実性に対する判断の表れであることを認識すべきである	■ハザード関連情報の特定、用量反応評価、摂取量評価およびリスク評価から導かれた結論の要約 ■リスクは一般に、推定ULを上回る栄養摂取量を摂っている曝露集団（もしあれば）の割合として表される ■できれば、このような過剰摂取の程度 ■リスク管理者がリスク評価にどの程度科学的信頼を置けるかを伝えるための、ULと推定摂取量の両者に関連する科学的不確実性の説明

1)　注記および表中に引用した参考文献は本付属文書の最後に提示する。

【付属文書10】 特定のリスク特性解析情報の比較(3つの国／地方当局による報告書の要約)

表A10-2　栄養物質のリスク特性解析情報(報告書別)

栄養物質	国／地方当局		
	EU：EFSA(2004)、SCF(2002, 2003)	UK：EVM(2003)	US/Can：IOM (2000, 2001)
ビタミンA	■耐容ULは、食事とサプリメントの両者からのビタミンA摂取量に該当する ■欧州の大部分で、成人の97.5パーセンタイル摂取量は＞3000μg RE/dayである ■出産可能年齢の女性では、ULを長期曝露よりも短期曝露を反映する推定摂取量と比較すべきである。ビタミンAの単回投与または少量投与後に催奇形性が生じうるためである ■妊娠を予定している女性は、動物の調理済みレバー(肝臓)を摂取すべきでない ■耐容ULは、骨粗しょう症や骨折リスクの高い高感受性群における骨折リスクの可能性を十分に表していないことがある。したがって、閉経後女性の摂取量は1500μg RE/dayに制限すべきである ■現在の摂取量が耐容ULを上回る可能性がある場合、ヒトの食品のビタミンA強化が適切かどうか、またビタミンA添加飼料を摂取した動物をヒトが食べることによる影響について、慎重に考慮する必要がある	■リスク評価 ● 急性ビタミンA中毒発現率。食品から多量摂取するよりもサプリメントを多量摂取すると発現しやすい ● 慢性毒性症状のほとんどは、投与中止により改善できるが、永久的な肝臓障害、骨障害、視覚障害や慢性的な筋肉痛、骨格痛を引き起こす場合がある ● 最近の疫学データで、ビタミンAを長期多量摂取した閉経後の女性で寛骨骨折リスクが増加することが示される。この作用は男性にもみられることがある ■指針値 ● SULを確立できない：食事による摂取量は、有害作用が発現する摂取量と重複することがある ● 3000μg RE/dayは催奇形性に対する慎重な閾値である ● 股関節骨折リスクは、曝露量(平均食事摂取量を含む)に関連する連続した段階的な反応であり、1500μg RE/day以上の摂取は股関節骨折リスクに対して不適切であろう ● レバー(肝臓)や肝臓製品および／またはサプリメントを大量に摂取する人は、有害作用が報告されている摂取量を上回ることがある ● 栄養補助食品(ダイエタ	■曝露評価で用いられる摂取量に基づくと、ビタミンAのULを上回るリスクは小さいようである ■多数のエビデンスから、サプリメントの多量摂取を中止すると泉門膨隆が改善されることが裏付けられる ■とくに発展途上国のビタミンA欠乏症予防・治療のための強化・補充プログラムでは、現在、ビタミンAのULを上回る補充量(先進国の健常被験者集団に基づく)が用いられる。ULは、ビタミンAの予防的投与を受けている栄養不良者のいる地域への適用が意図されているわけではない。予防的投与は、定期的な投与により達成されるか、またはビタミンA欠乏症予防や、網膜色素変性症などの疾患に対してビタミンA治療を受けている患者のための手段として、強化により行われる

続く

表A10-2 続き

栄養物質	国／地方当局		
	EU：EFSA（2004）、SCF（2002, 2003）	UK：EVM（2003）	US/Can：IOM（2000, 2001）
ビタミンA（続き）		リーサプリメント）にはラベル表示の20〜100％以上の過多量が含まれることがある。摂取量増加にともない骨折リスクも増加するという段階的な反応の点から、このことを考慮するべきである	
鉄	■結論 ●あらゆる供給源からの鉄のULは、非ヘム鉄製剤サプリメントの短期経口投与後に報告された消化管有害作用に基づくことはできない。相関が弱いため、鉄過剰に基づくこともできない。また、因果関係を示す確たる証拠がないことから、心血管疾患、糖尿病、癌などの慢性疾患に基づくこともできない ■リスク特性解析 ●短期経口投与後の消化管有害作用（非ヘム鉄製剤サプリメント50〜60mg/day、とくに食品とは別に摂取） ●血清フェリチン濃度上昇が有害作用（肝臓線維化など）のリスク増加と関連するようになる点は不明 ●多量の鉄の摂取および／または貯蔵と慢性疾患（心血管疾患、2型糖尿病、消化管癌）との疫学的関連は矛盾しており、因果関係を示す確たる証拠とならない ●一部の国では、強化食品などの食品源（サプリメントは除外）から摂取した高量の鉄による有害作用のリス	■リスク評価 ●ヒトでは、急性鉄中毒は出血性胃腸炎などの重度の胃腸障害に関連する—致死量（約100g）の摂取は、成人では比較的まれであるが、小児ではよくみられる ●食事性鉄の過剰摂取は正常集団ではまれであり、これは鉄の曝露量の増加に対して吸収量が減少することによるものと考えられる ●遺伝性ヘモクロマトーシス患者はとくに、鉄の取り込み過剰により鉄過剰に陥りやすい—この疾患のヘテロ接合体である被験者は、鉄貯蔵量がわずかに増加することがある ●ヘテロ接合体である被験者（集団の最高1％）は心血管疾患リスクが増加したかもしれないという主張はいまだに論議の的である ■指針値 ●SULを確立するための適切なデータが不十分である ●鉄欠乏症患者でもっとも多く報告される有害	■成人の鉄UL 45mg/dayでは、食事供給源により有害作用が発現するリスクは低いようである ■天然の強化鉄含有食の摂取により胃腸障害は生じない ■ULを上回る量の鉄塩を服用している人（とくに空腹時）は消化管有害作用をきたすことがある ■米国では、31〜50歳の男性の25％はフェリチン濃度>200μg/ℓであり、この数値は、心血管疾患の危険因子になりうる。50歳以上では有病率がより高くなる ■フェリチン濃度高値の意義およびフェリチン濃度高値と食事性鉄摂取との関連は明らかでない ■サハラ砂漠以南のアフリカにおいて多量の鉄摂取と鉄過剰のあいだに関連が認められたことから、男性や閉経後女性に対して鉄サプリメントや高度に強化された食品を避けるよう推奨することは賢明である ■ULは、医師の指示により鉄剤治療を受けている患者に適用することは意図されていない

続く

【付属文書10】 特定のリスク特性解析情報の比較(3つの国／地方当局による報告書の要約)

表A10-2 続き

栄養物質	国／地方当局		
	EU：EFSA(2004)、SCF(2002, 2003)	UK：EVM(2003)	US/Can：IOM(2000, 2001)
鉄(続き)	●クは、全体として集団では低いと考えられる ●男性や閉経後女性では、サプリメント摂取により高量の鉄を貯蔵する可能性が高い集団の割合が増加することがある ●月経中の女性や小児など、とくに鉄状態不良のリスクがある一部の群は、他の食事からの摂取および／または食事性鉄の利用率改善による恩恵を受けられる ●集団の最高0.5％は遺伝性ヘモクロマトーシスのホモ接合体であり、食事性鉄摂取量が正常であっても、鉄過剰に陥りやすい。このため、鉄サプリメントや高度に鉄が強化された食品は避けるべきである ●これらのホモ接合体の大多数は診断・特定されず、十分量の鉄の貯蔵により有害作用が引き起こされるまで感受性が高いことが認識されない	作用は消化管に関するものであり、通常は便秘であるが、悪心も報告される ●補充量(鉄50〜220mg/day)の摂取後に嘔吐と上腹部痛も報告された ●約17mg/day(60kgの成人で0.28mg/kg体重/dに相当)の補充量摂取では、大多数の人に有害作用が発現しないと予想される ●この指針値は、ヘモクロマトーシスのホモ接合体型遺伝子に関連して鉄過剰に陥りやすい集団のごく一部には適用しない ●得られた研究の多くは、副作用を詳しく見ていない。また、鉄状態と貯蔵について、長期におよぶ鉄補充に関する情報が不足している	
ビタミンC	■結論 ●急性毒性が低いことを示すヒト・動物のデータが少ない ●急性胃腸不耐性は、多量の摂取で発現することがもっとも明らかになっている有害作用であるが、用量反応関係データはほとんどない ●ビタミンCの耐容ULを確立するためのデータが不十分 ■リスク特性解析 ●わずかなヒトのデータから、食事から摂取する通常量	■リスク評価 ●得られたデータは、健常被験者に経口投与しても重度の有害作用や特異的かつ重要な毒性評価項目は認められないことを示唆する ●ビタミンCに起因するシュウ酸の排泄量増加に関して矛盾するデータがある ●鉄代謝・貯蔵障害患者は感受性が高い ●ビタミンCによるさまざまな抗酸化作用が報告されているが、その意義は	■最大摂取量(＞1.2g/day)では、食品やサプリメントからの過剰摂取により有害作用が発現するリスクはきわめて低いようである ■一般集団に対しては常にULを上回らないよう指導すべきである ■ULを超える摂取量でも、適切な対照を置いた臨床試験では十分なことがある ■試験参加者が、起こりうる毒性について記したインフォームドコンセント文書に署名していること、および被験者に対する適切な安

続く

表A10-2 続き

栄養物質	国／地方当局		
	EU：EFSA（2004）、SCF（2002, 2003）	UK：EVM（2003）	US/Can：IOM（2000, 2001）
ビタミンC（続き）	に加える補助量が1日当たり約1gまでであれば、消化管有害作用は起こらないことが示唆される ● 急性消化管作用は、より多量の摂取（3～4g/day）で発現することがある ● 腎結石リスクの増加は習慣的な摂取量（1.5g/day）では認められないが、より多量の摂取で、腎臓でのシュウ酸排泄量が増加するかどうか（これにより腎結石リスクが増加する）は明らかでない ● 摂取量増加は吸収量減少をもたらすため、1g/day以上の摂取により取り込み量や組織中のレベルはほとんど増加しないが、消化管への作用は増大すると思われる ● 結論はアスコルビン酸、アスコルビン酸塩、エステル型ビタミンCに当てはまる。エステル型ビタミンC（例、アスコルビン酸パルミチン酸エステル）の消化管吸収や忍容性に関するデータは乏しいが、いずれの型も同様の特性を示すことが予想される ● 欧州各国の調査で報告されている平均1日摂取量は、集団基準摂取量（Population Reference Intake）よりも多い。食事やサプリメントから得られる95パーセンタイルの摂取量は約1g/dayまで変動する。これらの食事摂取量は心配するほどのものでは	一般集団では明らかでない ● 動物における急性毒性は非常に軽度で、生殖評価項目に対する作用は報告されていない ■指針値 ● SULを設定するためのデータが不十分 ● 毒性は低いが、>1g/dayの用量で消化器系に対する有害作用が生じることがある。これにより、胃腸機能障害のある人では深刻な問題となる可能性がある ● 補充量の1g/dayでは重度の有害作用は生じないと予想される ● ビタミンC摂取量の指針値は推定されていない。有害作用は食品からの摂取後よりもサプリメントの急速大量服用後に生じるようである ● 多くの人はビタミンCを多量に摂取しても有害作用はないと思われる ● 摂取量>1g/dayで有害作用を発現しやすい集団には、ヘモクロマトーシスヘテロ接合体、サラセミア、腎結石素因のある人などが含まれる	全性モニタリングのもとで試験を実施することを条件に、ULを超える摂取量を用いた臨床試験を推奨すべきである ■ ULは、医師の指示によりビタミンC治療を受けている患者に適用することは意図されていない

続く

【付属文書10】 特定のリスク特性解析情報の比較（3つの国／地方当局による報告書の要約）

表A10-2　続き

栄養物質	国／地方当局		
	EU：EFSA（2004）、SCF（2002, 2003）	UK：EVM（2003）	US/Can：IOM（2000, 2001）
ビタミンC（続き）	ない ● 多量のビタミンCサプリメントの長期投与の安全性について、体系的な評価はない		
亜鉛	■ 得られた研究は、あらゆる年齢群で総亜鉛摂取量の97.5パーセンタイルがULに近似することを示しているが、このことは、本委員会の見解によると、憂慮すべき問題ではない	■ SULの確立 ● 食品から最大17mg/dayを摂取すると仮定すると、総摂取量42mg/dayでは有害作用は生じないと予想される	■ 曝露評価で示された最大摂取量では、食品やサプリメントからの亜鉛の過剰摂取による有害作用のリスクは低いようである ■ とくに授乳・妊娠中のサプリメント使用により、多量の亜鉛を摂取することになる

注記：　EU：EFSA＝欧州食品安全機関、EU：SCF＝欧州委員会・食品科学委員会、RE＝レチノール当量、SUL＝安全な上限摂取量、UK：EVM＝英国食品基準庁ビタミン・ミネラル専門家グループ、UL＝上限摂取量、US/Can：IOM＝米国／カナダ医学研究所

参考文献

EFSA (European Food Safety Authority) (2004). Opinion of the Scientific Panel on Dietetic Products, Nutrition and Allergies on a request from the Commission Related to the Tolerable Upper Intake Level of Iron. *The EFSA Journal*, 125:1-34.

EVM (Expert Group on Vitamins and Minerals) (2003). *Safe upper levels for vitamins and minerals*. London, Food Standards Agency Publications (http://www.food.gov.uk/multimedia/pdfs/vitmin2003.pdf, accessed 1 May 2005).

IOM (Institute of Medicine) (1998). *Dietary Reference Intakes: a risk assessment model for establishing upper intake levels for nutrients*. Washington, DC, National Academy Press.

IOM (2000). *Dietary Reference Intakes for vitamin C, vitamin E, selenium, and carotenoids*. Washington, DC, National Academy Press.

IOM (2001). *Dietary Reference Intakes for vitamin A, vitamin K, arsenic, boron, chromium, copper, iodine, iron, manganese, molybdenum, nickel, silicon, vanadium, and zinc*. Washington, DC, National Academy Press.

SCF (Scientific Committee on Food) (2000). *Guidelines of the Scientific Committee on Food for the development of tolerable upper intake levels for vitamins and minerals* (SCF/CS/NUT/UPPLEV/11 Final), European Commission (http://europa.eu.int/comm/food/fs/sc/scf/out80a_en.pdf, accessed 1 May 2005).

SCF (Scientific Committee on Food) (2002). *Opinion of the Scientific Committee on Food on the tolerable upper intake level of preformed vitamin A (retinol and retinyl esters)* (SCF/CS/NUT/UPPLEV/24 Final), European Commission (http://europa.eu.int/comm/food/fs/sc/scf/out80g_en.pdf, accessed 1 May 2005).

SCF (2003). *Opinion of the Scientific Committee on Food on the tolerable upper intake level of zinc* (SCF/CS/NUT/UPPLEV/62 Final), European Commission (http://europa.eu.int/comm/food/fs/sc/scf/out177_en.pdf, accessed 1 May 2005).

科学的・臨床的検査を基にした根拠のある『ハーブとサプリメント』EBM情報データ集

待望の一冊、ハーブやサプリメントを選択するための偏りのない意思決定支援ツール!

- 各分析結果から、各治療法の安全性と有効性についての情報が得られる。
- 妥当性が認められた評価尺度によって、全ての利用可能な情報の信頼度のランクがしめされている。
- 米国予防医療委員会(United States Preventive Services Task Force [USPSTF])の包括的評価尺度を用いて、ハーブとサプリメントの有効性を評価してある。
- 治療項目の表から、160の健康状態についてのまとまった情報を簡単に利用することができ、特定の適応に対する相対的な有効性を容易に調べることができる。
- 相互作用の表を見れば、薬物/ハーブ/サプリメント/食品との相互作用や臨床検査への影響の臨床的意義を確認することができる。
- 科学的根拠の表には、臨床データ、統計分析、有益度、研究の信頼度のランクが表示してある。
- 裏づけデータ、臨床結果及び日々の更新データは、本書に記載のURL(英文)からWeb検索できる。

渡邊 昌((独)国立健康・栄養研究所 理事長) 監修
NATURAL STANDARDによる有効性評価

ハーブ&サプリメント

主な目次内容

- ■98種の主要なハーブ&サプリメントの科学的検証情報とデータ
- ■各98種を詳しくわかりやすく解説
  ❶別名/一般名/関連物質 ❷臨床成績の概要 ❸用法/毒性 ❹安全性 ❺相互作用 ❻作用メカニズム ❼歴史 ❽科学的根拠のレビュー:考察 ❾処方集
- ■特定病状と相互作用の可能性があるハーブ&サプリメント一覧
- ■特定病状と関連症状別療法一覧

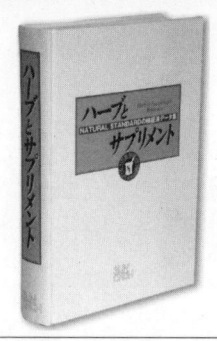

本体価格 **24,000円** (消費税別)

A4変型・1400頁・上製本・ケース付

- ●FAXでお申し込み下さい。
- ●お支払いは、代引等ご相談ください。

産調出版

〒169-0074 東京都新宿区北新宿3-14-8
TEL.03-3363-9221 FAX.03-3366-3503

栄養素の許容上限摂取量の決め方
サプリメント・食品添加物のリスクと
許容量モデルに関するWHO/FAOの報告書

発　　行	2007年2月20日
本体価格	2,900円
著　　者	WHO/FAO
監　　修	独立行政法人国立健康・栄養研究所
翻　　訳	金岡　環（かなおかたまき）
	高橋　由美子（たかはしゆみこ）
発 行 者	平野　陽三
発 行 所	産調出版株式会社
	〒169-0074
	東京都新宿区北新宿3-14-8
	TEL.03（3363）9221
	FAX.03（3366）3503
	http://www.gaiajapan.co.jp

Copyright SUNCHOH SHUPPAN INC. JAPAN2007
ISBN 978-4-88282-612-5 C3045

落丁本・乱丁本はお取り替えいたします。
本書を許可なく複製することは、かたくお断わりします。

印刷製本　　モリモト印刷株式会社